CB039010

ELOGIOS A Cura sem Esforço

"*Cura sem Esforço* vai promover uma revolução singela na sua saúde."
— DR. DANIEL G. AMEN, autor de *Change Your Brain, Change Your Life* e coautor de *The Daniel Plan*

"O dr. Mercola tem sido um dos mais destacados professores de saúde por um quarto de século. Neste trabalho admirável, ele resumiu, de forma sucinta, décadas de conhecimento acumulado. Quem tiver a sorte de ler este livro será recompensado com muitos anos a mais de vida com saúde."
— DR. RON ROSEDALE, fundador do DrRosedale.com

"Se quiser ter mais saúde, siga as recomendações simples, porém excelentes, do dr. Mercola. Ele sempre esteve à frente de seus colegas, e sua abordagem é sólida e baseada nas últimas evidências científicas."
— DR. RICHARD JOHNSON, professor de medicina da Universidade do Colorado e autor de *The Fat Switch*

Cura sem Esforço é voltado não apenas ao público em geral, mas também aos profissionais de saúde, que precisam fazer com que seus pacientes entendam a importância dos conselhos apresentados neste livro. Estas páginas contêm verdades fundamentais baseadas em pesquisas e cuja eficácia foi comprovada pelo dr. Mercola, por mim e por outros médicos. Se as pessoas, sobretudo nos Estados Unidos, seguissem essas recomendações simples, acredito que a incidência de obesidade e da maior parte das doenças crônicas teria uma queda expressiva. Leia *Cura sem Esforço* e aplique esses conhecimentos à sua vida, a fim de desfrutar de vitalidade e longevidade."

— DR. W. LEE COWDEN, presidente do *Scientific Advisory Board*, da Academy of Comprehensive Integrative Medicine

"O dr. Mercola é uma autoridade internacional em saúde natural e movimentos orgânicos. Seu novo livro, *Cura sem Esforço*, é leitura obrigatória para todos aqueles que se preocupam com a própria saúde, pois fornece não apenas as informações, mas também a inspiração de que precisamos para nos curar e revitalizar a saúde pública."

— RONNIE CUMMINS, fundador e diretor da Organic Consumers Association

"O dr. Mercola é um verdadeiro visionário que defende a liberdade de pensamento. Com seus conselhos sensatos, ele capacitou milhões de pessoas em todo o mundo a assumir o controle da própria saúde simplesmente fazendo escolhas mais conscientes."

— BARBARA LOE FISHER, cofundadora e presidente do National Vaccine Information Center

"O último livro do dr. Mercola, *Cura sem Esforço*, vai aumentar muito a conscientização do público em geral sobre alguns dos mais novos conceitos e desafios relacionados com as nossas opções alimentares e a nossa saúde. O autor fornece uma valiosa informação médica após a outra, discorre sobre cada uma delas e analisa qual é a melhor maneira de adotar essas sugestões para melhorar a saúde das pessoas."

— DRA. DORIS J. RAPP, alergista pediátrica e especialista em medicina ambiental

"Em seu último livro, *Cura sem Esforço*, o pai da nutrição moderna oferece um guia prático e fácil para superar a doença e assumir o controle da própria saúde. Não importa se você quer perder peso rápido, voltar no tempo ou simplesmente comer mais hortaliças, este livro apresenta um arsenal abrangente de instrumentos, a fim de que você possa alcançar seus objetivos, conservar a saúde e ficar em forma."

— DRA. J. J. VIRGIN, autora de *The Virgin Diet* e de *Sugar Impact Diet*, que figuraram na lista de *best-sellers* do *New York Times*

CURA SEM ESFORÇO

Dr. Joseph Mercola

CURA SEM ESFORÇO

Nove Maneiras Simples de Melhorar a Saúde, Perder Peso e Ajudar o Seu Corpo a Se Curar

Tradução
Mirtes Frange de Oliveira Pinheiro

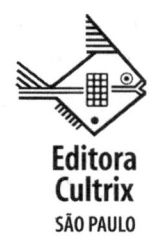

Editora Cultrix
SÃO PAULO

Título do original: *Effortless Healing*.

Copyright © 2015 Dr. Joseph Mercola.

Copyright da edição brasileira © 2017 Editora Pensamento-Cultrix Ltda.

Texto de acordo com as novas regras ortográficas da língua portuguesa.

1ª edição 2017.

Editor: Adilson Silva Ramachandra
Editora de texto: Denise de Carvalho Rocha
Gerente editorial: Roseli de S. Ferraz
Preparação de originais: Luciana Soares da Silva
Produção editorial: Indiara Faria Kayo
Editoração eletrônica: Mauricio Pareja da Silva
Revisão: Claudete Agua de Melo

Dados Internacionais de Catalogação na Publicação (CIP)
(Câmara Brasileira do Livro, SP, Brasil)

Mercola, Joseph
    Cura sem esforço : nove maneiras simples de melhorar a saúde, perder peso e ajudar o seu corpo a se curar / Joseph Mercola ; tradução Mirtes Frange de Oliveira Pinheiro. — São Paulo : Cultrix, 2017.

    Título original: Effortless healing.
    ISBN 978-85-316-1432-3
    1. Autocuidados de saúde 2. Comportamento de saúde 3. Cuidados pessoais com a saúde 4. Cura 5. Dietas 6. Nutrição 7. Saúde I. Título.

17-09208   CDD-613.2

Índices para catálogo sistemático:
1. Alimentação e saúde : Nutrição 613.2

Direitos de tradução para o Brasil adquiridos com exclusividade pela EDITORA PENSAMENTO-CULTRIX LTDA., que se reserva a propriedade literária desta tradução.
Rua Dr. Mário Vicente, 368 — 04270-000 — São Paulo, SP
Fone: (11) 2066-9000 — Fax: (11) 2066-9008
http://www.editoracultrix.com.br
E-mail: atendimento@editoracultrix.com.br
Foi feito o depósito legal.

Dedico este livro aos meus colegas da Liberty Health.

Tenho a sorte de conhecer pessoas tão brilhantes e atenciosas.

Obrigado Barbara Loe Fisher, Ronnie Cummins, Paul Connett e Charlie Brown.

Vocês se sacrificaram muito para evitar a dor e o sofrimento desnecessários neste mundo e nos deram esperança de aumentar a conscientização sobre as questões de saúde em todo o mundo.

SUMÁRIO

PREFÁCIO

Você recebeu um presente praticamente impecável que está em curso há mais de 2 milhões de anos. O seu DNA, seu código da vida, foi apurado e aprimorado ao longo de incontáveis gerações, a fim de lhe proporcionar boa saúde, capacidade funcional e longevidade.

No entanto, na última metade de 1% do nosso tempo como ser humano, a nossa espécie está tendo grande dificuldade de evitar doenças.

O aumento exponencial na prevalência de diabetes, obesidade, hipertensão, mal de Alzheimer e outras doenças degenerativas não é uma manifestação de alguma mudança repentina na nossa genética. Na verdade, os geneticistas não conseguem identificar nenhuma mudança significativa no genoma humano em relação ao dos seres humanos que viveram há vinte mil anos.

Então, o que foi que mudou? Se as informações genéticas sobre saúde e longevidade permaneceram constantes, que fatores foram introduzidos e corromperam a mensagem desse código aparentemente imutável?

Acontece que a noção de que o nosso DNA representa um código fixo e imutável é considerada, hoje em dia, ultrapassada. Nós compreendemos que a expressão do código genético é, na verdade, agressivamente dinâmica. Percebemos que os mesmos genes que, antes, acreditávamos estar trancafiados em uma redoma de vidro reagem a todo momento a diversas influências ambientais.

A ciência da *epigenética* apresenta não apenas uma nova maneira de conceituar o comportamento de nossos genes, mas também, o que é mais importante, abre uma nova perspectiva para a compreensão dos grandes problemas de saúde que caracterizam o moderno mundo ocidental.

As pesquisas da epigenética revelam que os nossos hábitos — os alimentos que ingerimos, os suplementos que tomamos, os exercícios que fazemos e até mesmo a carga emocional das nossas experiências cotidianas — ajudam a orquestrar as reações químicas que ativam ou desativam as partes do nosso genoma que irão codificar os desfechos que ameaçam a saúde e preparam o terreno para a doença ou criar um ambiente interno que conduz à longevidade e à resistência à doença.

Essa é a dádiva da nova compreensão dos genes e da sua expressão. O lado altamente positivo desse novo paradigma é que ele revela que todos nós podemos modificar a nossa própria expressão gênica e mudar o destino de nossa saúde.

Nas próximas páginas, o dr. Mercola lhe ensinará a reescrever a sua história em relação à sua saúde futura. Se você prestar bastante atenção nas informações que ele fornece, aprenderá que pode influenciar de maneira positiva a expressão do seu próprio DNA, a fim de melhorar e preservar a sua saúde e aumentar a sua expectativa de vida.

Seja mudando a sua alimentação de modo a trazer a gordura de volta à mesa, fazendo com que você tome mais sol, durma mais ou até que ande descalço de vez em quando, o objetivo de cada uma das valiosas recomendações de *Cura sem Esforço* é restabelecer a comunicação com o seu bem mais precioso, seu código da vida.

Dr. David Perlmutter

INTRODUÇÃO

Talvez você ache que eu sempre fui muito preocupado com a saúde, mas isso está longe de ser verdade. Fui criado com sobremesa depois de quase todas as refeições, com rosquinhas, bolinhos recheados, batata frita e sorvete. Em outras palavras, a típica alimentação americana. Meus pais faziam o melhor que podiam para nos proporcionar refeições caseiras. Mas naquela época eles não sabiam o que sabemos agora sobre nutrição. Consequentemente, quando eu estava no ensino médio já havia tido cárie em quase metade dos meus dentes e estava com o rosto e as costas cheios de espinhas. Assim como muitas pessoas atualmente, eu estava trabalhando contra o meu corpo, e não a favor dele.

Esse é um começo engraçado para alguém que acabaria se tornando um dos maiores defensores mundiais do uso de alimentos como medicação. Porém, minhas experiências me incentivaram a ajudar o cidadão comum — habituado a comer tudo de que gosta e sofrer de doenças crônicas, mas que nunca ligou uma coisa à outra.

Nas últimas três décadas tratei de mais de 25 mil pacientes, revisei atentamente um grande número de abordagens de nutrição, escrevi dois livros que figuraram na lista dos mais vendidos do *New York Times* e criei o Mercola.com, site de saúde natural mais acessado do mundo, que ensina aos visitantes maneiras comprovadas de melhorar a saúde. Hoje, meu site é visitado por 50 milhões de pessoas por mês.

O fator que mais contribuiu para que eu me tornasse um paladino da alimentação saudável foi minha paixão pela leitura. Um artigo publicado na revista *Parade*, em 1968, me levou a trilhar esse caminho. O artigo era sobre o dr. Ken Cooper e seu novo livro, *Aerobics*. Naquela época, quase ninguém fazia exercícios com regularidade. (Quando eu corria na região sul de Chicago, as pessoas me atiravam pedras e latas, pois achavam que eu era um bandido fugindo da cena de um crime.) Desde que li o livro do dr. Cooper, há quase cinquenta anos, eu me comprometi com o bom condicionamento físico. Obviamente minhas convicções mudaram com o tempo. Não sou mais um devoto ardoroso do que chamamos hoje de treinamento cardiovascular, os exercícios aeróbicos — na verdade, sou exatamente o oposto. Falarei sobre isso mais adiante no livro.

Naquela época, eu nem pensava em ser médico. Entrei para a faculdade pensando em cursar engenharia e só depois decidi mudar para medicina. No início, minha abordagem era bastante tradicional: trabalhei seis anos como auxiliar de farmácia antes de começar o curso de medicina. Eu gostava do trabalho e achava que os medicamentos que ajudava a administrar eram a solução para os problemas de saúde dos pacientes.

Essa doutrina me acompanhou durante todo o curso de medicina, embora a diferença entre a comunidade médica tradicional e eu já estava começando a aflorar: meus colegas me apelidaram de dr. Fibra, por meu grande interesse por fibras e por sua relação com a saúde intestinal. (A minha compreensão dos fatores que de fato promovem a saúde intestinal foi mudando ao longo de muitos anos de estudo e pesquisas — falarei mais sobre isso no Princípio de Cura 6.)

Eu era clínico geral, e os laboratórios farmacêuticos me pagavam para viajar pelo país e falar sobre os benefícios da terapia de reposição estrogênica.

Nos primeiros anos, eu me especializei no tratamento da depressão, pois essa era uma doença subdiagnosticada. Sem dúvida as pessoas sofriam, mas o único tratamento que eu conhecia era o medicamentoso. Milhares de pacientes receberam esperança de cura na forma de uma receita médica. Esse era o meu conhecimento na época.

Então, como é que eu fiz a transição para a medicina natural?

Em meados da década de 1980, li um livro intitulado *The Yeast Connection*, do dr. William Crook, em que ele relata casos de recuperação milagrosa no tratamento de candidíase. Reconheci os sintomas descritos por ele em muitos dos meus pacientes. Naquela ocasião, ignorei as recomendações de Crook sobre alimentação e usei apenas os medicamentos antifúngicos que ele sugeria para o tratamento. É claro que não deu certo. Porém, no início da década de 1990, reli o livro e, daquela vez, segui suas recomendações ao pé da letra. Além de funcionar maravilhosamente bem, elas abriram os meus olhos para o poder dos alimentos — e não dos medicamentos. Quando comecei a participar de congressos médicos, percebi que um grande número de médicos tratava seus pacientes com terapias naturais.

Quando coloquei em prática esse novo conhecimento, fiquei entusiasmado ao ver que as pessoas melhoravam muito ao promover mudanças nos hábitos alimentares e no estilo de vida. Fiquei tão convencido com esses resultados que decidi abraçar a medicina natural. Eu me recusava a atender os pacientes que não estavam dispostos a embarcar em uma jornada de ataque à base de sua doença.

Isso diminuiu muito meus rendimentos, pois acabei perdendo 75% dos pacientes. Mas, assim como muitas decisões tomadas por uma razão justa, essa funcionou muito bem, e logo meu consultório estava cheio de pessoas encaminhadas por pacientes que haviam sido curados. No final comecei a atender pacientes do mundo todo.

Passei a me ver de maneira completamente diferente — de um médico que receitava remédios com o objetivo de tratar os pacientes para um tipo de educador que ensinava as pessoas a cultivar o poder de cura. O corpo humano foi projetado para ser sadio, sem necessidade de medicamentos. Dê a ele aquilo de que ele precisa para ser saudável e, em geral, ele vai se regenerar sem nenhuma intervenção externa. É essa tendência restaurativa inata que chamo de "cura sem esforço".

Essa mudança — fazer com que as próprias pessoas consigam se curar — tornou-se a minha mola-mestra no exercício da medicina. Esse desejo, somado à minha paixão por fazer pesquisas e identificar o que é verdade e o que é mentira, levou-me a ser um dos primeiros a defender mudanças em muitas áreas da saúde: o debate sobre a indicação da presença de qualquer organismo geneticamente modificado (OGM) no rótulo dos produtos alimentícios, a eliminação gradual, em todo o mundo, das "obturações de prata", ou seja, das restaurações dentárias com amálgama de prata, o qual contém mercúrio; o fim da fluoretação da água nos sistemas públicos de abastecimento; a importância da vitamina

D para a saúde e a prevenção de câncer; e a importância das gorduras ômega-3, como o óleo de *krill*.

Sempre fui apaixonado por tecnologia — tive minha primeira aula de computação em 1969. Clínico geral, ficava frustrado quando os pacientes me pediam para receitar algum medicamento ou tratamento que tinham visto na televisão. Como eu trabalhava oitenta horas ou mais por semana, raramente tinha tempo para assistir à televisão, nem mesmo vontade. Eu passava todos os momentos livres analisando a literatura que não estava disponível na internet.

Em 1997, criei o Mercola.com, um lugar em que eu podia relatar a minha evolução como médico, ao mesmo tempo que aprendia cada vez mais a medicina natural e a empregava. Decidi compartilhar tudo o que aprendia nas dezenas de cursos de fim de semana que fazia. Compartilhava tudo com os leitores como se eles fossem pacientes em meu consultório. Todos os conselhos eram gratuitos.

Meu objetivo com o Mercola.com sempre foi dar minha opinião genuína e divulgar o trabalho dos melhores pesquisadores para um público maior. Nunca aceitei anúncios ou patrocinadores, no intuito de evitar possíveis conflitos de interesse. Além disso, durante os quatro primeiros anos do site, não vendi produtos. A única razão pela qual comecei a vendê-los foi que, naquela época, eu tinha gastado 500 mil dólares no desenvolvimento e na manutenção do site, e as contas só faziam aumentar.

Estava claro que esse modelo não iria funcionar. Por esse motivo, agora vendemos produtos de excelente qualidade que eu ou minha família usamos. Assim, posso levar adiante minha missão: transmitir aos leitores as melhores informações disponíveis a fim de que eles possam ter mais saúde.

De quatro anos para cá, o meu objetivo não é mais apenas educar o público, mas sim promover uma mudança global nas políticas de saúde e nas práticas industriais. Criei a Health Liberty Initiative, no intuito de poder assumir um papel de liderança e trabalhar diretamente como catalisador de mudanças nos setores de alimentos e medicamentos.

Esse passo foi necessário para reunir diferentes grupos cujos objetivos estavam alinhados, mas não suas estratégias. A minha esperança com a Health Liberty Initiative era aumentar o nível coletivo de conscientização sobre alimentação, saúde e meio ambiente. Muitos norte-americanos não percebem que o Departamento de Agricultura dos Estados Unidos (USDA), criado com o objetivo de garantir a segurança e a qualidade dos alimentos, define as políticas agrícolas e também os padrões alimentares do país — um exemplo clássico da raposa que toma conta do galinheiro.

Uma das coisas que contribuíram para a grande popularidade do Mercola. com é que, graças à minha experiência no tratamento de tantos pacientes, consigo traduzir o complexo jargão médico em uma linguagem cotidiana fácil de entender e transformar estudos complexos em conselhos viáveis. Neste livro, tento compilar as informações mais importantes surgidas nas últimas duas décadas e transformá-las em um guia inspirador que o ajudará a evitar muitas das armadilhas da abordagem tradicional à saúde. Em vez de me basear em medicamentos caros e potencialmente perigosos, eu o ajudarei a entender como você pode mudar sua alimentação sem se estressar a fim de atingir seus objetivos de saúde.

Ao longo do livro, eu o guiarei pelos nove princípios de cura, os quais o ajudarão a escolher melhor o que comer e quando comer, o que beber, como e quando ser fisicamente ativo e como ficar mais em contato com a natureza, ao mesmo tempo que se protege das toxinas cada vez mais presentes no ambiente. Você também aprenderá a atingir as novas metas de saúde que estabelecerá ao ler este livro.

A minha missão aqui é a mesma que me levou a criar o site e a administrar a Health Liberty Initiative e nunca mudará: revelar os detalhes que costumam ser omitidos nas matérias sobre saúde, muitas vezes manipuladas, que você ouve ou lê na mídia; e ajudá-lo a remover os obstáculos ao bem-estar — como alimentos de má qualidade e as bebidas contaminadas — no intuito de que o seu corpo possa fazer o que ele foi projetado para fazer sem esforço: ficar bem.

O livro também preserva a sua liberdade de escolha nos cuidados com a sua saúde. Não importa se o assunto é medicação, os alimentos que você ingere, a água que bebe ou as plantas que cultiva, acho que você tem o direito de escolher o que entra no seu corpo. E você merece saber a verdade sobre as consequências que as suas decisões têm sobre a sua saúde.

O poder de ser sadio está em suas mãos, e tenho a honra de fazer parte da sua jornada para reivindicar e exercer esse poder.

Primeira parte

Saúde sem Esforço

CAPÍTULO 1

O que é Cura
sem Esforço

Se você abriu este livro porque está enfrentando um problema de saúde crônico, excesso de peso ou mal-estar geral, isso não me surpreende. Do ponto
de vista estatístico, é mais provável que você esteja se sentindo um tanto doente
do que esteja bem.

Você deve estar se perguntando como é que ainda podemos estar tão longe
de compreender a saúde e curar doenças. Afinal, os quarenta anos que já passamos na luta contra o câncer, a um custo de US$ 500 bilhões, pouco mudaram
os índices de mortalidade.[1] A ciência médica em geral pode estar implicada: o
pesquisador de câncer Glenn Begley tentou replicar 53 "estudos de referência"
— realizados por laboratórios de ponta e publicados em importantes revistas
médicas — e conseguiu reproduzir apenas seis.[2] Isso representa uma taxa de
fracasso de 89%.

As taxas de obesidade estão mais altas do que nunca e continuam subindo
— a pesquisa Gallup-Healthways Well-Being, que vem monitorando o índice
de massa corporal (IMC) desde 2008, constatou que, em 2013, o número de
norte-americanos obesos subiu um ponto percentual, depois de ter ficado praticamente estável durante cinco anos.[3] Pela primeira vez na história humana, esta
geração viverá menos do que a de seus pais[4] — e isso apesar dos US$ 2,9 trilhões

gastos com assistência médica só nos Estados Unidos.[5] O que isso representa em termos de progresso?

O Centro de Controle e Prevenção de Doenças dos Estados Unidos (CDC) estima que em 2050 um em cada três adultos norte-americanos terá diabetes.[6] Atualmente, uma em cada oito pessoas a partir de 65 anos tem Alzheimer,[7] e acredita-se que nos próximos vinte anos esse número subirá para uma em cada quatro pessoas.

Em seu Relatório Mundial sobre Câncer de 2014, a Organização Mundial da Saúde anunciou uma iminente "catástrofe humana" nas taxas de câncer — de 14 milhões de novos casos diagnosticados em 2012 para 22 milhões por ano nos próximos vinte anos[8] — um aumento de 57%; ou seja, dentro de duas décadas, 13 milhões de pessoas morrerão de câncer por ano.

Os casos de asma, febre do feno (rinite alérgica sazonal), eczema, alergias alimentares, lúpus, esclerose múltipla e outras doenças autoimunes estão aumentando. De acordo com algumas estimativas, os casos de alergias e doenças do sistema imunológico dobraram, triplicaram ou até mesmo quadruplicaram nas últimas décadas, e alguns estudos indicam que mais da metade da população dos Estados Unidos tem ao menos uma alergia que pode ser diagnosticada clinicamente.[9] A uma taxa assustadora, o sistema imunológico de algumas pessoas tem reagido de modo desproporcional a substâncias que deveriam ser inócuas, levando a alergias; em outras pessoas, o sistema imunológico funciona mal e ataca partes do próprio organismo — exatamente a definição de doença autoimune.

Se você consultar um médico em busca de alívio para qualquer uma dessas doenças, é bem possível que saia do consultório com, no mínimo, uma receita — é mais provável que diversas — de medicamentos. Você pode ficar chocado ao saber que praticamente 70% de todos os norte-americanos estão tomando pelo menos um remédio para uma doença crônica ou outro problema de saúde; os antibióticos, antidepressivos e opioides ocupam o topo da lista.[10]

Um em cada quatro idosos toma de dez a dezenove comprimidos por dia.[11] Mas, no curso de um ano, o adulto médio de 18 a 65 anos de idade, nos Estados Unidos, avia cerca de doze receitas médicas — a menos que tenha mais de 65 anos, pois, nesse caso, o número sobe para mais de trinta por ano.[12] Na população infantil, uma em cada cinco crianças toma, no mínimo, um medicamento receitado por mês, cerca de 10% tomam dois ou mais, e 1%, cinco ou mais medicamentos por mês.[13]

Essas estatísticas, que apesar de serem as mais recentes datam de cinco a dez anos atrás, são bastante perturbadoras. Mas o mais chocante é que, em média, um cidadão idoso diagnosticado como portador de apenas cinco doenças crônicas (osteoporose, osteoartrite, diabetes tipo 2, hipertensão e doença pulmonar obstrutiva crônica) toma *no mínimo* doze remédios diferentes *todos os dias*, só para "tratar" esses problemas de saúde.[14]

Se você considerar que quem toma medicamentos anti-hipertensivos muito provavelmente também toma uma estatina a fim de baixar o colesterol, isso significa que essa pessoa toma treze medicamentos todos os dias. Mas, se acrescentar os medicamentos prescritos para outras doenças crônicas em geral associadas com a idade avançada, como doença do refluxo gastroesofágico (DRGE), angina, depressão/doença mental, insônia, apneia do sono, fogachos, doença renal, artrite reumatoide e insuficiência cardíaca congestiva,[15] é bem possível que essa pessoa esteja tomando *duas dezenas ou mais* de remédios por dia! Uma vez que as estatísticas mostram que três de cada quatro norte-americanos idosos têm diversos problemas crônicos de saúde,[16] esses números não são irreais.

Mas essas "curas" têm um alto preço — os seus efeitos colaterais e até mesmo as reações adversas potencialmente fatais têm um impacto bastante prejudicial sobre a saúde. Afinal de contas, as reações adversas a medicamentos prescritos foram responsáveis por mais de 2,3 milhões de atendimentos em prontos-socorros nos Estados Unidos em 2011, 84% a mais do que o 1,3 milhão de atendimentos em 2005.[17] No entanto, o FDA (Food and Drug Administration), órgão que não protege os cidadãos norte-americanos como deveria, afirma que, em 2011, mais de 98 mil pessoas morreram em decorrência de reações adversas a medicamentos — a sexta causa mais comum de morte em 2011, de acordo com o CDC.[18] Houve mais de 573 mil incidentes de reações adversas com consequências "sérias" — como hospitalização, complicações que acarretam risco de morte, invalidez ou outros desfechos perniciosos.[19]

Se você for hospitalizado, fique atento. Em 1999, estudos realizados pelo Instituto de Medicina norte-americano mostraram que pelo menos 44 mil pessoas — e talvez até 98 mil — morrem todo ano em decorrência de erros médicos cometidos em hospitais.[20] Dez anos mais tarde, a Inspetoria Geral (*Office of the Inspector General*) do Departamento de Saúde e Serviços Humanos aumentou esse número para 180 mil por ano, apenas entre pacientes do Medicare, seguro de saúde do governo norte-americano para pessoas acima de 65 anos de idade.[21] Em 2013, um estudo publicado no *Journal of Patient Safety* indicou que esse número, na realidade, poderia chegar a 440 mil.[22] Com tanta gente morrendo, todos os anos, em decorrência dos medicamentos usados no intuito de "curar", é bem provável que você conheça alguém que tenha passado por essa experiência infeliz e desnecessária.

Essas tendências e esses dados deixam evidente que mais vale prevenir do que remediar. Minha intenção ao compartilhar as estratégias simples contidas neste livro é manter você e sua família longe do perigo, a fim de que vocês nunca sejam vítimas desses erros.

Você está em desvantagem

É difícil fazer com que um homem entenda alguma coisa
quando seu salário depende de quem não a entende!
— Upton Sinclair

Por que se tornou tão perigoso buscar ajuda na medicina?

É melhor começar pela cifra de quase US$ 3 trilhões que mencionei antes. Os laboratórios farmacêuticos olham para os seus sintomas e enxergam dólares. Eles gastam bilhões todos os anos em propagandas na TV e em revistas a fim de fazer com que seus produtos cheguem até você.

E, é claro, gastam US$ 5 bilhões em marketing direto. Você já deve ter visto os comerciais que mostram homens grisalhos agarrando a esposa com um olhar malicioso; ou a mulher com uma nuvenzinha negra pairando sobre sua cabeça (símbolo de depressão), que, em um passe de mágica, se transforma em arco-íris depois de ela tomar um comprimido. Essas apresentações excessivamente simplistas — acrescidas de longas listas de efeitos colaterais — fazem as pessoas pensarem que já sabem tudo o que é preciso saber sobre um medicamento, e elas entram no consultório médico esperando obter uma receita. Mesmo com a ameaça de diversos efeitos colaterais, a esperança de um simples comprimido fazer "desaparecer", como por encanto, um sintoma incômodo é atraente demais para muitas pessoas resistirem.

Mas se você não acredita nos comerciais dos laboratórios farmacêuticos, saiba que eles investem mais US$ 16 bilhões todos os anos com a divulgação de seus produtos aos médicos, no intuito de que eles prescrevam os medicamentos como a solução básica para a maior parte dos problemas de saúde dos pacientes. Muitas pessoas não fazem a mínima ideia das diversas formas de manipulação usadas a fim de convencê-las a tomar medicamentos perigosos e muitas vezes totalmente desnecessários.

Hora de levantar o véu...

Expor os perigos dos medicamentos pode ser muito perigoso, pois documentos divulgados em uma ação coletiva iniciada contra a Merck revelaram planos perturbadores para neutralizar, destruir e desacreditar médicos que alertavam sobre os perigos do medicamento Vioxx.

O site CBSNews.com divulgou o seguinte e-mail de um executivo da Merck, sobre um médico que não gostava de prescrever Vioxx: "Talvez tenhamos que procurá-los e destruí-los seja lá onde estiverem...".

É evidente que tanto os médicos como o público em geral estão sendo manipulados a fim de garantir os lucros dos laboratórios. O setor farmacêutico não tem como objetivo promover a saúde; pelo contrário, ele lucra com a doença. E, quando um mercado começa a diminuir, ele simplesmente cria um novo, inventando mais uma doença, em geral "promovendo" um sintoma comum ao *status* de doença. Você não acredita? Continue lendo. Como noticiou a CNN, a fim de divulgar seu antidepressivo Paxil, a GlaxoSmithKline contratou uma empresa de relações públicas para criar uma "campanha de conscientização" sobre uma doença "subdiagnosticada".

Que doença era essa? Transtorno de ansiedade social, ou fobia social... antes conhecida como timidez.

Talvez você tenha visto essa campanha; comerciais que diziam "Imagine ser alérgico a gente" foram amplamente distribuídos, celebridades deram entrevistas à imprensa, e psiquiatras fizeram palestras sobre essa nova doença nos 25 principais mercados de mídia. Como resultado, as menções à ansiedade social na imprensa *passaram de cerca de cinquenta para mais de um bilhão em apenas dois anos*. O transtorno de ansiedade social tornou-se a "terceira doença mental mais comum" nos Estados Unidos, e o Paxil entrou com rapidez para o rol de medicamentos mais lucrativos e mais receitados do país. Esse é apenas um exemplo, entre tantos outros, caso dos incentivos para vender medicamentos a fim de baixar o colesterol (estatinas como Lipitor e Crestor) e refluxo ácido –, duas doenças que são tratadas de modo muito mais eficaz com simples mudanças na dieta.

Os médicos, às vezes de maneira involuntária, também têm um papel importante nos subterfúgios empregados pela indústria farmacêutica para enganar o público, mas suas manipulações, em geral, são mais difíceis de detectar. Os representantes de venda muitas vezes oferecem "presentes" com o objetivo de persuadir os médicos a prescrever os medicamentos do laboratório que eles representam. Em geral, esses representantes não têm formação médica ou científica. Em vez disso, usam técnicas potentíssimas de persuasão.

Embora o setor médico tenha estabelecido regras para limitar as interações cara a cara entre os representantes de vendas e os médicos, os laboratórios farmacêuticos influenciam as escolhas dos médicos de diversas outras formas, inclusive patrocinando sua participação em congressos e sites de terceiros destinados a fornecer informações "não denominacionais" sobre novos fármacos.[23] O método de doutrinação mais difícil de detectar é o de "informações" que os médicos transmitem a outros médicos. O laboratório farmacêutico paga grandes quantias a alguns médicos a fim de que eles "instruam" seus colegas sobre os benefícios de determinado medicamento. Desse modo, é muito fácil o médico que está recebendo o material esquecer que seu colega está agindo em nome do laboratório farmacêutico, e não como uma fonte independente de informações objetivas.

Como mencionei na introdução, em meados da década de 1980 fui um desses chamarizes e, por isso, sei por experiência própria como o sistema funciona.

O laboratório pagava minhas despesas de viagem e até US$ 5.000 por palestra. Pode não parecer muito nos dias de hoje, mas há trinta anos, para alguém que acabara de se formar e tinha muitas dívidas a pagar, era um valor considerável. É um sistema magnificente também, pois você acha que está fazendo o bem e ainda sendo remunerado para compartilhar o conhecimento adquirido a duras penas, quando, na verdade, está apenas alimentando os estudos de pesquisadores que os laboratórios farmacêuticos compraram e pagaram para poder vender mais medicamentos.

E existe ainda o "aprendizado" insidioso patrocinado pela indústria farmacêutica, que acontece nas faculdades de medicina dos Estados Unidos. Por exemplo, dos 8.900 professores e palestrantes de Harvard, 1.600 admitem que eles ou um membro de sua família têm conexões com laboratórios farmacêuticos, os quais poderiam influenciar seu ensinamento ou suas pesquisas.[24] Em um ano apenas, a indústria farmacêutica contribuiu com mais de US$ 11,5 milhões para Harvard, destinados a "pesquisas e aulas de educação continuada".[25]

Isso acontece em praticamente todas as instituições médicas nos Estados Unidos e é um modo efetivo de doutrinar médicos recém-formados. Ao influenciar líderes reconhecidos da área médica, os laboratórios farmacêuticos também podem influenciar de maneira significativa a profissão como um todo — isso, combinado com os esforços de marketing apresentados acima e o *lobby* político para mudar as leis em seu proveito. Como paciente, você não precisa ser uma vítima dessas táticas. Você pode aprender a enxergar o que existe por trás da propaganda e deixar de ser ludibriado pelas mentiras e farsas dos laboratórios farmacêuticos.

É possível que seu médico, mesmo com as melhores das intenções para curá-lo, e não prejudicá-lo, tenha caído na armadilha dessas estratégias de marketing de medicamentos. A maioria dos médicos simplesmente não tem tempo para pesquisar cada medicamento e confia bastante nas informações dadas pelos representantes de vendas e outros "especialistas", isto é, os médicos que recebem quantias consideráveis para falar sobre os tratamentos medicamentosos.

Um dos meus principais objetivos ao partilhar essas informações é manter você longe do consultório médico, a não ser para fazer exames preventivos, e fora do hospital para qualquer outra coisa que não seja um traumatismo agudo (o nosso sistema médico costuma ser excepcionalmente eficiente para esses casos).

Você *pode* assumir o controle da sua saúde. Ela não precisa estar nas mãos de ninguém, só nas suas.

Por que adoecemos tanto?

O século XXI trouxe consigo um tremendo progresso tecnológico, transformando a cultura, a forma como nos comunicamos e até mesmo o nosso modo de pensar. É uma época empolgante e de mudanças de paradigma na história. Mas é também uma época cheia de perigos à espreita.

Os desenvolvimentos tecnológicos tiveram impacto na nossa alimentação, com a introdução de culturas geneticamente modificadas, alimentos processados com pouco ou nenhum valor nutritivo, frutas e hortaliças carregadas de pesticidas e excesso de dependência em um punhado de culturas em decorrência de políticas agrícolas governamentais. Além desses fatores, hoje em dia os nossos alimentos, em grande parte, são pasteurizados, tratados por radiação ionizante, fumigados e esterilizados a um ponto em que as bactérias — até mesmo as benéficas, das quais dependemos para nossa própria sobrevivência (leia mais sobre isso no Princípio de Cura 6 — não conseguem mais sobreviver.

De forma irônica, esses mesmos avanços que representam tudo o que há de mais moderno no mundo — higienizadores de mãos, água tratada, criação intensiva de animais — criaram suas próprias doenças. Por exemplo: demonstrou-se que a triclosana — substância química antibacteriana usada em muitos sabonetes e higienizadores de mãos — destrói células humanas,[26] e até o FDA admite que a substância age como um desestabilizador endócrino em animais.[27] Combinada com água clorada, produz clorofórmio[28] — um agente possivelmente carcinogênico, de acordo com a Agência de Proteção Ambiental dos Estados Unidos (EPA).[29]

Atualmente, os cientistas estão fazendo a conexão entre o aumento repentino de doenças neurológicas e doenças autoimunes, bem como as taxas cada vez maiores de obesidade, com essas mudanças nos alimentos que comemos e as grandes alterações no nosso meio ambiente. Embora existam muitas pesquisas em andamento no intuito de encontrar "curas", uma força perniciosa está trabalhando com o mesmo empenho para perpetuar as próprias condições que estão fazendo tantas pessoas adoecerem: a ganância.

Se fosse veneno, não estaria nas prateleiras do supermercado

Eu gosto de revelar o quanto as indústrias farmacêuticas, químicas e de *fast-food* gastam para manipular e distorcer nossas percepções. Enquanto os laboratórios farmacêuticos gastam mais de US$ 21 bilhões por ano, o setor de alimentação gasta *duas vezes mais* para persuadir você e seus filhos a escolherem alimentos bastante processados, os quais promoverão um grande declínio da sua saúde (aumentando a necessidade de usar medicamentos a fim de controlar os sintomas).

Noventa por cento dos alimentos que os norte-americanos compram todos os anos são processados. Recentemente, em um só ano, 2.800 novos tipos de doces, sobremesas, sorvetes e salgadinhos foram lançados no mercado, em comparação com apenas 230 novos produtos à base de frutas ou hortaliças.

Os profissionais de marketing fazem um excelente trabalho na tarefa de fazer parecer que lanches e guloseimas são uma escolha inteligente: em geral são baratos, gostosos e permitem preparar o jantar em um instante. Você não precisa mais perder tempo lavando ou picando verduras e legumes. Basta colocar as caixas com o alimento já preparado no micro-ondas. (As hortaliças congeladas representam uma exceção, pois podem ser uma opção saudável quando não existem na sua região por causa do clima ou da geografia.)

O que a indústria de alimentos omite é que você paga um alto preço para comer mal. O consumo excessivo desses alimentos falsificados e superprocessados é uma das principais causas do enorme número de doenças crônicas nos Estados Unidos.

Por que esses alimentos são produzidos se são tão terríveis?

Um evento em particular ocorrido em 1999 pode responder a essa pergunta. Segundo um artigo publicado no *New York Times*,[30] em 8 de abril de 1999, em Mineápolis, os diretores-executivos de onze das principais empresas de alimentação, entre elas Nestlé, Kraft, Nabisco, General Mills, Coca-Cola, Mars e Procter & Gamble, reuniram-se na sede da Pillsbury a fim de discutir a epidemia de obesidade. Muitos dos presentes não estavam lá para falar sobre como acabar com a epidemia de obesidade; pelo contrário, eles estavam lá com o objetivo de discutir como se defender de acusações de que eram em grande parte responsáveis por criá-la. Na época, a Kraft era subsidiária da Philip Morris, e a conscientização do papel que a empresa desempenhava foi minuciosa e criteriosamente discutida no trabalho de Michael Moss, *Salt, Sugar, Fat* [Sal, Açúcar, Gordura]: "Quando a Philip Morris começou a ser pressionada sobre os malefícios da nicotina/do cigarro, diante da emergente crise de obesidade ela começou a prestar atenção nas divisões de alimentos. Houve momentos nesses documentos internos em que os diretores da Philip Morris diziam para a divisão de alimentos: 'Vocês vão enfrentar problemas com sal, açúcar e gordura, em termos de obesidade, da mesma magnitude, ou ainda maiores, do que estamos enfrentando em relação à nicotina. Precisam começar a pensar no assunto e em como lidar com ele.'"[31]

No entanto, a maior parte dos alimentos processados continua cheia de açúcar, o qual comprovadamente tem efeitos devastadores na saúde como um todo, no que diz respeito à resistência à insulina (um precursor de praticamente todas as doenças crônicas; para ler mais sobre isso, veja o Princípio de Cura 3); ao aumento dos marcadores de doença cardíaca, como os triglicérides e a forma perniciosa de colesterol; e ao desenvolvimento de gordura dentro e ao redor dos órgãos abdominais, importante prognóstico de doenças crônicas.[32]

Níveis altos de consumo de açúcar também estão associados à obesidade,[33] ao diabetes[34] e ao câncer.[35] Pior ainda, esses alimentos prejudiciais são produzidos para serem tão saborosos a ponto de escamotear suas sensações normais de saciedade, fazendo com que você queira comer mais e mais. Na realidade, foi demonstrado que os alimentos açucarados processados têm o poder de ativar no cérebro as mesmas vias associadas ao vício de drogas.[36] Um estudo constatou que os ratos, diante da possibilidade de escolher entre uma solução açucarada e cocaína, preferiam a solução açucarada — até mesmo ratos com histórico de uso de drogas.[37] Por praticidade ou bom sabor, você abre mão de seu bem mais precioso: a sua saúde.

Se você lê a mídia convencional, talvez esteja convencido de que só precisa mudar de um alimento processado para outro — de biscoitos comuns para biscoitos com baixa caloria, ou de pão branco para pão integral. Sinto muito jogar um balde de água fria em suas convicções, pois sei como isso é atraente. Mas a cura não vem em caixas, latas ou sacos. As empresas que fabricam os alimentos fornecidos nessas embalagens só estão interessadas em uma coisa: vender mais dos produtos que fabricam, e elas farão tudo o que puderem para manter as finanças saudáveis. Em algum ponto do futuro, a indústria de guloseimas provavelmente ficará em uma posição parecida com a da indústria do cigarro, reconhecendo seu papel nas consequências de longo prazo para a saúde de milhões de pessoas.

A saída: Cura sem Esforço

Você tem o poder não apenas de deter a doença, mas também de usar a tecnologia para o seu benefício e o da sua família. Você só precisa de informações, muitas das quais estão contidas aqui nestas páginas. O seu organismo tem poderosos mecanismos de cura que conseguem corrigir a maioria dos problemas de saúde, desde que você lhe forneça os nutrientes de que ele precisa para desempenhar suas funções. É isso que eu quero dizer com Cura sem Esforço: não interferir no funcionamento do seu corpo e deixar que ele faça, de maneira natural, aquilo para o que foi criado.

O seu corpo foi projetado para ser saudável. Se você acreditar na mídia, vai achar que está à beira de um desastre e que precisa de uma receita médica milagrosa. Porém, isso está longe de ser verdade. Se você fornecer ao seu corpo a alimentação ideal e evitar expô-lo à ameaça cada vez maior das toxinas, ele ficará saudável e longe de doenças sem qualquer esforço consciente.

O seu corpo costuma ficar no piloto automático para a autocura. Por exemplo: quando você cai e se machuca, não precisa fazer mais nada além de limpar as lesões a fim de evitar infecções. O seu corpo tem sistemas próprios de reparo que cuidarão dos ferimentos.

Neste livro, meu objetivo é ajudá-lo a adaptar as melhores e mais recentes informações sobre saúde a você e às suas circunstâncias. Eu o ensinarei a acompanhar seus barômetros fisiológicos de saúde e o lembrarei o tempo todo de verificar como se sente a cada mudança que fizer, assim como os resultados obtidos. Pois, quando se trata de criar saúde regenerativa, simplesmente não existe uma solução que sirva para todos.

É difícil seguir as recomendações deste livro?

Algumas das recomendações que faço aqui não exigem muito — como deixar que a sua pele tome sol ou tirar os sapatos quando estiver ao ar livre. Outras requerem um pouco mais de esforço ou disciplina no início — por exemplo, eliminar gradualmente o açúcar.

Mas passar de mal-estar, dor, enfermidade e morte para saúde, vitalidade, condicionamento físico e felicidade, tanto do corpo como da mente, é uma decisão que vale a pena. Assim que seu corpo obtiver os benefícios dessas escolhas, você se sentirá tão mais revigorado que não terá nenhuma dificuldade de seguir em frente.

Cura sem Esforço *não* significa privação

Muitas pessoas sentem uma sensação de privação quando não podem comer suas guloseimas prediletas. Na realidade, quanto mais cedo você mudar seus hábitos alimentares, mais cedo começará a ter mais energia, normalizar seu peso e melhorar seu humor e sua saúde de modo geral. Decididamente, você estará fazendo uma troca vantajosa — a única coisa que não estará se permitindo é se sentir péssimo.

Continuar comendo "porcarias" é um modo infalível de acelerar o processo de envelhecimento e comprometer a saúde. Não tem como escapar — se quiser ter uma vida saudável, você, seu cônjuge, outra pessoa da família ou um empregado terá de dedicar algum tempo à cozinha e talvez à horta para preparar as refeições. Você não apenas vai desfrutar dos benefícios para sua saúde, mas a satisfação de plantar, preparar refeições e ter o controle sobre o que come pode ser muito gratificante.

Seguir os princípios de cura deste livro pode exigir um pouco mais de tempo e energia do que pegar de modo automático uma refeição processada; porém ser saudável não é tão difícil como muitos pensam, sobretudo quando você dá ao seu corpo aquilo de que ele precisa para se manter saudável. De posse do conhecimento que eu acumulei durante décadas e agora estou compartilhando, você poderá:

- Acrescentar anos à sua vida
- Ter energia para dar e vender

Além disso, poderá ajudar a evitar:

- Câncer
- Doenças cardíacas.
- Diabetes
- Artrite
- Alzheimer

Assumir o controle daquilo que você come é uma poderosa maneira de ativar a Cura sem Esforço. Existem outras que você também aprenderá.

O seu corpo tem um desejo inato de se sentir melhor, de ser capaz de fazer mais e desfrutar mais. Se você satisfizer esse desejo preparando suas próprias refeições, reunindo informações e fazendo escolhas de fato saudáveis para o seu corpo, ele o recompensará com o apoio de que você precisa para seguir em frente. Deixe que esse desejo interno de saúde o ajude a vencer qualquer resistência mental que o impede de fazer mudanças em suas rotinas diárias. Deixe que isso o ajude a empreender uma jornada transformadora que o fará se sentir muito bem.

Capítulo 2

Antes de Começar

Como você comprou este livro, imagino que esteja se sentindo mais do que pronto para iniciar sua jornada para a Cura sem Esforço. Mas, antes disso, há algumas coisas que precisa saber e outras que precisa fazer.

Em primeiro lugar, os princípios de cura são apresentados em ordem de importância. Cada princípio se baseia no anterior; portanto, comece pelo Princípio de Cura 1: "Beba água pura". Após ter aumentado seu nível de hidratação, passe para o Princípio de Cura 2. Você não está apostando uma corrida — está adotando um estilo de vida que tentará manter para o resto da vida e que fará com que seu corpo desempenhe suas funções com o menor esforço possível — tanto da parte dele como da sua parte. Quando sua alimentação se tornar mais saudável, você se sentirá melhor, terá mais energia e ficará cada vez mais motivado a seguir cada novo princípio.

É imprescindível manter o foco

Como você sabe, o caminho convencional para a saúde e para uma alimentação saudável está associado com altos custos, tanto para a saúde como para o bolso. Embora a adoção desses princípios de cura seja vital para a sua saúde, você precisa ter uma postura serena.

A maneira de incorporar os princípios à sua vida vai determinar até que ponto eles serão eficazes. O estado mental é um componente vital da saúde, e a sensação de opressão e de estresse não promove saúde — muito pelo contrário, mesmo que o que esteja fazendo você se sentir assim sejam as mudanças positivas no seu estilo de vida.

Portanto, encare as mudanças que proponho neste livro com um espírito de aventura, curiosidade e experimentação. Concentre-se nas mudanças positivas que quer fazer, e não nos resultados negativos que está tentando evitar. Nos momentos de incerteza, pergunte a si mesmo se gostaria de regenerar-se ou degenerar-se.

Avalie com honestidade a sua condição atual

Na minha opinião, um dos aspectos mais importantes é ouvir o próprio corpo e ajustar o programa com base nas informações que ele fornece. Mas também é muito bom ter parâmetros externos objetivos. Os parâmetros abaixo foram bem estabelecidos ao longo de muitos anos de estudo; foram consagrados pelo tempo e estão altamente correlacionados com um menor risco de doenças.

Os sete fatores a seguir serão seus indicadores de bem-estar ao longo do caminho. Se obtiver os valores desses marcadores comprovados de saúde agora, conseguirá acompanhar seu progresso e saber se a sua saúde está melhorando com os métodos e princípios deste livro.

Os sete parâmetros clinicamente comprovados que o aconselho a avaliar agora e a monitorar mais ou menos a cada seis meses são:

1. Insulina em jejum
2. Vitamina D
3. Relação cintura-quadril
4. Porcentagem de gordura corporal
5. Razão colesterol total/colesterol HDL
6. Pressão arterial
7. Ácido úrico

Embora eu não vá pedir para você ir ao médico, é importante que faça exames de sangue para dosagem de insulina, vitamina D, ácido úrico e colesterol, pois essa é a única maneira de saber quais são seus níveis.[1]

Quando constatar que esses parâmetros começam a mudar, se sentirá satisfeito, confiante e psicologicamente pronto para cuidar cada vez melhor de si mesmo. Essa é a melhor parte: você sente uma agradável sensação de bem-estar físico e emocional, pois sabe que vai atingir seus objetivos e que poderá continuar a promover mudanças a fim de melhorar a sua saúde.

Fator de saúde 1: nível de insulina

Insulina é um hormônio produzido pelo pâncreas que regula a quantidade de açúcar no sangue. É absolutamente essencial para a vida. Porém, a maioria das pessoas que estão lendo este livro tem níveis altos de insulina e desenvolveu resistência a ela. Esse quadro predispõe a doenças crônico-degenerativas e acelera o envelhecimento.

De modo geral, um adulto tem cerca de quatro litros de sangue. As pessoas costumam ficar surpresas ao saber que nesses quatro litros há apenas uma colher de chá de açúcar. Se a sua quantidade total de açúcar no sangue subisse para uma colher de sopa, você entraria em coma hiperglicêmico com rapidez e morreria.

O seu corpo se esforça para evitar isso produzindo insulina a fim de impedir que seus níveis de açúcar no sangue subam de maneira perigosa. Qualquer refeição ou lanche rico em carboidratos provenientes de doces e amidos produz aumento da glicose sanguínea. A fim de compensar, o pâncreas libera insulina na corrente sanguínea, que reduz os níveis de açúcar no sangue.

Se a sua alimentação for sistematicamente rica em doces e cereais, com o tempo os receptores de insulina do seu corpo ficarão "sensibilizados" a ela e precisarão de uma quantidade cada vez maior de insulina a fim de desempenhar suas funções. No final, você se tornará resistente à insulina. Se não mudar a sua alimentação, é provável que fique diabético e corra um risco muito maior de ter doença cardíaca, acidente vascular cerebral (AVC), câncer e mal de Alzheimer.

E, o que é ainda pior, níveis elevados de insulina suprimem dois outros importantes hormônios — o glucagon e o hormônio do crescimento —, responsáveis pela queima de gordura e açúcar e pelo desenvolvimento dos músculos, respectivamente. Desse modo, a insulina produzida pelo excesso de carboidratos promove o acúmulo de gordura e reduz a sua capacidade de queimar essa gordura.

Para saber quais são seus níveis de insulina você precisa fazer uma dosagem de insulina em jejum. Todos os laboratórios clínicos fazem esse exame, que costuma ser barato.

Pode ignorar os valores de referência do laboratório, pois em geral eles se baseiam nos "valores normais" de uma população que tem níveis de insulina bastante alterados. O nível sanguíneo normal de insulina em jejum é abaixo de 5, mas o ideal seria abaixo de 3. Lembre-se de que o exame tem de ser feito em jejum, caso contrário será de pouco valor.

Fator de saúde 2: nível de vitamina D

Embora possa parecer incômodo ir ao laboratório fazer um exame de sangue para dosar os níveis de vitamina D, posso garantir que essa é uma das coisas mais importantes que você pode fazer para a sua saúde (falarei mais sobre isso no Princípio de Cura 5). Não se esqueça de pedir o exame certo para o médico, ou seja, 25-hidroxivitamina D (25[OH]D). Em alguns estados norte-americanos é possível solicitar o exame sem pedido médico em <http://www.grassroot-shealth.net/>, um site sem fins lucrativos.

O nível ideal de vitamina D é de 50 a 70 ng/ml. Se a sua dosagem não estiver nessa faixa, faça com que essa seja uma prioridade, seguindo as orientações do Princípio de Cura 5.

Fator de saúde 3: relação cintura-quadril

Um valor elevado de circunferência da cintura é um forte preditor de problemas de saúde, pois é sinal de excesso de gordura abdominal, ou visceral, ao redor do fígado, dos rins, do intestino e de outros órgãos. Essa camada de gordura impede que os órgãos desempenhem bem suas funções e aumenta de maneira extraordinária o risco de diabetes, AVC e infarto.

A apresentação clássica de gordura visceral excessiva é o formato de maçã, a pessoa "barriguda", em geral acima da linha do umbigo. Compare com o clássico formato de pera, ou seja, a pessoa com cintura fina e nádegas e coxas maiores, que tem menos tendência a ter acúmulo de gordura visceral. Essas aproximações são típicas, mas nem sempre verdadeiras — é possível ter cintura fina e, ainda assim, excesso de gordura visceral.

A fim de determinar com precisão a sua relação cintura-quadril (RCQ), a razão entre a circunferência da cintura e a do quadril, passe a fita métrica ao redor da parte mais estreita do tronco — em geral, logo acima do umbigo. Essa é a medida da sua cintura. Em seguida, meça a parte mais larga das nádegas para obter a medida do quadril. Por fim, divida a medida da cintura pela medida do quadril. Esse valor é a sua relação cintura-quadril.

Relação cintura-quadril	Homens	Mulheres
Ideal	0,8	0,7
Baixo risco	<0,95	<0,8
Risco moderado	0,96-0,99	0,81-0,84
Alto risco	>1,0	>0,85

Se não gostar do valor obtido, saiba que esse é um dos primeiros fatores de risco que vão mudar se você seguir os princípios de cura deste livro.

Fator de saúde 4: porcentagem de gordura corporal

Muitos especialistas acreditam que a porcentagem de gordura corporal é a medida mais precisa de obesidade. Assim como o nome indica, trata-se da porcentagem de gordura que o corpo contém e pode ser um forte indicador do estado de saúde. Não importa o formato do seu corpo ou o seu peso, a gordura corporal excessiva foi fortemente associada com problemas de saúde crônicos, como doença cardíaca, diabetes, Alzheimer e câncer. Uma quantidade muito baixa de gordura corporal também representa um problema e pode fazer com que o organismo entre em estado catabólico, no qual a proteína muscular é usada como combustível. Seguem as diretrizes gerais do Conselho Americano de Exercícios [American Council on Exercise] de porcentagens sadias de gordura corporal:

Classificação	Mulheres (% de gordura)	Homens (% de gordura)
Gordura essencial	10-13%	2-5%
Atletas	14-20%	6-13%
Condicionamento físico	21-24%	14-17%
Aceitável	25-31%	18-24%
Obesidade	32% ou mais	25% ou mais

Uma das formas mais precisas e confiáveis de medir o índice de gordura corporal é com um adipômetro. Adipômetro, ou plicômetro, é um equipamento leve e portátil que mede com rapidez a espessura da dobra cutânea com a camada de gordura subjacente. A Amazon tem uma boa seleção desses instrumentos, desde os mais baratos até as versões profissionais mais caras. Esses valores, obtidos de partes específicas do corpo, podem ajudar a estimar a porcentagem total de gordura corporal.

Também existem balanças digitais que medem a gordura corporal, como a que eu uso, a EatSmart Precision GetFit Body Fat Scale. Esse tipo de balança é um pouquinho mais fácil e mais rápida de usar: basta programá-la, subir nela descalço e, em menos de um minuto, é exibida a porcentagem de gordura corporal.

Embora a porcentagem absoluta fornecida por essa balança possa não ser exata, ela revela de modo relativamente preciso se a gordura corporal está aumentando ou diminuindo. Essa é uma medida utilíssima do estado de saúde. Vale ressaltar que você não precisa de uma balança e de um adipômetro — qualquer um desses dois instrumentos lhe revelará a sua composição de gordura corporal.

Uma maneira fácil — e gratuita — de medir a porcentagem de gordura corporal

Você pode obter uma boa aproximação da sua porcentagem de gordura corporal comparando a si mesmo com fotos extraídas da internet ao digitar "imagens de percentual de gordura corporal",

sem aspas, no Google. Em poucos segundos você conseguirá ter
uma ideia aproximada.

Seja qual for o método escolhido, lembre-se de que é *muito* melhor monitorar a sua porcentagem de gordura corporal do que o seu peso, pois é a porcentagem de gordura corporal — e não o peso — que revela a existência ou não de disfunção metabólica.

Fator de saúde 5: razão colesterol total/colesterol HDL

A maioria das pessoas fica muito confusa em relação aos seus níveis de colesterol. Isso ocorre por causa da ênfase excessiva na importância da redução do colesterol total. Essa substância mole e cerosa é encontrada não apenas na corrente sanguínea, mas também em todas as células do corpo, nas quais ajuda a produzir membranas celulares, hormônios, vitamina D e ácidos biliares, que auxiliam na digestão de gorduras. O colesterol também ajuda na formação das memórias e é vital para a função neurológica.

O fígado produz cerca de 75% de todo o colesterol do organismo. Existem dois tipos principais de colesterol:

1. **Lipoproteína de alta densidade, ou HDL:** esse é o colesterol "bom", que ajuda a manter o colesterol longe das artérias, além de recolher e remover o LDL, transportando-o de volta para o fígado, onde pode ser processado. O HDL também ajuda a reparar as paredes internas dos vasos sanguíneos, os quais podem ser obstruídos por placas. Tudo isso ajuda a evitar o desenvolvimento de doença cardíaca.
2. **Lipoproteína de baixa densidade, ou LDL:** esse é o colesterol "ruim", que circula na corrente sanguínea. Acredita-se que a LDL possa se acumular no interior das artérias e formar placas que as tornam estreitas e menos flexíveis (um quadro chamado de aterosclerose). Se ocorrer a formação de coágulo em uma dessas artérias estreitadas que levam ao coração ou ao cérebro, podem ocorrer infarto ou AVC. Hoje eu acredito que a LDL não é "ruim", mas um componente necessário das paredes celulares. Na verdade, existem dois tipos de LDL — pequenas e densas

e grandes e leves. Desses dois tipos, apenas as versões menores de LDL parecem ser prejudiciais. A LDL compacta consegue penetrar nas paredes arteriais lesadas e contribuir para a formação de placa ateromatosa e para o endurecimento das artérias — duas características da doença cardiovascular. Dois fatores que contribuem para a compactação da LDL são as gorduras trans (dos óleos parcialmente hidrogenados tão prevalentes nos alimentos processados) e a insulina.

O colesterol total também é composto por:

- **Triglicérides:** níveis elevados dessa gordura perigosa foram associados com doença cardíaca e diabetes. Sabe-se que os níveis de triglicérides sobem com uma alimentação muito rica em cereais e açúcar, com sedentarismo, tabagismo, ingestão excessiva de álcool e sobrepeso ou obesidade.
- **Lipoproteína (a), ou Lp(a):** Lp(a) é uma substância composta por uma parte de "colesterol ruim" (LDL), mais uma proteína (apoproteína a). Níveis elevados de Lp(a) são um forte fator de risco de doença cardíaca. Esse ponto está bem estabelecido, porém pouquíssimos médicos verificam os níveis de Lp(a) de seus pacientes.

Na verdade, um preditor de risco cardiovascular muito mais importante que o nível de colesterol total é a razão entre colesterol bom (HDL) e colesterol total, com a razão entre triglicérides e HDL. Para saber seus níveis, você precisa fazer exames de sangue. Note que todos esses exames são realizados em jejum, caso contrário os resultados não serão precisos ou preditivos.

Saiba que o valor do colesterol total por si só não revela quase nada sobre o risco de doença cardíaca, a menos que seja de 330 ou mais. As duas porcentagens a seguir são indicadores muito mais precisos do risco de doença cardíaca:

- **Razão colesterol total/colesterol HDL:** deve ser acima de 24%; o ideal é 30% ou mais. Raramente fica acima de 50%, mas, pelo que sei, quanto maior o valor, melhor. Níveis abaixo de 10% são bastante perigosos e costumam indicar evento cardiovascular iminente, como AVC ou infarto.

É importante observar que alguns médicos, na verdade, obtêm essa razão dividindo o colesterol total pelo HDL (Colesterol total/HDL). Nesse caso, o valor deve ser mais baixo. O ponto de corte de uma razão ruim seria qualquer valor acima de 4, e acima de 10 representa um problema grave. Raramente esse valor fica abaixo de 2.

- **Razão triglicérides/HDL:** deve ser abaixo de 2. Quanto maior o valor, pior será o controle de insulina.

Fator de saúde 6: pressão arterial

A *hipertensão*, termo médico que significa pressão alta, é um problema muito comum — cerca de uma em cada três pessoas é hipertensa. A pressão é considerada alta quando está acima de 120/80. Você pode medir a sua pressão arterial no consultório médico ou em casa, com um aparelho de pressão (esfigmomanômetro).

Basicamente, uma de quatro leituras da pressão arterial feitas no consultório médico é imprecisa, em parte por causa do chamado "efeito do avental branco" —, ou seja, o nervosismo pelo fato de estar no consultório médico provoca uma elevação artificial da pressão.[2] Consequentemente, muitas pessoas recebem prescrição de medicamentos sem necessidade.

O tratamento convencional para o controle da pressão arterial quase sempre é medicamentoso. Essa abordagem é ótima para os laboratórios farmacêuticos, mas apenas combate os sintomas da doença, e não a sua causa, e mantém o paciente como um consumidor vitalício. Seria muito melhor abordar as causas subjacentes, que em geral é resistência à insulina e obesidade.

Embora um nível elevado de insulina seja um dos principais responsáveis pela pressão alta, estresse e ansiedade também podem contribuir para esse problema.

O ideal é que a pressão arterial esteja abaixo de 120/80 sem medicação. Se você está tomando medicamento anti-hipertensivo, saiba que, na grande maioria dos casos, uma alimentação pobre em cereais e com gordura de boa qualidade, como recomendarei neste livro, costuma normalizar a pressão arterial. Se a sua pressão arterial não baixar após seguir o meu plano de nutrição por vários meses, procure um médico de saúde natural a fim de ajustar o seu programa.

Fator de saúde 7: nível de ácido úrico

Ácido úrico é um produto residual normal encontrado no sangue. Sabe-se há algum tempo que pessoas com pressão alta, excesso de peso, gota ou doença renal costumam ter níveis elevados de ácido úrico.

Uma vez dentro das células, o ácido úrico atua como antioxidante e pró--oxidante. Portanto, se você baixar demais os níveis de ácido úrico perderá seus benefícios antioxidantes. Mas níveis muito elevados causam às células um dano conhecido como oxidação, que resulta em inflamação. É por isso que você deve fazer o possível para que seus níveis de ácido úrico permaneçam dentro de uma faixa saudável.

A faixa ideal de ácido úrico é de 3 a 5,5 mg por decilitro. Se seus níveis estiverem acima dessa faixa, é provável que você esteja consumindo uma quantidade excessiva de carboidratos provenientes de doces e amidos, convertidos em açúcar no organismo (falarei mais sobre isso no Princípio de Cura 3). Na verdade, a conexão entre o consumo de frutose e níveis altos de ácido úrico é tão confiável que os níveis de ácido úrico podem ser usados como marcador de toxicidade da frutose. Recomendo a dosagem rotineira de ácido úrico.

Fique de olho

Depois de determinar esses sete fatores, anote-os no quadro da página 253. Se registrar seus valores iniciais, poderá acompanhar seu progresso quando reavaliar esses parâmetros daqui a três ou seis meses.

Segunda Parte

Ajude seu corpo a se curar

Princípio de Cura 1

Beba água pura

Resumo

- Uma das melhores coisas que você pode fazer para ter boa saúde é beber bastante água pura.
- Refrigerantes, *diets* ou não, sucos de fruta industrializados e bebidas energéticas alteram de modo grave o metabolismo corporal.
- Água da torneira é melhor, mas pode estar contaminada com toxinas (como subprodutos da desinfecção), mil vezes mais tóxicas do que água sanitária.
- Água da torneira filtrada pode ser uma fonte excelente, barata e fácil de reposição de líquido.
- Como você também fica exposto a essas toxinas ao tomar banho, investir em um filtro de chuveiro é uma ótima maneira de reduzir a carga tóxica.
- Para Cura Avançada sem Esforço [Advanced Effortless Healing], as últimas pesquisas apontam para o uso de água estruturada.

Cerca de dois terços do nosso corpo é composto por água — as células, os órgãos, os músculos e até mesmo o cérebro são aproximadamente 70% água. A água é o principal sistema de fornecimento de nutrientes e oxigênio para o corpo, bem como de remoção de resíduos. Sem água suficiente para eliminar os resíduos tóxicos, estes causarão danos ao organismo. A água também ajuda na produção de energia e mantém as articulações lubrificadas. Sem comida, poderíamos sobreviver várias semanas. Mas sem água morreríamos em poucos dias. O corpo precisa de bastante água para desempenhar suas funções, sobretudo porque todos os dias nós perdemos água na forma de urina e suor.

Um dos aspectos mais fascinantes desse princípio é que se você fizer uma reposição adequada de líquido/água, terá dado um dos passos mais importantes para ter saúde. Não estou exagerando. Sem uma fonte de água de excelente qualidade, você nunca terá boa saúde. Isso não se aplica somente à água que bebe, mas também à água que usa para tomar banho.

Beba bastante água

Embora os profissionais de saúde recomendem a ingestão de oito copos de água por dia, a quantidade diária deve se basear no porte físico e no nível de atividade física de cada pessoa. Um estado crônico de leve desidratação é comum — segundo a maioria dos especialistas, 70% dos norte-americanos não bebem uma quantidade suficiente de água. Existem várias razões para isso: as pessoas estão tão ocupadas e distraídas com seus *smartphones*, assistindo à TV ou usando o computador que não reconhecem, tampouco ouvem, os sinais de que seu corpo precisa de água. Costumamos negligenciar as coisas mais simples que contribuem para a saúde — como beber água — e, em vez disso, procuramos uma cura milagrosa para a fadiga ou um bom protetor labial para tratar os lábios rachados (ambos sinais de desidratação). Muita gente tem desidratação porque simplesmente não conhece seus sintomas.

Você é uma dessas pessoas?

Os principais sintomas de desidratação são sede, pele ressecada, urina escura e cansaço. Mas veja alguns sintomas de desidratação crônica que muitas vezes passam despercebidos:

- Problemas digestivos, como azia e intestino preso.
- Infecções frequentes do trato urinário e cálculos renais.
- Envelhecimento prematuro — rugas mais aparentes, pele rachada ou com descamação.
- Pressão alta.
- Dores de cabeça.

Como você sabe se está bebendo uma quantidade suficiente de água?

É essencial ficar bem hidratado. Mas o número de copos de água que se deve beber por dia é questionável, pois as necessidades individuais variam bastante. Portanto, *que quantidade* de água você precisa beber para repor o líquido que perdeu?

Sede é sinal de que o corpo está pedindo água

Felizmente, o seu corpo lhe *diz* quando está na hora de repor o seu estoque de água, pois, quando você perde de 1 a 2% da sua quantidade total de água, o mecanismo da sede o avisa que está na hora de abastecer esse estoque!

Como o seu corpo é capaz de lhe dizer do que precisa, usar a sede como guia da quantidade de água que você deve beber ajuda a garantir que suas necessidades individuais sejam atendidas todos os dias. É possível interpretar mal esses sinais e confundir a sensação de sede com a sensação de fome. Por esse motivo, um bom truque é beber um copo de água quando você sentir sede ou fome. (Se beber um copo de água e continuar com fome depois de uns 10 minutos, saberá que está mesmo com fome.) Se o clima estiver quente ou muito seco, ou se você estiver fazendo exercício ou outra atividade vigorosa, precisará de mais água que o normal. Mas, repetindo, se beber água assim que sentir sede, conseguirá ficar bem hidratado mesmo nesses casos — e evitar comer quando não estiver de fato com fome.

Um mito comum é que, se você sente sede, é porque já está desidratado. A verdade é que não é tarde demais, e a sede é a maneira que o seu corpo tem de lhe dizer para beber água. Se você sente sede, não corre o risco de ficar perigosamente desidratado. Quando tem sede, o déficit de água do seu corpo ainda é insignificante — o mecanismo da sede é um parâmetro bastante sensível.

Lembre-se de que há duas exceções a essa regra. Quando se fica mais velho o mecanismo da sede costuma ser menos eficiente,[1] por esse motivo os adultos mais velhos — acima de 65 anos — devem beber vários copos de água por dia, mesmo que não estejam com sede. Se você não reconhece quando está com sede, precisa se lembrar de tomar água durante todo o dia. É difícil avaliar o seu estado de hidratação apenas pela sede — é muito mais provável que tenha perdido o hábito de ouvir as dicas do seu corpo, pois tem mais urgência de se sentar à sua mesa de trabalho e ser produtivo do que ir até o filtro e encher o copo de água. É por isso que é importante monitorar os sinais que o seu corpo está lhe enviando sobre o seu grau de hidratação.

A urina revela o grau de hidratação

A cor da sua urina pode ajudar a determinar se você está bebendo uma quantidade suficiente de água. Contanto que não esteja tomando riboflavina (vitamina B_2, encontrada na maioria dos multivitamínicos), que fluoresce e faz com que a urina tenha uma cor amarelo brilhante, a sua urina deve ser amarelo bem claro. (Se estiver tomando vitamina B_2, suspenda-a por um dia e observe a cor da urina.) Se for amarelo-escuro, provavelmente você não está tomando água suficiente. Se a quantidade de urina é muito pequena ou você fica sem urinar por muitas horas, essa também é uma indicação de que não está tomando água suficiente.[2]

Consumo de refrigerantes

O norte-americano, de modo geral, consome uma média de 216 litros de refrigerante por ano. Com base em minha experiência, posso afirmar que a melhor coisa que alguém pode fazer pela própria saúde é parar de tomar qualquer tipo de refrigerante e bebida energética e passar a tomar água pura. Se você já fez isso, então tudo o que precisa fazer agora é melhorar a qualidade da água que está bebendo.

Embora a maioria das pessoas hoje tenha consciência de que os refrigerantes estão repletos de açúcares processados, como xarope de milho com alto teor de frutose e adoçantes artificiais, muitas não sabem que suas bebidas energéticas e vitaminadas preferidas contêm esses adoçantes, além de uma série de outras coisas assustadoras: substâncias químicas tóxicas como cloro, flúor, ftalato, BPA e subprodutos da desinfecção (SPDs) Os SPDs são produzidos quando o cloro usado para desinfetar a água reage com matérias orgânicas na água para formar centenas de toxinas mil vezes mais tóxicas do que o cloro original.[3]

É muito fácil ser vítima de marqueteiros espertos e achar que está bebendo algo saudável. É mais fácil ainda ficar confuso em relação à qualidade das bebidas quando não se presta atenção aos detalhes, como aconteceu com minha amiga Brenda.

Brenda tinha quase 60 anos e era muito ativa, mas estava uns quinze quilos acima do peso. Na época eu não sabia que ela tomava uma série de remédios para artrite, depressão, dor e falta de energia. Seu médico nunca havia lhe dado nenhuma orientação sobre nutrição, mas ela achava que sua alimentação era bastante saudável.

Ela escolhia sozinha o que devia beber. Como trabalhava ao ar livre em pleno verão, precisava ingerir bastante líquido. Um dia ela estava tomando uma bebida energética, pois achava que lhe daria mais energia. No entanto, aquela bebida não continha nenhum ingrediente particularmente "bebível", tinha: um retardador de chama patenteado chamado óleo vegetal bromado, adoçantes artificiais, corantes artificiais e muito xarope de milho com alto teor de frutose.

Não consegui me conter, o médico em mim falou mais alto. Mostrei a ela a lista de ingredientes — que incluía glicose, frutose, ésteres de glicerol de resina de madeira, sucralose e acessulfamo potássico[4] — e expliquei que a bebida que ela achava ser saudável era parecida com refrigerante, porém pior, pois estimulava o organismo a querer mais alimentos doces. Acho que Brenda não é a única, e que milhões de pessoas também estão confusas.

Por sorte, ela me ouviu e começou a beber água filtrada estruturada. Depois de poucos meses, apenas com essa mudança, Brenda emagreceu cerca de quinze quilos, adquiriu mais energia e abandonou quase a metade dos medicamentos que tomava.

Lembre-se de que a única mudança que ela fez foi trocar o tipo de líquido que tomava.

Venenos na Garrafa

Antes de pegar um refrigerante, *diet* ou não, uma bebida energética ou uma água aromatizada, verifique alguns dos ingredientes que está prestes a ingerir. Os mais problemáticos são os adoçantes artificiais. Analise o aspartame, vendido com os nomes comerciais de NutraSweet e Equal. A Coca-cola *diet*, que geralmente combina aspartame e cafeína, é uma bebida muito viciante. Esses dois agentes geram uma combinação única de excitotoxinas que podem matar alguns dos seus neurônios. Entretanto, antes disso, elas produzem uma espécie de euforia. Esse é o plano perfeito para fazer com que você volte ao supermercado e compre outro refrigerante. Talvez um tamanho família — afinal, ele tem zero calorias, não importa a quantidade que você beba.

Mas não tão depressa. Você está caindo em uma armadilha.

O aspartame provoca acúmulo de formaldeído nos tecidos[5] e causa vários problema de saúde graves, como:

- Dores de cabeça
- Distúrbios visuais
- Enxaquecas
- Doenças autoimunes, como esclerose múltipla
- Convulsões
- Problemas cognitivos
- Cansaço
- Sintomas semelhantes aos de Parkinson
- Sintomas semelhantes aos do distúrbio de déficit de atenção

A indústria alimentícia alega que o aspartame é seguro. Porém, se você der uma olhada nos estudos que corroboram a segurança do aspartame, verá que 90% deles foram financiados pela indústria de alimentos e bebidas. Os estudos independentes sobre o aspartame contam uma história bem diferente: 90% deles encontraram graves problemas relacionados a essa substância.

A maioria das pessoas bebe refrigerantes *diet* para não engordar. Porém, um estudo de 2014 publicado no *American Journal of Clinical Nutrition* analisou os registros nutricionais de seus participantes por dez anos. Esse estudo revelou que as pessoas gordas e obesas bebiam uma quantidade significativamente maior de bebidas que levavam adoçantes artificiais do que as que tinham um peso saudável. Revelou também que as pessoas gordas e obesas que tomavam essas bebidas *diet* com regularidade consumiam muito mais calorias provenientes de alimentos do que as gordas e obesas que tomavam bebidas adoçadas com açúcar. Conclusão: beber refrigerante *diet* produz ganho, e não perda, de peso.[6]

O aspartame é apenas um dos aditivos tóxicos incorporados às bebidas que forram um número cada vez maior de prateleiras dos supermercados. (Escrevi um livro inteiro sobre os perigos dos adoçantes artificiais, intitulado *Sweet Deception*.) Aqui estão alguns dos outros ingredientes que devem ser evitados:

- **Propilenoglicol.** Esse líquido levemente viscoso e hidrossolúvel é usado como base de vários óleos em alimentos industrializados, fragrâncias, líquidos anticongelantes/refrigerantes e produtos farmacêuticos. Embora o FDA americano tenha classificado o propilenoglicol como "geralmente reconhecido como seguro" como aditivo de produtos alimentícios,[8] a exposição a essa substância pode causar mutações celulares e lesões cutâneas, hepáticas e renais, se ingerida em quantidades suficientemente grandes.[9] O Environmental Working Group (EWG), organização norte-americana dedicada à proteção da saúde humana e do meio ambiente, classifica o perigo associado ao propilenoglicol como de baixo a moderado.[10]
- **Sucralose.** Anteriormente classificado como "seguro" pelo Center for Science in the Public Interest [Centro de Ciência no Interesse

Público] dos Estados Unidos, esse adoçante artificial, em geral conhecido como Splenda, foi rebaixado para a categoria "cautela" depois de um estudo realizado em 2013 com animais o associar com maior risco de desenvolvimento de anemia.[11] Em estudos clínicos e *blogs* sobre problemas de saúde relacionados ao Splenda, a sucralose também foi apontada como causa de dificuldades respiratórias, enxaquecas, problemas gastrintestinais, palpitações cardíacas e ganho de peso. A lista de problemas relatados aumenta a cada dia.[12]

- **Acessulfamo potássico.** Esse adoçante artificial contém cloreto de metileno, associado com tumores renais, dores de cabeça, depressão, náusea, confusão mental, efeitos hepáticos e distúrbios visuais, bem como com câncer, em seres humanos.[13]
- **Corantes alimentícios.** Esses agentes corantes foram relacionados com diversos problemas de saúde, como reações alérgicas, hiperatividade, QI infantil mais baixo e vários tipos de câncer.[14]
- **Polissorbato 60.** Esse agente emulsificante etoxilado está na categoria "preocupação de saúde baixa a moderada" pelo Environmental Working Group. Ele pode ser contaminado com óxido de etileno e 1,4 dioxano, dois poluentes industriais carcinogênicos.[15]
- **Óleo vegetal bromado.** Outro agente emulsificante, o óleo vegetal bromado foi banido de mais de cem países, mas nos Estados Unidos é adicionado a cerca de 15% de todos os refrigerantes no intuito de evitar que o aromatizante se separe e flutue na supérfície.[16] Esse óleo vegetal, em geral derivado de milho ou soja, está ligado com o elemento bromo e foi patenteado inicialmente como retardador de chamas. O bromo é um interferente endócrino comum.[17]

Estou convencido de que a melhor coisa que alguém pode fazer pela própria saúde é parar de tomar refrigerantes, energéticos e águas adoçadas e aromatizadas artificialmente e passar a tomar água pura.

Como abandonar o hábito de tomar refrigerante?

Se você acha que será difícil deixar de tomar refrigerante, aqui estão algumas dicas de como fazer isso. Conhecimento é poder: o fato de saber que, além de encherem o seu corpo de açúcar (ou adoçante artificial, tão ou mais perigoso), os refrigerantes promovem desidratação e reduzem a sua ingestão de água saudável, poderá ajudá-lo a abandonar esse vício.

Como fazer?

Uma das melhores maneiras de fazer essa transição é comprar um aparelho de gaseificação de uso doméstico, como o Soda Stream, que fornece uma bebida pura, filtrada e gaseificada que pode ser engarrafada em casa. Muita gente sente falta da sensação borbulhante dos refrigerantes, e a água gaseificada pode amenizar essa falta. Pode-se acrescentar limão ou pepino para dar sabor.

Se você bebe pelo menos três latas de refrigerantes por dia, poderá ter cefaleia de abstinência, pois quase todos os refrigerantes contêm cafeína. A melhor maneira de saber em que ritmo você deve diminuir a ingestão de refrigerante é ouvindo o seu corpo.

Reduza sua ingestão para zero de maneira gradual, ao longo de algumas semanas, diminuindo um pouquinho todos os dias até parar. Tente reduzir de 5 a 10% por dia. Desse modo, se você bebe seis latas de 360 ml (2,160 litros) por dia, pode reduzir de 90 a 210 ml por dia. Nesse ritmo, você deixará de beber refrigerante em um prazo de 10 a 20 dias. Lembre-se de que essa é apenas uma faixa. Pode ser que você precise ir mais devagar, se tiver dores de cabeça.

Se você não conseguir diminuir a ingestão de refrigerante desse jeito, poderá tentar uma psicoterapia altamente energética denominada "Turbo Tapping". Trata-se de uma versão da Técnica de Liberação Emocional (Emotional Freedom Technique — EFT), que ajudou muita gente a abandonar esse hábito pernicioso. Consulte o Princípio de Cura 9 para ver as instruções básicas desse método simples, porém eficiente.

Outras bebidas que devem ser eliminadas

Se você está procurando uma água mais saudável nas prateleiras do supermercado, deve estar confuso com todas as opções e alegações de cada empresa engarrafadora. Aqui está uma relação dos maiores agressores.

Água mineral

Se você acha que as garrafas de água contêm água pura, não tenha tanta certeza assim: um teste independente realizado pelo Environmental Working Group identificou 38 contaminantes de baixo grau nas garrafas de água. Cada uma das dez marcas analisadas continha uma média de oito substâncias químicas: foram detectados subprodutos de desinfecção (SPDs), cafeína, Tylenol, nitrato, substâncias químicas industriais, arsênico e bactérias.[18]

Outro motivo de preocupação é a própria garrafa. A maioria das garrafas plásticas contém ftalatos e bisfenol A (BPA), que imita o efeito dos hormônios no organismo.[19] Recomendo que sempre que possível você beba água envasada em garrafas de vidro.

Águas funcionais

O mercado foi inundado de "águas funcionais", (supostamente) enriquecidas com tudo o que se possa imaginar, de vitaminas e sais minerais a eletrólitos, oxigênio, fibra e até mesmo proteína. Os corredores de bebida dos supermercados têm um verdadeiro mar de opções — bebidas energéticas, chás saudáveis, bebidas de chia, sucos, águas vitaminadas e isotônicos de todas as cores e sabores.

Mas, se você der uma olhada nos rótulos, descobrirá que os fabricantes estão "batizando" as bebidas com uma série de ingredientes nocivos, como xarope de milho com alto teor de frutose, aspartame e muitas outras substâncias capazes de causar um grande estrago ao seu organismo — algumas das quais são bastante perigosas. Se você não está habituado a ler o rótulo dos produtos, está na hora de começar, para que não caia nessas inteligentes manobras de marketing. Rótulos chamativos, cores bonitas e aromas sedutores são incrivelmente atraentes, *sobretudo para as crianças*.

Energéticos

Como eu disse na história de Brenda, as bebidas energéticas são um desastre em termos nutricionais. Pouquíssimas pessoas se beneficiam desse tipo de reposição hídrica. Uma alternativa saudável aos energéticos consiste em adicionar uma pequena quantidade de sal natural não processado, como sal do Himalaia, à água que você bebe. Em geral basta uma pitada ou um quarto de colher de chá por litro. Ao contrário do sal processado, o sal natural contém muitos sais minerais e oligoelementos de que o corpo precisa para desempenhar bem suas funções.

Se você precisar repor líquido porque suou muito, água de coco (rica em minerais naturais) e fruta fresca, não suco de frutas, são opções muito melhores. Mas apenas no caso de exercícios de resistência ou em ambientes em que a sua quantidade de suor é superior a um litro de água. Em geral, um litro de água pesa um quilo, portanto você pode determinar com facilidade se precisa de reposição de líquido pesando-se antes e depois de se exercitar.

Água da torneira

É provável que você acredite que a água da torneira é uma fonte segura e saudável de água. Nos Estados Unidos, pelo menos, a água da torneira é praticamente isenta de patógenos e não provoca diarreia infecciosa, como acontece em muitos outros países. Porém, apesar de ser muito melhor que qualquer tipo de refrigerante, a água da torneira também está repleta de um grande número de ingredientes tóxicos que podem causar problemas de saúde.

Subprodutos da desinfecção (SPDs)

Cloro ou cloraminas são adicionados à maior parte da rede pública de abastecimento de água, mas essas substâncias interagem com a matéria orgânica presente na água e forma mais de seiscentos subprodutos da desinfecção. Entre essas toxinas orgânicas cloradas estão quatro compostos primários em geral chamados de trihalometanos,[20] que, repito, são no mínimo mil vezes mais tóxicos que o cloro. Na verdade, os trihalometanos *não* têm nível de segurança,[21] o que explica por que os subprodutos da desinfecção, associados com problemas hepáticos, renais e nervosos, provavelmente são as piores toxinas da maior parte da água de torneira nos Estados Unidos.[22]

Flúor

Durante muitas décadas, disseram-nos que o flúor era essencial para a saúde dos dentes. Estamos descobrindo que isso não é verdade. De fato, em 2014 os pesquisadores da Faculdade de Medicina de Harvard adicionaram o flúor à lista das principais substâncias químicas tóxicas que têm efeito sobre o desenvolvimento do cérebro.[23]

Talvez você se surpreenda ao saber que o flúor adicionado aos nossos suprimentos de água, na verdade, é ácido hidrofluorossilícico (H2SiF6) — um produto residual perigoso dos sistemas de depuração por via úmida da indústria de fertilizantes. O flúor é a única droga que é forçada como medicamento de massa à população sem controle de dose. Além disso, 99% de todo o flúor nunca chega aos dentes. Ele vai literalmente para o ralo (através da lava-louça, das pias e da banheira) e para o meio ambiente.

Mesmo que uma quantidade tão pequena de flúor chegue à nossa boca, o Centro de Controle de Doenças (CDC) dos Estados Unidos admitiu que, devido ao excesso de flúor nos alimentos e na água, 41% dos adolescentes norte-americanos atualmente têm fluorose, quadro causado por ingestão excessiva de flúor.[24]

Os Estados Unidos estão muito atrasados no que se refere à fluoretação. Na Europa ocidental, 97% da população bebe água não fluoretada.[25] De acordo com dados obtidos pela Organização Mundial da Saúde e da Fluoride Action Network, organização dedicada ao combate a fluoretação, não existe diferença discernível em relação à cárie dentária entre os países desenvolvidos que fluoretam a água e os que não fluoretam.[26]

Na América do Norte a fluoretação da água tem estado cada vez mais sob escrutínio; desde 2010, mais de noventa comunidades americanas e canadenses votaram pelo fim da fluoretação da água.[27] Esse é um assunto que tem suscitado discussões acaloradas à medida que um número maior de pessoas começa a exigir uma água que não as deixe expostas a esses resíduos industriais altamente tóxicos.

Muita gente pressupõe que a questão do consumo de flúor diz respeito apenas à saúde dentária. Porém, mais de trinta estudos realizados com seres humanos e cem estudos realizados com animais mostraram que a toxicidade do flúor pode causar uma grande variedade de problemas de saúde, como:

- Maior absorção de chumbo[28]
- QI mais baixo em crianças[29]
- Hiperatividade e/ou letargia[30]
- Distúrbios musculares[31]
- Problemas gastrintestinais[32]
- Artrite[33]
- Demência[34]
- Deformações e fraturas ósseas[35]
- Doença da tireoide e menor função tireoidiana[36]
- Câncer ósseo (osteossarcoma)[37]
- Inativação de 62 enzimas e inibição de mais de 100[38]
- Inibição da formação de anticorpos[39]
- Dano genético e morte celular[40]
- Maior taxa de tumor e câncer[41]
- Comprometimento do sistema imunológico[42]
- Intolerância à glicose[43]
- Danos aos espermatozoides e maior infertilidade[44]
- Aumento de risco de doenças cardiovasculares[45]
- Grave fluorose do esmalte dentário, perda e corrosão do esmalte e retardo de erupção dentária em crianças[46]

Se decidir usar flúor, então faça aplicação tópica e preste atenção aos avisos relacionados no rótulo de controle de substâncias tóxicas — bem como nos tubos de creme dental — e não engula o flúor![47]

Junte-se à luta para eliminar o flúor da água

A fluoretação da água é uma forma de medicação em massa que nega a você o direito de dar o seu consentimento livre e esclarecido. É difícil remover o flúor adicionado à água potável – pouquíssimos filtros de água reduzem de maneira significativa seus níveis. A única maneira de exercer o seu direito de não ingerir esse medicamento é impedir que ele seja adicionado à rede de abastecimento público de água.

Se quiser obter mais informações sobre esse assunto e participar dos esforços para impedir a adição de flúor à água de abastecimento público, junte-se ao Fluoride Action Network em fluoridealert.org.

Alumínio

Talvez você tenha ouvido dizer que o alumínio aumenta o risco do desenvolvimento da doença de Alzheimer. Mas você sabia que o alumínio encontrado na água de abastecimento público também pode causar vários outros problemas de saúde, como hiperatividade, dificuldade de aprendizado, doença gastrintestinal, problemas de pele, mal de Parkinson e doença hepática?[48]

Arsênico

Arsênico é um elemento tóxico e altamente carcinogênico associado com maior risco de desenvolvimento de vários tipos de câncer.[49]

O Natural Resources Defense Council [Conselho de Defesa dos Recursos Naturais dos Estados Unidos] estima que 56 milhões de norte-americanos que moram em 25 estados bebem água com níveis não seguros de arsênico. Para obter mais informações, visite o site do Geological Survey [Departamento de Estudos Geológicos] em <http://water.usgs.gov/nawqa/trace/arsenic>. O site contém mapas que mostram os locais e em que proporções o arsênico ocorre de maneira natural no lençol de água de todo o país. O arsênico não é facilmente removido pela maioria dos filtros de carvão, mas pode ser removido por filtros de osmose reversa e destilação.

Medicamentos de venda livre e de venda controlada

Os medicamentos indesejados ou com prazo de validade vencido jogados no lixo ou no vaso sanitário podem acabar na rede pública de água. Essa prática tem várias possíveis consequências:

- Medicamentos de uso exclusivamente externo podem ser ingeridos, ou vice-versa. Você fica exposto aos contaminantes presentes na água quando toma banho de chuveiro ou de banheira.
- Algumas pessoas são alérgicas aos medicamentos encontrados na água de abastecimento.
- Gestantes são expostas a medicamentos que podem ter efeitos nocivos sobre o feto.

Resíduos industriais

Além disso, fertilizantes e pesticidas usados na agricultura também são levados para os reservatórios hídricos por meio do escoamento da água da chuva. As substâncias químicas usadas na controversa prática de fraturamento hidráulico — empregada na extração de gás natural no subsolo — também podem chegar à água da torneira.

Sistemas de filtragem de água

A fim de obter água praticamente livre de toxinas, a melhor opção é investir em um sistema de filtragem de água. Existem diversos tipos. Vamos analisá-los e pesar os prós e os contras de cada um.

Filtro de osmose reversa

O filtro de osmose reversa (OR) remove o cloro e os contaminantes orgânicos e inorgânicos da água. Remove também cerca de 80% do flúor e a maior parte dos subprodutos da desinfecção. Mas, repito, a melhor maneira de ter água sem flúor é não colocá-lo na água, portanto junte-se à Fluoride Action Network em fluoridealert.org, organização que está tentando acabar com a fluoretação da água de abastecimento público.

Assim como a destilação, a filtragem por OR cria uma água bastante ácida. E, também como a destilação, remove os minerais da água.

A principal desvantagem da OR é o custo de instalação. Em geral é necessário um encanador. Mas alguns aparelhos de osmose reversa dispensam o encanador, o que reduz o custo.

Outra grande desvantagem é que o processo de filtragem por OR é relativamente lento: a menos que você tenha uma bomba para ajudar a impelir a água pela membrana de modo mais rápido, leva alguns minutos para encher um copo de água. Os sistemas de OR também podem ser um pouco ineficientes. Muitos modelos requerem vinte litros de água para produzir quatro litros de água filtrada.

A limpeza pode se tornar outro problema. Em geral, os aparelhos usam tanques de armazenamento com capacidade para de quatro a vinte litros de água. Esses tanques têm de ser limpos periodicamente para evitar contaminação por bolor. Mas foram lançados alguns aparelhos de OR no mercado que não requerem tanques de armazenamento. Nesse caso, a água pode ser armazenada diretamente em um recipiente de vidro, que pode ser limpo com regularidade e maior facilidade.

Destiladores de água

A água destilada é muito pura e livre de contaminantes. Mas, assim como a água purificada por osmose reversa, perde quase todos os seus minerais benéficos. Como a água não gosta desse desequilíbrio, ela procura repor os minerais perdidos com os minerais do organismo, o que pode causar deficiência de minerais. Essa também é uma água ácida que perde ainda mais estrutura benéfica que a água de osmose reversa. No entanto, você pode compensar essa perda com uma pitada de sal do Himalaia, que contém quantidades mínimas de muitos minerais de forma natural.

Filtros de carvão

Os filtros de carvão granular e carvão em bloco são os tipos de filtro de bancada mais comuns. A Agência de Proteção Ambiental dos Estados Unidos (EPA) reconhece o carvão ativado granular como a melhor tecnologia disponível para remoção de substâncias químicas orgânicas, como herbicidas e pesticidas, e de substâncias químicas industriais.

Os aparelhos de carvão granular são muito mais fáceis de usar do que os aparelhos de osmose reversa com tanques de armazenamento. Mas não filtram tão bem a água, e a maioria remove uma quantidade muito pequena de flúor.

Os filtros centrais que filtram toda a água da casa são muito maiores do que os modelos de bancada: eles têm cerca de um quarto do tamanho de um aquecedor de água comum – quanto maior o filtro, mais toxinas ele remove.

Esses filtros em geral são instalados perto da caixa-d'água. Os pré-filtros são baratos e precisam ser trocados mais ou menos uma vez por mês, de acordo com a qualidade da água da região. O filtro principal dura cinco anos ou mais, dependendo do uso. Embora essa seja uma opção mais cara, combinada com um aparelho de reestruturação de água, fornecerá uma água muito saudável.

A fim de obter a água de melhor qualidade possível em casa, use um filtro central de carvão e um filtro de osmose reversa na pia da cozinha para beber e cozinhar. Não é exatamente barato ou fácil, admito, mas é excelente para a saúde, como mostra a história de Brenda.

Filtro para chuveiro

Durante o banho de chuveiro, a água entra em contato com a sua pele e também com seus pulmões, quando você inspira o vapor. Se estiver contaminada, essa água poderá causar danos muito maiores do que se for ingerida.[50] Filtros para chuveiro são muito mais baratos do que muitos filtros de água potável. Uma alternativa é um filtro central para a casa toda, que tem o benefício extra de remover os contaminantes da água usada para escovar os dentes, tomar banho, beber e cozinhar.

Um filtro de chuveiro reduzirá de maneira significativa a sua exposição às substâncias químicas. Ele poupará o seu corpo de várias maneiras pelo resto da vida. O seu corpo não terá de se desintoxicar dessas substâncias químicas, seus hormônios não serão desregulados e o seu risco de desenvolver doenças causadas por fatores ambientais será muito menor.

Tempo Gasto, Tempo Poupado

O ideal seria instalar um filtro de água central, para toda a casa. Entretanto, se não for possível, a instalação de um filtro de água para o chuveiro levará cerca de três horas – uma hora para escolher o modelo, uma hora para ir até a loja comprar o filtro (ou menos se você comprar pela internet) e uma hora para instalá-lo (ou menos se você contratar o serviço de um profissional). Como o filtro deve ser trocado depois de alguns meses de uso, acrescente mais duas horas por ano. Essas três horas gastas agora (e as outras duas horas por ano) irão poupá-lo de inalar e absorver todo tipo de contaminante. Ao reduzir de maneira significativa sua exposição às substâncias químicas, estará protegendo seu corpo de diversas maneiras – e quando levar em conta os compostos aos quais não será exposto pelo resto da vida, a quantidade é bastante significativa. Repetindo, seu corpo não terá de se desintoxicar dessas substâncias químicas, seus hormônios não serão desregulados, e o seu risco de desenvolver doenças desencadeadas por fatores ambientais será muito menor.

Tipo de Filtro	Custo
Filtro de carvão para bancada	$ 36.99 – $ 499,00
Filtro central de carvão	$ 179.95 – $ 2.039,00
Filtro de osmose reversa	$ 76.47 – $ 998,00
Destilador	$ 99.00 – $ 3.141,60
Filtro de carvão para chuveiro	$ 14.08 – $ 197,99

Bebidas saudáveis

Adicione sabor à sua água

Se você não gosta do gosto da sua água, aqui estão algumas maneiras de acrescentar sabor e também obter benefícios para a saúde:

- Para um toque refrescante, coloque fatias de limão, fatias de pepino ou até mesmo gengibre descascado na água.
- Experimente colocar uma ou duas gotas de essência natural de menta ou algumas folhas frescas de hortelã maceradas.
- Use essência integral de chá de ervas e adoce a sua bebida com um adoçante natural seguro, como Stevia ou Lo Han.
- Analise a possibilidade de comprar um aparelho de gaseificar bebidas em casa.

Suco de vegetais

Se quiser uma bebida bastante refrescante e rica em vitaminas, prepare um suco verde com hortaliças orgânicas. Não coloque nenhuma fruta, exceto limão, tahiti ou siciliano, pois as frutas contêm açúcar. (Para mais informações sobre o preparo de sucos veja o Princípio de Cura 2.)

Chá e café

Para muita gente chá é a melhor opção, mas café também pode ser uma opção saudável. Meus chás preferidos são de tulsi ou tulasi (também conhecido como manjericão sagrado (*Ocimum sanctum*) e de hibisco, adoçados com um pouco de estévia. Mas certifique-se de que sejam orgânicos. Use água pura filtrada para preparar o chá. Se precisar de um adoçante, use Stevia ou Lo han, em vez de açúcar. Falarei mais sobre esses adoçantes no Princípio de Cura 9.

| CURA AVANÇADA SEM ESFORÇO|

Água estruturada

Eu deixei o melhor para o fim, pois vou falar sobre algo fascinante que pode melhorar a sua saúde. Estou falando da água estruturada ou, como alguns chamam, água viva.

A água estruturada é fisicamente diferente da água que costumamos beber: ela tem uma estrutura química diferente. Não é H_2O, mas H_3O_2. É o tipo de água que ocorre dentro das nossas células; ela ocorre também em muitas nascentes nas montanhas. Essa água tem carga negativa e pode reter energia, de uma forma muito parecida como uma bateria, e também fornecer energia. Pesquisadores acreditam que ela pode fornecer a energia para a eletronegatividade das nossas células, deixando-as aptas para desempenhar todas as suas funções biológicas.

Para se ter uma ideia desse mecanismo, pense em como água da chuva pode afetar a grama. Se você já teve um gramado, sabe que a água da chuva é melhor do que a água da torneira usada para regar a grama. Isso está relacionado, em grande parte, ao fato de a água da chuva ser estruturada, e a água da torneira não.

Quando eu estava escrevendo este livro, entrevistei o dr. Gerald Pollack, uma autoridade internacional no campo de pesquisas hídricas. Professor de bioengenharia na Universidade de Washington, ele aumentou os nossos conhecimentos sobre a estrutura física da água e a sua importância para a saúde humana. O dr. Pollack me explicou que as moléculas da água estruturada são organizadas de maneira mais coesa que as moléculas da água comum — imagine uma mala com roupas jogadas dentro dela e uma mala com roupas cuidadosamente dobradas e arrumadas; a mala organizada é mais compacta e mais densa: não é preciso sentar sobre ela para fechá-la, como seria necessário com uma mala desorganizada. Pollack acredita que esse caráter compacto torna a estrutura da água mais adequada para penetrar em nossas células — ela consegue passar por orifícios menores, que uma molécula maior de água comum não consegue — e hidratar mais que a água comum.[51]

Você deve beber água estruturada?

A melhor maneira de responder a essa pergunta é com o auxílio do mundo vegetal. Quando nós do Mercola.com usamos água estruturada para regar as plantas nos nossos escritórios, observamos de modo sistemático um aumento de 30 a 40% na colheita do que com água filtrada comum. Podemos ter muitas teorias sobre como ou por que alguma coisa funciona, mas é muito bom ter um sistema biológico para nos ajudar a responder a pergunta de maneira mais conclusiva.

De acordo com a ciência cuidadosamente detalhada nos dois livros do dr. Pollock, a água estruturada é o tipo de água que muitos de nossos ancestrais bebiam. Seus benefícios são claramente corroborados, sem quase nenhum ponto negativo. Portanto, é razoável concluir que seria prudente consumir água estruturada com regularidade.

Como adicionar estrutura à sua água

Se você está fascinado com a ideia de beber água estruturada, aqui estão quatro maneiras de encontrá-la ou criá-la:

Vegetais crus ou na forma de suco. Frutas e hortaliças frescas são ricas em água estruturada, mas tendem a perdê-la se forem cozidas ou aquecidas. Portanto, coma muitas frutas e hortaliças, ou faça suco com elas.

Água mineral. Água extraída de fontes profundas, como a água mineral, é outra boa fonte de água estruturada. Quanto mais profunda a fonte, melhor, pois é a pressão que estrutura a água. Os minerais presentes na água também ajudam a formar a estrutura.

Água fria. Resfriar a água até cerca de 4 graus Celsius parece conferir alguma estrutura à água, embora as moléculas não fiquem tão compactas — e, portanto, tão usáveis pelas nossas células — como as da água mineral ou da água submetida a um agitador mecânico. Ainda melhor: beba água mineral resfriada.

Água submetida a um agitador mecânico. Esse conceito baseou-se nas observações de Viktor Schauberger, um naturalista austríaco do século XIX. Ele descobriu que o movimento circular de vórtices adiciona estrutura e oxigênio à água. Imagine ondas que se dobram sobre si mesmas, o fluxo de rios e riachos com seus torvelinhos. O movimento de redemoinho da água também é um importante meio de purificação.

Outros especialistas atualmente acreditam que esse movimento dê às moléculas de água uma estrutura mais compacta e mais ordenada. Talvez seja por isso que é tão revitalizante nadar em águas correntes, como do oceano e de riachos. Você pode comprar um agitador mecânico para transformar sua água filtrada em H_3O_2 estruturada. Eu tenho um em casa.

Creio que os benefícios da água estruturada se tornarão tão populares quanto os da exposição regular à luz solar visando à produção de vitamina D.

Plano de ação

1. *Pare de tomar refrigerantes (inclusive diet), bebidas energéticas e água aromatizada e substitua tudo isso por água límpida e pura.*

2. *Invista em um sistema de filtragem de alta qualidade, para ter uma fonte de água limpa mais eficaz em termos de custos. Se você só puder comprar um filtro de água, prefira um filtro de chuveiro ou um filtro central (que também filtrará a água do chuveiro). Se puder comprar dois, opte por um filtro central e um filtro de osmose reversa para a pia da cozinha, no intuito de remover a maior parte do flúor da água que você usa para beber e cozinhar.*

3. *Se precisar de variedade na sua hidratação, escolha chá e café orgânicos, sucos frescos de vegetais crus e água de coco fresquinha.*

4. *A fim de obter ainda benefícios para a saúde com a água, tente conseguir água estruturada. Uma maneira fácil: beba bastante água mineral resfriada!*

SAUDÁVEL	PREJUDICIAL
✓ Água mineral	✗ Refrigerante
✓ Água de banho filtrada	✗ Refrigerante *diet*
✓ Água mineral resfriada	✗ Bebidas energéticas
✓ Chá e café orgânicos	✗ Suco de fruta
✓ Água gaseificada	✗ Bebidas adoçadas (*iced tea*, soda limonada etc.)
✓ Suco fresco de vegetais crus	
✓ Água de coco fresca	
✓ Água submetida a um agitador mecânicos	

Princípio de Cura 2

Coma hortaliças
(Quatro maneiras de comer mais hortaliças)

Resumo

- O principal objetivo do plano alimentar de Cura sem Esforço é normalizar os níveis de insulina e leptina, para que o organismo possa voltar a queimar gordura como combustível primário.
- Aumentando de maneira significativa a quantidade de hortaliças e gorduras saudáveis na sua alimentação, você deixará de fora os alimentos, açúcares e cereais processados que contribuem para o desenvolvimento de resistência à insulina e à leptina.
- A relação entre sal e potássio é importante para a saúde do coração.
- Recomendo vegetais orgânicos e/ou produzidos localmente: crus, em forma de suco, fermentados e germinados.

Oprocesso de curar praticamente todas as doenças graves, como câncer, diabetes e doença cardíaca, tem a mesma abordagem básica: otimizar a alimentação no intuito de melhorar a sensibilidade à insulina e à leptina. Essa tática simples promoverá a melhora de quase todas as doenças.

Mesmo que você seja sadio, se fizer uma alimentação que ajude a aumentar a receptividade do seu organismo à insulina e à leptina, irá melhorar os sintomas desagradáveis de prisão de ventre, fadiga, insônia, alergias e comprometimento do sistema imunológico.

A *melhor* estratégia para ter mais saúde é escolher alimentos da mais alta qualidade. Escolha alimentos integrais, orgânicos e de produção local, sobretudo verduras e legumes e gorduras de excelente qualidade. (Para mais detalhes, veja abaixo a minha versão da pirâmide alimentar.)

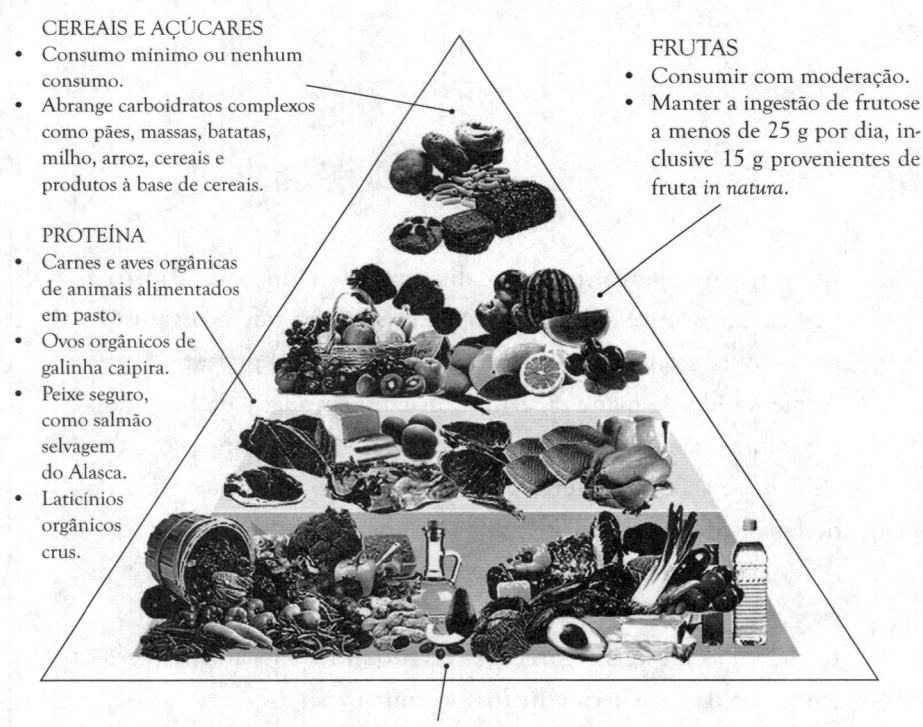

CEREAIS E AÇÚCARES
- Consumo mínimo ou nenhum consumo.
- Abrange carboidratos complexos como pães, massas, batatas, milho, arroz, cereais e produtos à base de cereais.

PROTEÍNA
- Carnes e aves orgânicas de animais alimentados em pasto.
- Ovos orgânicos de galinha caipira.
- Peixe seguro, como salmão selvagem do Alasca.
- Laticínios orgânicos crus.

FRUTAS
- Consumir com moderação.
- Manter a ingestão de frutose a menos de 25 g por dia, inclusive 15 g provenientes de fruta *in natura*.

HORTALIÇAS E GORDURAS SAUDÁVEIS
- As gorduras saudáveis são provenientes do coco, abacate, azeite, manteiga e castanhas cruas.
- Verduras e legumes orgânicos crus.

Você vai notar que está faltando grande parte dos alimentos que compõem a base da alimentação tradicional: açúcar, cereais e carboidratos provenientes de amidos, como pães, massas, batatas, milho e arroz. Já posso até ouvir as alegações. Não vai ser fácil mudar a minha alimentação dessa maneira. À primeira vista poderá parecer muito difícil, principalmente se você estiver acostumado a comer macarrão, sanduíche, *pizza* e batata frita. Mas veja o sucesso alcançado por Anna, uma de minhas leitoras.

Anna tinha menos de 40 anos e estava com vários problemas misteriosos de saúde, como arritmia cardíaca, problemas digestivos, uma estranha erupção cutânea no rosto, sudorese noturna, cólicas menstruais, cefaleia sinusal e insônia. Esses sintomas pioraram ainda mais quando ela teve trigêmeos. O médico lhe receitou alguns suplementos, mas eles não produziram nenhum alívio.

Quando Anna decidiu cortar os cereais e comer principalmente hortaliças e gorduras de boa qualidade, todos os seus problemas desapareceram — mesmo tendo de cuidar de três bebês. Além disso, ela emagreceu (reduzindo vários números do manequim), adquiriu massa muscular, ganhou muito mais energia e passou a dormir muito bem. Quando o marido perguntou se ela sentia falta de *pizza*, Anna enumerou os benefícios obtidos, dizendo que não, ela não sentia falta de distensão abdominal, gordura abdominal e uma lista infindável de sintomas.

Não é preciso dar duro nem suar bicas para cuidar bem de si mesmo. Vejo isso mais como uma espécie de mimo. Tomar a decisão de assumir o controle da própria saúde pode levar milissegundos; colocar em prática essa decisão demora um pouco mais, porém o tempo e o esforço não são necessariamente inseparáveis. Quando você escolhe alimentos que ajudam o seu corpo a desempenhar suas funções da maneira para a qual ele foi projetado para fazer, você é recompensado com um nível de vitalidade que requer pouco ou nenhum esforço para manter, sobretudo em comparação com o tempo e a energia que você tinha de despender com seus sintomas problemáticos.

Falarei mais sobre por que, como — e por quanto tempo — você deve eliminar os cereais de sua alimentação em outros capítulos. Agora quero me concentrar nos tipos de alimento que você vai precisar comer mais: hortaliças.

Por que hortaliças?

As hortaliças são o grupo de alimentos que deve ocupar a maior parte do seu prato. Para ser mais específico, hortaliças frescas, minimamente processadas e de alta qualidade, de preferência cultivadas localmente e orgânicas. Em sua maior parte, devem ser consumidas cruas.

É muito difícil ingerir uma quantidade muito grande de verduras, porque elas têm tanta fibra que não conseguimos comer demais, pois ficamos saciados. Como não são calóricas, deverão representar a maior porção do prato. Mas se você estiver contando calorias, o que eu não faço nem aconselho, elas deverão representar apenas de 10 a 25% do seu consumo total de calorias.

Quase todo mundo se beneficia do consumo generoso de hortaliças no que diz respeito a aumentar a quantidade de fibras, fitonutrientes vitais e, o mais importante, potássio, que se contrapõe ao sódio dos alimentos industrializados.

Relação entre potássio e sódio

Evidências recentes indicam que a ingestão adequada de potássio em relação ao sódio na alimentação é imprescindível para a saúde. Embora o sódio costume ser acusado de causar hipertensão, estamos começando a ver que a hipertensão não é causada apenas por um nível elevado de sódio, mas pela combinação de excesso de sódio e deficiência de potássio.[1]

O corpo precisa de potássio não apenas para ajudar a regular a pressão arterial, mas também para manter níveis adequados de pH nos líquidos corporais. O corpo humano requer muito mais potássio do que a maioria de nós obtém atualmente. Segundo um artigo publicado em 1985 no *New England Journal of Medicine*, intitulado "Nutrição paleolítica", nossos ancestrais ingeriam cerca de 11.000 mg de potássio por dia e 700 mg de sódio.[2] Isso equivale a quase 16 vezes mais potássio que de sódio.

Porém, na alimentação moderna o consumo diário de potássio é de cerca de 2.500 mg, e a ingestão de sódio é mais próxima de 4.000 mg. Será difícil alcançar uma relação de 16 por 1, mas será muito fácil consumir cinco vezes mais potássio do que de sódio se você substituir os alimentos industrializados por hortaliças. Como recompensa, reduzirá de modo extraordinário o seu risco de morrer de doença cardiovascular.

Um estudo realizado em 2011, nos Estados Unidos, sobre ingestão de sódio e potássio constatou que as pessoas que consumiam uma *quantidade excessiva de sódio e insuficiente de potássio* corriam maior risco de ter doença cardiovascular. O estudo, publicado na revista *Archives of Internal Medicine*,[3] constatou que aquelas que ingeriam muito sal e muito pouco potássio corriam o dobro do risco de morrer de infarto do que as que ingeriam quantidades equivalentes desses dois nutrientes.

Hortaliças frescas são excelentes fontes de potássio. Comendo mais hortaliças você reduzirá de modo natural a ingestão de sódio, ao eliminar os alimentos industrializados com alto teor de sal. Se a sua alimentação não fornece fontes suficientes de potássio, analise a possibilidade de tomar um suplemento.

Fontes Alimentares de Sódio	
Acelga	960 mg de potássio por xícara
Abacate	874 mg por xícara
Espinafre	838 mg por xícara
Cogumelos crimini	635 mg em 150 gramas
Brócolis	505 mg por xícara
Couve-de-bruxelas	494 mg por xícara
Salsão	344 mg por xícara
Alface romana	324 mg por 2 xícaras

Todas as hortaliças são iguais?

Lembre-se deste importante princípio: de modo geral as hortaliças são boas, mas não são todas iguais. Por exemplo: aumentar a ingestão de hortaliças com saladas é um bom começo, mas a alface americana tem pouquíssimo valor nutricional. As alfaces roxas e verde-escuras, assim como a alface romana e o espinafre, são opções muito mais nutritivas. Lembre-se: quanto mais verde ou mais escura, mais nutritiva será a hortaliça.

É importante também comer sobretudo hortaliças sem amido (coma espinafre e pepino, em vez de batatas), pois as hortaliças ricas em amido são convertidas em glicose no organismo, o que desencadeia a liberação de insulina. E não se esqueça de que seu principal objetivo é eliminar a resistência à insulina e à leptina a fim de ter saúde.

Além disso, é importante escolher hortaliças orgânicas. Tente encontrar hortaliças orgânicas cultivadas na sua região, em vez daquelas que vieram do outro lado do país ou foram importadas.

Hortaliças orgânicas são muito melhores do que as cultivadas pelos métodos convencionais. Mas se você não conseguir encontrar produtos orgânicos, qualquer hortaliça é melhor do que nenhuma hortaliça! Apenas tome muito cuidado com hortaliças não orgânicas: lave-as bastante e retire a casca e a semente quando possível, no intuito de minimizar a sua exposição a pesticidas.

Talvez você não saiba direito por que vale a pena investir em produtos orgânicos para a sua saúde. Os produtores de produtos orgânicos certificados pelo Departamento de Agricultura dos Estados Unidos (e muitos pequenos agricultores locais que não têm certificação) devem usar padrões diferenciados para o cultivo de hortaliças. Esses padrões abrangem o uso restrito de:

- Pesticidas
- Fertilizantes sintéticos
- Lodo de esgoto
- Organismos geneticamente modificados (OGMs)
- Radiação ionizante

De acordo com a Agência de Proteção Ambiental dos Estados Unidos (EPA), 60% dos herbicidas, 90% dos fungicidas e 30% dos inseticidas são carcinogênicos, e a maioria também tem efeitos nocivos sobre o sistema nervoso.

A fim de garantir que as hortaliças sejam frescas e de excelente qualidade, o ideal é comprá-las de um produtor orgânico local — e, melhor ainda, cultivá-las.

Se não conseguir encontrar hortaliças orgânicas, deixe-as de molho por 30 minutos em uma pia cheia de água com 120 a 240 ml de vinagre. Isso ajudará a remover parte dos pesticidas, mas certamente não todos, pois alguns, como o glifosato (Roundup), são integrados dentro das células da planta.

Quando armazenar produtos frescos, extraia o máximo de ar que puder do saco plástico e lacre-o. O produto deve ficar parecendo ter sido embalado a vácuo, pois as hortaliças liberam gás etileno depois de colhidas. O gás etileno acelera o amadurecimento, o envelhecimento e o apodrecimento dos alimentos.

A extração da maior quantidade possível de ar do saco plástico pode desacelerar esse processo. Eu seguro o saco contra o peito e passo o braço desde o fundo até o topo do saco. Algumas seladoras, como a FoodSaver, tem um acessório para criar vácuo em potes comuns.

Seguindo essa dica simples, você dobrará ou triplicará o tempo de estocagem das suas hortaliças.

Hortaliças mais saudáveis

Hortaliças Altamente Recomendáveis	
Abacate (na verdade, uma fruta)	Endívia
Abobrinha	Erva-doce
Acelga	Escarola
Alface: romana, roxa e verde-escura	Espinafre
Aspargo	Folhas de beterraba
Brócolis	Folhas de dente-de-leão
Cebola	Mostarda
Cebolinha	Pepino
Chicória	Pimentão vermelho, pimentão amarelo e pimenta
Couve	Rabanete
Couve chinesa (*bok choy*)	Repolho, verde e roxo
Couve-de-bruxelas	Salsão
Couve-flor	Salsinha
Couve-rábano	Tomate (também tecnicamente uma fruta)

Use com Parcimônia por Causa dos Níveis Elevados de Carboidrato	
Jicama	Abóbora de inverno
Abóbora	Beterraba
Berinjela	Cenoura
Hortaliças que Devem Ser Evitadas	
Batata	Milho (na verdade um grão, mas considerados por muitos uma hortaliça)

Segredos para Consumir Hortaliças

Há quatro maneiras de fazer com que comer hortaliças seja delicioso, recompensador e divertido:

- Cruas
- Como suco
- Fermentadas
- Germinadas

Hortaliças cruas

Se você fica desanimado só de pensar em preparar uma série de hortaliças, coragem — se comê-las cruas, só precisará lavá-las e cortá-las, sem sujar nenhuma panela nem se dar ao trabalho de cozinhá-las.

Por que é tão importante comer alimentos crus? Os alimentos contêm muitos micronutrientes importantes. O cozimento e o processamento podem destruir esses micronutrientes, alterando a sua forma e a sua composição química. Na verdade, a desnutrição — deficiência de nutrientes — causada por uma alimentação processada é uma das razões pelas quais muitas pessoas não conseguem emagrecer, pois faz com que elas comam demais. Se você está sempre com fome, é provável que não esteja ingerindo quantidades suficientes dos nutrientes de que o seu corpo precisa.

Alimentos cozidos em fogo alto também podem produzir subprodutos prejudiciais à saúde, como acrilamida (substância química cancerígena e potencialmente neurotóxica)[4] e caseína termolisada (proteína do leite com potencial carcinogênico associado com câncer de cólon).[5]

Em uma observação mais holística, para ter saúde você precisa também da "energia solar" viva encontrada apenas em alimentos crus. Quanto maior a quantidade de luz que um alimento é capaz de armazenar, mais nutritivo ele é.

Embora você possa — e deva — absorver a energia curativa do sol através da pele (veja o Princípio de Cura 5), também pode obtê-la por meio dos alimentos, sobretudo hortaliças orgânicas frescas, que armazenam essa energia na forma de biofótons.[6]

Bio o quê?

Biofótons são emissões de luz de baixíssima frequência, também conhecidas como "emissões ultrafracas de fótons". Todo organismo vivo — plantas, animais e seres humanos — emitem biofótons de suas células. Acredita-se que quanto maior o nível de energia emitido por uma célula, maior a sua vitalidade.

Acredita-se também que o cozimento enfraqueça de maneira expressiva os biofótons dos alimentos, além de diminuir o potencial de transferência dessa energia para quem os consome.

É provável que você já tenha ouvido falar em crudivorismo, ou dieta crudívora, em que nenhum alimento é aquecido acima de 48 graus Celsius a fim de que não perca seus nutrientes. Embora algumas circunstâncias possam merecer essa grande mudança nos hábitos alimentares, há uma maneira mais simples de consumir mais biofótons: comendo mais hortaliças cruas.

O segredo é abastecer a gaveta da geladeira com produtos da melhor qualidade. Corte as hortaliças em porções individuais, para que possa pegar sempre que estiver com fome ou então levar com você e ter sempre à mão um lanche saudável.

Suco: mate dois coelhos com uma única cajadada

O consumo regular de suco de hortaliças feito na hora o ajudará a obter mais nutrientes e também a atingir a meta de uma alimentação composta por pelo menos 30% (e, no final, 50% ou mais) de alimentos crus. Além disso, é uma excelente fonte de água estruturada, da qual falei no Princípio de Cura 1.

Tomar suco é uma maneira simples e fácil de quase garantir a meta diária de hortaliças. Estou absolutamente convencido de que os benefícios dos sucos são muito importantes para uma vida repleta de energia e com muita saúde.

A primeira vez que fiquei entusiasmado com a ingestão de sucos foi quando tratei uma paciente na casa dos 70 anos de idade, mas que parecia ter quarenta e poucos. Ela atribuía sua aparência jovem, em grande parte, ao hábito de tomar sucos. Decidi tentar e, desde então, tomo suco com regularidade. Em geral bebo de meio a um litro de suco verde quase todos os dias.

Tempo Gasto, Tempo Poupado

Você gastará no máximo 20 minutos para lavar, cortar e acondicionar vários tipos de hortaliças cruas depois que chegar do supermercado. Dessa maneira você poupará tempo nos dias seguintes, pois não terá de fazer isso todas as vezes que precisar de um lanche ou de um acompanhamento. E ao pular a etapa de cozimento poupará mais tempo ainda – no mínimo 10 minutos de cozimento e mais alguns lavando panelas. Além disso, comendo hortaliças cruas em vez de cozidas extrairá muito mais nutrientes delas e terá saúde para toda a vida.

Benefícios dos sucos

Você vai querer incorporar os sucos de hortaliças ao seu programa de saúde por três razões:

- **Nutrição.** Com os sucos, você irá absorver uma quantidade muito maior dos nutrientes das hortaliças. Depois de anos fazendo opções alimentares inadequadas, muitas pessoas têm problemas de digestão: o organismo delas não consegue absorver todos os nutrientes das hortaliças. Os sucos ajudam a "pré-digerir" os alimentos, a fim de que a maior parte dos nutrientes seja retida no seu organismo, em vez de ir para o vaso sanitário.

- **Conveniência.** Embora os sucos requeiram algum tempo de preparo — é preciso lavar e cortar as hortaliças —, você pode fazer suco para o dia todo de uma só vez e guardar o que não for consumir de imediato em potes na geladeira. (Encha os potes até a borda, no intuito de minimizar a quantidade de ar no recipiente, o que pode oxidar e danificar o suco.) Quando quiser, é só pegar. Mas o suco tem de ser consumido em 24 horas — quanto mais fresco, mais nutrientes ele terá.
- **Variedade.** Com os sucos, você pode adicionar uma maior variedade de hortaliças à sua alimentação. Muitas pessoas comem a mesma salada todos os dias; isso faz com que acabem enjoando e fiquem propensas a desenvolver alergia a determinados alimentos. Mas com o suco você pode beber várias hortaliças que normalmente não gosta de comer.

Considerações

Quando começar a entrar no mundo dos sucos, lembre-se de alguns pontos importantes:

Evite substituir uma refeição principal por suco. A menos que você esteja fazendo algum tipo de jejum especial ou programa de desintoxicação, não é bom substituir uma refeição por suco. O suco de hortaliças tem pouquíssima proteína e praticamente nenhuma gordura; portanto, não é uma refeição completa. Apesar de ser uma fonte concentrada de nutrientes, não fornece a fibra benéfica presente nas hortaliças, importante para nutrir as bactérias intestinais (falarei mais sobre isso no Princípio de Cura 6). O ideal é tomar suco com a refeição ou como lanche entre as refeições.

Ouça o seu corpo. Comece fazendo suco de hortaliças que você gosta de comer. O suco deve ter um sabor agradável — e não deixá-lo enjoado. Ouça o seu corpo em relação aos sucos. O seu estômago deve ficar bem durante toda a manhã. Se estiver embrulhando, roncando ou "se fazendo presente", é provável que você tenha tomado suco de alguma coisa que não deveria comer. Algumas ervas e verduras de folha escura podem provocar esses sintomas. Você precisa confirmar se a hortaliça suspeita é um problema para você, eliminá-la e ver se os sintomas desapareçam. Se resolver o problema, reintroduza a hortaliça e veja se o sintoma volta. Se voltar, você saberá que deve eliminar esse alimento ou consumi-lo em pequenas quantidades, e só de vez em quando.

Limite a ingestão de frutas. Obviamente você também pode fazer suco de frutas, mas se estiver com excesso de peso, tiver pressão alta, diabetes ou níveis altos de colesterol, restrinja a ingestão de frutas até normalizar esses problemas. Seria *muito* melhor usar limão do que cenoura, beterraba ou maçã, que têm uma quantidade significativamente maior de frutose. (Os Princípios 3 e 9 falarão sobre os perigos da frutose.)

Princípios básicos

Aqui estão algumas ideias simples que vão ajudá-lo a desfrutar dos benefícios dos sucos. (Para um guia mais completo sobre sucos, visite o site em inglês <http://mercola.fileburst.com/PDF/JuicingGuide.pdf>).

Escolha os equipamentos certos. A princípio as pessoas acham que dá muito trabalho fazer suco, mas a maioria delas tem uma agradável surpresa ao descobrir que é rápido e fácil. É importante ter o equipamento certo. Se você não está acostumado a fazer sucos, recomendo um aparelho de preço médio. Centrífugas baratas quebram à toa, produzem sucos de baixa qualidade e são muito barulhentas, o que pode contribuir para a perda auditiva. Além disso, não duram muito. Eu prefiro os extratores de suco com engrenagem dupla, como o que está à venda no nosso site. Eles são relativamente rápidos e fáceis de lavar.

Escolha hortaliças livre de pesticidas. Escolha hortaliças orgânicas, sempre que possível. Algumas hortaliças não orgânicas são piores do que outras e devem ser evitadas, inclusive as que constam na lista de produtos mais contaminados do Environmental Working Group, de 2013:

- Salsão
- Pepino
- Pimentas

- Espinafre
- Couve
- Pimentão vermelho

Comece a preparar sucos! Observe que as etapas mencionadas abaixo é para quem não está acostumado a fazer suco, a fim de que tenha uma experiência agradável. Mas até mesmo um iniciante pode experimentar algumas hortaliças mais amargas, usando de ¼ a ½ limão para tirar o amargor.

Quase todas as frutas devem ser comidas *in natura* e com moderação, pois não são as mesmas que os nossos ancestrais comiam. Hoje as frutas são cultivadas de modo a conter mais frutose, no intuito de satisfazer o nosso fraco por doces.

ETAPA 1: Se você não está acostumado a fazer suco, recomendo que comece com estas hortaliças, pois são mais fáceis de digerir e tolerar:
- Salsão
- Erva-doce
- Pepino

Essas três hortaliças não são tão ricas em nutrientes como as verduras de folha verde-escuro. Durante o período que levará para você se acostumar com elas, que pode ser de alguns dias a algumas semanas, você poderá começar a acrescentar hortaliças com maior valor nutritivo, porém menos saborosas.

ETAPA 2: Depois que estiver acostumado com os sucos, poderá adicionar as seguintes hortaliças:

- Alface roxa
- Alface crespa ou lisa
- Alface romana

- Endívia
- Escarola
- Espinafre

ETAPA 3: Quando estiver pronto, acrescente ervas ao suco. As ervas também fazem excelentes combinações, e estas duas funcionam excepcionalmente bem:

- Salsinha

- Coentro

Cuidado com o coentro, pois muitas pessoas não conseguem tolerá-lo bem. Comece com alguns raminhos e aumente aos poucos. Se gostar e não tiver efeitos colaterais, coloque algumas colheres de sopa. Se não está acostumado a fazer sucos, não use coentro. As ervas são mais difíceis de tolerar, mas são extremamente benéficas.

ETAPA 4: Estas quatro hortaliças são amargas, portanto comece com algumas folhinhas de cada vez:

- Couve
- Folhas de dente-de-leão
- Mostarda

Ao comprar couve, escolha um maço em que as folhas ainda estão presas ao caule. Quando as folhas estão cortadas, a hortaliça perde muitos de seus valiosos nutrientes.

Faça com que o suco seja saboroso. Para deixar o suco delicioso, experimente colocar:

LIMÃO (tahiti ou siciliano): Coloque de meio a um limão para cada litro de suco. Se não quiser se dar ao trabalho de descascar o limão, pode espremê-lo com a casca.

CRANBERRIES: Se gostar, coloque algumas frescas. Essa fruta tem cinco vezes mais antioxidantes que o brócolis, o que significa que pode proteger contra câncer, AVC e doença cardíaca. Além disso, é riquíssima em fito-nutrientes e pode ajudar as mulheres a evitar infecções do trato urinário. Limite a quantidade a cerca de 120 gramas ou meia xícara por meio litro de suco.

GENGIBRE FRESCO: Se você gosta de gengibre, é uma excelente opção — vai dar um toque refrescante ao suco! E, de quebra, pesquisadores descobriram que o gengibre tem efeitos extraordinários sobre a saúde cardiovascular, evitando aterosclerose e ajudando a prevenir a oxidação da lipoproteína de baixa densidade (LDL).[7]

Lave bem o aparelho. Todos nós sabemos que quando o aparelho é demorado para lavar, a gente acha uma desculpa para não fazer suco. Eu gosto de usar uma escova de dente para limpar o moedor. Se você tiver um aparelho de boa qualidade, todo o processo deve levar só uns 5 minutos. Seja como for, você precisa lavá-lo logo após o uso, a fim de evitar que os resíduos contaminem o aparelho; a maior preocupação é com o crescimento de bolor.

Para mais informações sobre o preparo de sucos, visite o site em inglês juincing.mercola.com.

Fermentação: outra excelente maneira de comer mais hortaliças

Hortaliças fermentadas aliam duas vantagens — são uma ótima maneira de consumir mais hortaliças e fornecem uma quantidade saudável de bactérias benéficas que auxiliam a digestão e reforçam a imunidade.

Repositor de bactérias benéficas

Segundo os especialistas, o ecossistema do nosso intestino, da nossa pele e de todo o nosso corpo é um dos mais complexos do planeta. Os tipos de alimentos que ingerimos, e a qualidade desses alimentos, têm uma enorme influência sobre a nossa saúde. A ingestão de alimentos fermentados é uma das estratégias mais simples e mais baratas para aumentar a população de bactérias intestinais.

Alimentos com culturas vivas, como iogurte, alguns queijos e chucrute, são boas fontes de bactérias naturais saudáveis, contanto que não sejam pasteurizados.

Sou um grande entusiasta das hortaliças fermentadas em casa — é muito fácil, divertido e bastante compensador em termos de custo. As hortaliças fermentadas podem fornecer ao organismo o mesmo número de bactérias boas de um vidro inteiro de prebióticos de alta potência, por uma fração do preço. Você pode comprar suplementos prebióticos baratos — ou algumas marcas mais caras —, mas pode obter os mesmos benefícios com hortaliças fermentadas por muito menos.

Para saber mais sobre os grandes benefícios dos alimentos fermentados e descobrir a receita que usamos para fazer hortaliças fermentadas na nossa sede nos arredores de Chicago — onde oferecemos hortaliças, refeições e sucos orgânicos para todos os nossos funcionários — consulte o Princípio de Cura 6.

Ressalva

Se você não está acostumado a comer hortaliças fermentadas, é melhor ir devagar para não matar grandes números de bactérias nocivas de uma vez. Essas bactérias liberam subprodutos tóxicos quando morrem, o que pode provocar dores de cabeça, distensão abdominal e desconforto em geral. É melhor começar com meia colher de chá e aumentar aos poucos até atingir algumas colheres de sopa por dia. É melhor consumir hortaliças fermentadas como condimento, e não puras. Preste atenção ao comprar alimentos fermentados no supermercado local, pois muitos são pasteurizados — um processo que anula muitas de suas propriedades benéficas.

| CURA AVANÇADA SEM ESFORÇO |

Germinação: cultive seus próprios brotos

Brotos são um dos alimentos mais ricos em nutrientes que existem. Eles podem ter de dez a trinta vezes mais nutrientes que as hortaliças orgânicas que cultivamos no nosso próprio quintal.

Qualquer um pode cultivar brotos em casa, até um estudante universitário que mora em uma residência estudantil, pois requer pouquíssimo espaço. De fato é muito fácil e não toma mais do que alguns minutos do seu tempo todos os dias. Você pode germinar sementes e colher depois de dez dias — mesmo em pleno inverno.

Além de tudo, é barato — meio quilo de brotos germinados em casa costuma custar bem menos do que se comprar nas lojas de produtos naturais, e eles não são nem tão frescos nem tão saborosos como os cultivados em casa.

Brotos de sementes de girassol e ervilha são os mais nutritivos — e, para muitas pessoas, mais saborosos que brotos de alfafa e brócolis. Outras sementes que você pode usar são de feijão-mungo, trevo, rabanete, agrião e grama de trigo (usada principalmente em sucos, e não para comer). São todos simples de serem cultivados, vale a pena.

Cultivar seus próprios brotos vai ajudar você e a sua família a controlar a saúde. As crianças, em especial, curtem o processo, pois podem ver a transição completa, de sementes a brotos de 10 a 20 centímetros, ocorrer em apenas uma semana.

Como cultivar seus próprios brotos

As instruções a seguir podem ser adaptadas ao cultivo de qualquer broto. Recomendo começar com brotos de sementes de girassol, que, além de renderem mais, são deliciosos e riquíssimos em nutrientes, requerem um esforço ridículo da sua parte. Certamente você pode germinar outras sementes para ter variedade, mas a maioria das pessoas volta a germinar sementes de girassol.

Procure as sementes. O primeiro passo consiste em obter algumas sementes de girassol de boa qualidade para germinar (o ideal é que sejam orgânicas, pretas e sem a casca) — na embalagem deve constar algo como "sementes para germinação". É melhor comprar sementes orgânicas, que não contêm substâncias químicas. Uma boa quantidade inicial é de aproximadamente 250 gramas de sementes (uma xícara). Nós vendemos kits para germinação noMercola.com., para facilitar, mas é possível comprar os materiais pela internet ou em lojas de produtos naturais.

Procure um recipiente ou uma bandeja de plantio. Você vai precisar de um recipiente plano com mais ou menos 5 centímetros de profundidade. Ou então de uma bandeja de 25 x 25 cm com furos para drenagem — espaço suficiente para cultivar 250 gramas de brotos. Se estiver cultivando brotos para várias pessoas, provavelmente precisará de uma bandeja de 25 x 50 cm. Mas as bandejas menores permitem colher os brotos mais frescos. Em geral essas bandejas são baratas e podem ser compradas pela internet ou em lojas de jardinagem. Se estiver usando uma bandeja de germinação, precisará também de uma bandeja maior de drenagem sem furos, a fim de que a água usada para regar as sementes escoe para essa bandeja e não sobre o balcão da cozinha.

Imersão e enxágue. Deixe as sementes de molho em água filtrada de 6 a 8 horas. O mais fácil é colocar as sementes de molho à noite antes de ir para a cama e escorrê-las em uma peneira quando acordar pela manhã.

Depois do molho, enxágue as sementes algumas vezes durante mais ou menos 24 horas. Nesse ponto, você verá um minúsculo pontinho branco brotar de muitas sementes.

Plante as sementes. Você precisará de um recipiente plano de mais ou menos 5 centímetros de profundidade. Eu uso uma bandeja de germinação de 25 x 25 cm com furos de drenagem — espaço suficiente para cultivar 250 gramas de brotos.

A bandeja com o substrato para plantas deve ter furos de drenagem e ser colocada sobre uma bandeja maior, sem furos, para coletar a água que escorrer.

Coloque cerca de 2,5 cm de substrato de boa qualidade na bandeja. Eu prefiro usar um mistura de composto de biocarvão (biochar). Só é preciso colocar substrato até a metade da bandeja, pois essa quantidade é suficiente para os brotos. Se usar uma bandeja para germinação, coloque por baixo uma bandeja maior sem furos, a fim de que a água usada para regar as sementes escorra para o fundo dessa bandeja, e não sobre o balcão da cozinha. Deixe o substrato nivelado. Uma maneira fácil de fazer isso é nivelar o substrato com as mãos e, depois, pressioná-lo firmemente com outra bandeja.

Plante as sementes germinadas. Faça um escalonamento do plantio de sementes de acordo com o consumo de sua família, a fim de ter sempre brotos frescos. Se for apenas para consumo próprio, deve ser suficiente plantar novas sementes a cada quatro ou cinco dias. Se a sua família estiver consumindo uma bandeja por dia, você terá de plantar uma nova bandeja todos os dias.

Para escalonar o plantio, espalhe um terço a meia xícara de sementes, previamente colocadas de molho e enxaguadas, sobre um terço a meia bandeja de

25 x 50 cm, distribuindo as sementes de modo uniforme sobre o substrato. Em seguida, regue com água suficiente para umedecer bem todas as sementes, mas não demais, a fim de que elas não fiquem sobre água parada.

Não coloque muita água na bandeja, a ponto de formar poças, pois isso pode contribuir para o surgimento de mofo, sobretudo nos meses de verão. Você terá de colocar a quantidade certa, mas depois de algumas tentativas saberá calcular. Em geral são 2 xícaras de água para uma bandeja de 25 x 25 cm no primeiro dia e, depois disso, 1 xícara por dia.

Depois de alguns dias plante o restante da bandeja, a fim de ter um suprimento contínuo. Monitore as sementes todos os dias durante os dez dias de cultivo. Leva poucos minutos regá-las, mas se você viajar por alguns dias e não regá-las, elas morrerão.

Forneça um desafio. O próximo passo é muito importante. Os brotos plantados no chão têm de despender energia para romper o solo. Se você não fizer esse desafio (e o substrato não faz isso), eles não crescerão tão bem.

Cubra toda a bandeja com uma tábua ou, ainda melhor, um ladrilho, apoiado diretamente sobre as sementes. E aqui está o segredo: coloque um pouco de peso por cima. De dois quilos e meio a cinco quilos devem ser suficientes. Mantenha o peso por dois ou três dias, até os brotos começarem a empurrar a tábua ou o ladrilho. Um tijolo funciona bem; você ficará surpreso com a força dos pequenos brotos de girassol!

Regue apenas o suficiente. Regue os brotos com cerca de uma xícara de água por dia até colhê-los. Se a temperatura estiver quente e úmida, pode ser que cresça um pouco de mofo. Uma maneira de contornar esse problema é colocar um pouquinho menos de água e deixar o ar circular ao redor dos brotos. Uma leve brisa é tudo de que eles precisam. Você só precisa expor os brotos aos raios solares cerca de 24 horas antes de colhê-los.

Se estiver cultivando os brotos em ambiente fechado no inverno, o sol que entra pela janela é suficiente. Porém, se não regá-los direito ou deixá-los no sol, eles irão murchar e cair. Não se preocupe, eles não estão mortos, só precisam de um pouco de água. Tire-os do sol ou do calor, e em 12 horas eles estarão empertigados novamente.

Colha. Com uma tesoura afiada, corte os brotos rente ao substrato. Colha apenas a quantidade que for consumir, a fim de que estejam sempre frescos. Porém todos devem ser colhidos em um prazo de quatorze dias depois que as sementes foram colocadas de molho.

O ideal é consumir os brotos logo depois de colhidos, mas eles podem ser mantidos na geladeira de cinco a sete dias. Repito, é melhor usar uma bandeja menor para que possa colhê-los com mais frequência.

Depois que colher os brotos, coloque o substrato, os restos de caule e as raízes em um recipiente de compostagem. Mas quebre tudo em pedaços pequenos, a fim de que se decomponham mais depressa. Eles poderão ser reusados depois de algumas semanas em uma nova leva de brotos.

Se não quiser adubar o substrato, apenas jogue o adubo em algumas plantas ao ar livre, elas vão adorar.

As bandejas podem ser reusadas, mas devem ser lavadas com água e sabão após cada uso.

Plano de ação

1. *Faça com que a sua alimentação seja composta predominantemente por hortaliças orgânicas, integrais e cultivadas na sua região (por volume, não por calorias).*
2. *Procure comer pelo menos 50% de hortaliças cruas.*
3. *Beba suco verde (de hortaliças orgânicas frescas) várias vezes por semana.*
4. *Priorize o consumo de hortaliças fermentadas, pois elas contêm prebióticos, que promovem a saúde.*
5. *Aumente a ingestão de nutrientes comendo brotos com regularidade. Experimente cultivar você mesmo, para uma nutrição sem esforço (e barata).*

SAUDÁVEL	PREJUDICIAL
✔ Hortaliças com alto teor de água	✗ Hortaliças ricas em amido (principalmente se você tiver resistência à insulina ou à leptina)
✔ Hortaliças cruas	✗ Hortaliças cozidas
✔ Hortaliças fermentadas	✗ Alimentos industrializados — batata frita, biscoitos, bolinhos, bolachas *cream-cracker*, a maior parte dos lanches industrializados.
✔ Hortaliças frescas	✗ Suco de frutas
✔ Suco de hortaliças	
✔ Chucrute e kimchi	
✔ Brotos	

Tempo Gasto, Tempo Poupado

Pode parecer trabalhoso ou até mesmo um castigo comer mais hortaliças. Mas como só é preciso lavá-las e cortá-las (e até mesmo cortar é opcional), as hortaliças são verdadeiramente os alimentos práticos da natureza. E, além de poupar o tempo que passaria cozinhando e lavando a louça, você também ajudará o seu organismo a recuperar equilíbrio, eliminando a resistência à insulina e à leptina e dando início ao processo de cura.

Princípio de Cura 3

Queime gordura
para ter combustível

Resumo

- Para perder peso, *quando* você come é tão importante quanto o *que* você come.
- O café da manhã pode não ser a refeição mais importante do dia e talvez esteja *contribuindo* para o seu problema de peso.
- Observar sempre um intervalo de 8 a 10 horas entre as refeições o ajudará a queimar gordura e aumentar de modo significativo muitos marcadores de saúde.
- Para obter melhores resultados, pule o café da manhã e exercite-se em jejum.

Dois terços dos norte-americanos estão acima do peso, e há sempre 75 milhões fazendo regime para perder peso. Infelizmente, a maioria desses regimes não dá resultado; na verdade, muitas pessoas engordam mais, em vez de emagrecer.

O excesso de peso não é apenas um problema estético. A causa primordial da obesidade é uma disfunção metabólica — isto é, resistência à insulina e à leptina (falaremos sobre isso mais adiante). Esse problema é decorrente do consumo excessivo de açúcares e cereais, que faz o corpo reter mais peso.

Esses distúrbios metabólicos caminham lado a lado com muitas das doenças crônicas que acometem um número recorde de norte-americanos — como diabetes, doença cardíaca, hipertensão, demência e câncer.[1] O problema chegou a tal ponto que, nos Estados Unidos, uma em cada cinco mortes está associada com obesidade, de acordo com um estudo realizado pela Universidade Columbia em 2013.[2]

Neste e no próximo princípio de cura, explicarei minhas duas estratégias mais eficazes para corrigir os desequilíbrios metabólicos que estão na raiz da obesidade e de tantas doenças crônicas. Elas o ajudarão a perder peso sem se sentir privado nem fazendo sacrifício, bem como a manter o peso por toda a vida. Mesmo que você não esteja querendo perder peso e/ou gordura abdominal, essas estratégias o ajudarão também a se manter saudável e a evitar doenças crônicas.

Mas para mudar a sua concepção sobre o que significa "fazer regime" e "alimentar-se de maneira saudável", primeiro quero derrubar alguns dos mais difundidos e perniciosos mitos nutricionais.

Mito número 1: uma caloria é apenas uma caloria

A primeira "regra" que eu gostaria de eliminar é a que diz que o seu peso é apenas o resultado de um simples cálculo matemático: as calorias ingeridas menos as calorias queimadas. Afinal de contas, uma caloria é apenas uma caloria.

Errado.

O estilo de vida ao longo do tempo é fundamental. Além disso, em geral as pessoas têm dificuldade de manter uma dieta hipocalórica; portanto, mesmo que percam peso, em geral elas recuperam os quilos perdidos quando retomam seus hábitos alimentares.

Se as calorias que você consome são provenientes principalmente de açúcar e cereais — pães, massas, arroz, biscoitos e até mesmo frutas —, você está condicionando o seu corpo a queimar glicose como principal combustível. Quando consome açúcar ou cereais, o seu corpo armazena o açúcar na forma de glicogênio no fígado e nos músculos. Quando o estoque de glicogênio está repleto, todo açúcar adicional que você consome é convertido em gordura para ser usado como energia, no longo prazo.

Alimentos ricos em açúcar e cereais saciam a sua fome em determinado momento, mas também podem predispor a desastres metabólicos como obesidade, fadiga, diabetes e doença cardíaca, além de favorecer o excesso de gordura corporal e doenças relacionadas à obesidade.

Lembre-se: quando você ingere açúcar, o seu corpo libera insulina e leptina. Esses hormônios desempenham um papel fundamental na regulação do aporte e do gasto energético, predispondo o seu corpo a armazenar energia ou liberar suas reservas de energia. No final, se desenvolver resistência à insulina e à leptina, você precisará de quantidades cada vez maiores desses hormônios para que eles possam desempenhar suas funções. O seu corpo deixará de ouvir os próprios sinais para parar de comer, queimar gordura ou recusar alimentos açucarados. Se você tiver resistência à insulina, até mesmo pequenas quantidades de frutas ou cereais poderão representar um problema.

O resultado?

Você fica com fome. Fica louco para comer doces. E o seu corpo armazena ainda mais gordura, principalmente na barriga. Outros problemas causados pela resistência à insulina e à leptina são:

- Excesso de peso
- Hipertensão
- Diabetes
- Colesterol alto
- Câncer

Não seria bom ter uma estratégia eficiente que funcione sem ter de lutar contra a vontade de comer doces e contar calorias o dia todo?

Felizmente, é bem isso o que o jejum intermitente ou comer sem esforço oferece.

Mito número 2: dietas ricas em gordura são ruins

O nosso corpo pode queimar açúcar ou gordura como combustível. A maioria de nós tem uma quantidade suficiente de gordura armazenada para ser queimada como combustível por semanas (e alguns muitos meses), mas praticamente todos nós temos apenas doze horas de açúcar para queimar.

Depois dessas doze horas, suas reservas de glicogênio se esgotam. Se você costuma fazer três refeições por dia, as suas reservas de glicogênio nunca chegam a se esgotar por completo, e o seu corpo aprende a usar o açúcar como principal fonte de energia. Provavelmente você sente fome com frequência e tem necessidade urgente de repor essas reservas de açúcar, pois como o seu corpo necessita de combustível o tempo todo, se você não consegue acessar suas reservas de gordura, então precisa usar o açúcar como combustível. Basicamente, o seu corpo se esqueceu como queimar gorduras, pois não precisa fazer isso quando você está em "modo de fartura" e tem boas reservas de glicogênio.

Uma das maneiras de ensinar o seu organismo a começar a queimar gordura é aumentando de maneira substancial a ingestão de gorduras saudáveis, como óleo de coco, azeite de oliva, azeitona, manteiga, ovos, abacate e nozes (falaremos mais sobre isso neste capítulo).

Na realidade, embora possa parecer uma heresia, se você for resistente à insulina ou à leptina, pode obter de 50% a 75% das suas necessidades calóricas diárias de gorduras saudáveis. Apesar de parecer muito, pense que, em termos de *volume*, a maior parte de seu prato seria composta por *hortaliças*, que contêm pouquíssimas calorias. A gordura, por outro lado, costuma ser altamente calórica. Essa ideia baseia-se na interessante pesquisa do dr. Thomas Seyfried e seu trabalho no tratamento de convulsões e cânceres resistentes ao tratamento.[3]

O primeiro passo para ensinar o seu corpo a deixar de queimar açúcar e passar a queimar gordura é mudar os tipos de alimentos consumidos. Assim que começar a obter a maior parte das calorias a partir de hortaliças e gorduras saudáveis, você lembrará naturalmente ao seu corpo como queimar gorduras como fonte de energia e, em pouco tempo, voltará a ter essa importante capacidade. Mas — e esse é o aspecto chocante — *quando* você come é tão importante, ou talvez ainda mais importante, do que *o que* você come.

EXERCÍCIO
(7am — 11am)

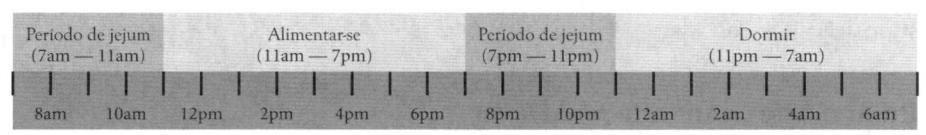

Mito número 3: tomar o café da manhã ajuda a perder peso

Se cortar calorias e fazer exercício físico são o primeiro e o segundo mandamentos da perda de peso, então tomar o café da manhã tem de ser o terceiro. A maior parte dos especialistas em saúde está convencida de que o café da manhã é a refeição mais importante do dia.

Mas será que é mesmo?

Vamos começar com o café da manhã típico dos norte-americanos: *waffles*, cereais, torradas, *muffins*, *bagels*, *rosquinhas* e sanduíches. Todos esses produtos são feitos com grãos altamente processados e estão *repletos* de açúcar. Logo, esses são os *piores* alimentos que se pode comer em qualquer refeição, sobretudo no café da manhã, em especial quando se quer perder peso.

O café da manhã é mesmo necessário?

Um número cada vez maior de estudos tem mostrado que o melhor café da manhã talvez seja não tomar café da manhã. Vamos analisar as evidências.

Um relatório de 2013 publicado no *American Journal of Clinical Nutrition* concluiu que poucos estudos clínicos rigorosos tinham *analisado* o papel do café da manhã na perda e na manutenção do peso.[4] E esses estudos descobriram que pular o café da manhã não produzia um efeito significativo no ganho de peso ou que as pessoas que faziam uma refeição matinal acabavam consumindo mais calorias que as que não tinham esse hábito.

Diversos estudos observacionais e menos rigorosos descobriram uma associação entre tomar o café da manhã e estar acima do peso, mas o que esses estudos *não* descobriram é uma relação causal direta. Isso significa que a nossa obsessão por fazer uma boa refeição antes de começar o dia se baseia em mera suposição não testada.

Pular o café da manhã pode levar à perda de peso e promover a saúde

A fome é uma sensação humana básica que não pode ser suprimida com facilidade, e qualquer pessoa que tente começar uma séria restrição calórica com certeza desistirá ao longo do tempo.

Felizmente, pesquisas recentes indicam que a restrição calórica intermitente — períodos curtos de abstenção de alimentos, conhecido como jejum intermitente, ou o que eu chamo de "comer sem esforço", parece proporcionar benefícios à saúde semelhantes aos associados à restrição calórica constante.

Um dos melhores aspectos da restrição calórica intermitente é que você *não* precisa passar fome. Você não tem de restringir a quantidade de alimentos que come — apenas escolher alimentos saudáveis e tomar o cuidado de reduzir ao mínimo a ingestão de carboidratos, substituindo-os por gorduras saudáveis.

E uma das maneiras mais fáceis de incorporar o jejum intermitente à sua vida é adquirir o hábito de pular ou retardar o café da manhã até estar fazendo todas as refeições em um intervalo de 8 a 10 horas, ou seja, uma "janela de alimentação". Evitar comer durante longos períodos durante o dia requer uma disciplina enorme, ao passo que o jejum noturno não. (Afinal das contas, é difícil comer quando se dorme.) O café da manhã também costuma ser uma das refeições mais solitárias do dia, aquela que você faz às pressas e, em termos de socialização ou relaxamento, a que menos curte.

Será necessário um pouco de força de vontade e autodisciplina para atingir esse intervalo de 8 a 10 horas, porque até que o seu corpo passe para o modo de queimar gordura você ainda irá sentir muita vontade de comer doces. No entanto, a partir do momento em que estiver adaptado para queimar gordura como seu principal combustível, poderá ficar facilmente de 14 a 16 horas sem comer e não sentir fome. Você não estará de "regime", você terá feito uma modificação efetiva no seu estilo de vida que poderá seguir sem esforço para sempre, uma vez que conseguirá alternar entre os modos de fartura e escassez de alimentos. (Falarei sobre isso logo adiante.)

Portanto, se deixar de tomar o café da manhã, será mais fácil controlar a vontade de comer e a fome durante o dia todo. Essa é uma excelente estratégia para acabar com o desejo de comer doces e "porcarias".

Eu me lembro de ter revelado esse truque a uma auxiliar de laboratório em meu consultório. Ela havia engordado quatorze quilos depois de dar à luz sete anos antes. Apesar de ter feito diversas tentativas de emagrecer, ela, assim como acontece com muitas outras pessoas, não havia conseguido.

Um dia, quando ela estava coletando meu sangue, perguntei se ela não gostaria de experimentar a minha melhor estratégia para perder gordura corporal — esse tipo de jejum intermitente. Ela disse que sim. Depois de vários meses, ela perdeu os quatorze quilos. E aqui está o segredo: ela conseguiu isso sem se estressar, sem sentir vontade de comer de modo compulsório e sem necessidade de uma enorme força de vontade ou autodisciplina.

Mito 4: faça diversas pequenas refeições por dia

Você já deve ter ouvido dizer que fazer várias refeições pequenas por dia acelera o metabolismo. Porém, além de não ser nada prática e de exigir muito tempo, essa estratégia provavelmente fará você ganhar peso, em vez de perder. Por quê? Porque não ajuda o seu corpo a produzir a quantidade suficiente das enzimas necessárias para queimar de modo eficiente a sua gordura corporal armazenada. No entanto, restringir todas as refeições a um intervalo de 8 a 10 horas é um poderoso catalisador para ajudá-lo a perder peso, ao aumentar a produção dessas enzimas queimadoras de gorduras. Além disso, essa estratégia reduzirá a produção das enzimas que queimam açúcar, tornando-o mais bem equipado para usar os estoques de gordura como combustível.

Além disso, o seu organismo não foi feito para digerir alimentos de modo sistemático, o dia todo. Na verdade, ele é adaptado para funcionar durante períodos regulares de jejum. Os seus ancestrais raramente tinham acesso à comida 24 horas por dia, sete dias por semana, como você tem hoje; e seus genes, seu metabolismo e sua bioquímica provavelmente eram otimizados para as refeições intermitentes mais esporádicas que eles faziam. Em geral eles alternavam entre a períodos de fartura e de escassez. Como consequência, o corpo humano evoluiu no sentido de armazenar gordura a fim de ajudar as pessoas a sobreviverem períodos de grande escassez de alimentos. O problema é que provavelmente você está sempre no "modo de fartura", fazendo três ou mais refeições por dia, e raramente se submete a períodos regulares de jejum.

O que a mídia hoje chama de "jejum intermitente" e eu chamo de "comer sem esforço" era o modo de vida normal dos nossos ancestrais. Durante os períodos de jejum — praticados em todas as grandes religiões —, eles queimavam a gordura corporal para obter combustível. Você também tem essa capacidade, mas deve ter treinado o seu corpo para não usá-la. Assim como no caso de ganho de massa muscular, a capacidade de queimar gordura corporal segue o princípio "use ou perca". Se você não desafia com regularidade suas enzimas queimadoras de gordura a queimarem gordura, com o tempo elas tendem a deixar de desempenhar suas funções. Mas se você exercitá-las, elas irão recuperar e reter a capacidade de queimar gordura sem esforço como combustível em períodos de escassez de alimentos.

A boa-nova é que, quando você pula o café da manhã, simula as flutuações naturais na disponibilidade de alimentos que seus ancestrais enfrentavam e estimula o "modo de escassez" do seu organismo. Se você está no "modo de fartura" há muitos anos ou até mesmo décadas, vai levar algum tempo para melhorar a sua resistência à insulina e à leptina. Nesse período, você deve aderir a um esquema diário de comer sem esforço com uma "janela de alimentação" de 8 a 10 horas.

Depois que não estiver mais acima do peso e sua pressão arterial, sua glicemia e seus níveis de colesterol estiverem normais, você poderá voltar a comer de modo normal, desde que escolha alimentos saudáveis. Se esses indicadores de saúde começarem a subir, será melhor sair do "modo de fartura" até normalizar o seu peso ou a sua gordura corporal. Você precisa apenas ouvir o que o seu corpo está lhe dizendo e ajustar o seu padrão alimentar à maneira como está se sentindo e aos sintomas apresentados. Desse modo, poderá alternar entre fartura e escassez como faziam seus ancestrais.

Grandes benefícios de comer sem esforço

Ao treinar o seu corpo para queimar gordura como combustível e só se alimentar durante um intervalo de 8 a 10 horas, você cria as condições de que ele precisa para desempenhar bem suas funções, reparar-se e evitar doenças. Esse é o maior benefício de comer sem esforço.

Eis outras maneiras mais específicas pelas quais essa abordagem ajuda o seu corpo:

Reduz a vontade de comer açúcar e outros alimentos prejudiciais à saúde

Além de transformar você em uma máquina eficiente de queimar gordura, comer sem esforço pode eliminar a sua vontade de comer doces e guloseimas, fazendo com que consiga manter um peso corporal saudável praticamente sem nenhum esforço.

Estimula a produção de hormônio do crescimento (GH)

Um dos mecanismos que tornam o jejum tão eficaz como instrumento para perder peso é que ele estimula a secreção de hormônio do crescimento (GH). Se você tem mais de 30 anos de idade, sobretudo se tem um estilo de vida cada vez mais sedentário, é provável que tenha entrado em uma fase conhecida como somatopausa (deficiência de hormônio do crescimento própria da idade).

Você vai querer estimular a produção de hormônio do crescimento, comumente chamado de "hormônio da boa forma física", pois ele desempenha um importante papel na manutenção da saúde, da boa forma física e da longevidade. Esse hormônio também promove o desenvolvimento muscular e acelera o metabolismo – o que significa que o ajuda a perder peso sem sacrificar a massa muscular.

A única estratégia que também aumenta de modo substancial os níveis de hormônio do crescimento é o exercício intervalado de alta intensidade. (Falarei mais sobre isso no Princípio 4.)

Normaliza os níveis de fome

O jejum inibe a liberação de grelina, conhecida como "hormônio da fome", ajudando, assim, a normalizar ou diminuir o apetite.

Melhora a saúde do cérebro

O fato de queimar gordura como principal combustível do corpo estimula a produção de uma proteína chamada fator neurotrófico derivado do cérebro (BDNF, do inglês Brain-Derived Neurotrophic Fator). O BDNF ativa as células-tronco cerebrais a se transformarem em novos neurônios. Ele desencadeia muitas outras substâncias químicas que catalisam eventos de cura e também protege os neurônios de alterações associadas com Alzheimer e Parkinson.

O BDNF se expressa nos nervos e músculos, protegendo-os de degradação. Ele é produzido durante a realização de exercícios de alta intensidade; portanto, se você combinar jejum com esses exercícios, obterá uma poderosa sinergia para aumentar esse valioso hormônio que desenvolve e repara o cérebro.

O BDNF está ativamente envolvido nos músculos e no cérebro. Essa conexão cruzada ajuda a explicar por que o exercício físico pode ter um impacto tão benéfico sobre o tecido cerebral – e por que a combinação de jejum intermitente com exercícios de alta intensidade parece ser uma combinação particularmente potente para melhorar a saúde.

Reduz consideravelmente o risco de doença cardiovascular

Estudos recentes descobriram fortes ligações entre jejum e menor risco de doença cardíaca.[5] Um estudo realizado em 2005 com uma grande porcentagem de participantes mórmons (incentivados a fazer jejum um dia por mês) constatou que aqueles que jejuavam com regularidade apresentavam 58% menos risco de ter doença cardíaca do que os que nunca jejuavam.[6] Embora o estudo não tenha estabelecido a causa da redução no risco, alguns benefícios do jejum intermitente de fato promovem a saúde cardiovascular, como:

- Modera os níveis da perigosa gordura visceral (ou abdominal), associada com maior risco de doença cardiovascular.
- Diminui a inflamação.
- Reproduz alguns dos benefícios cardíacos associados ao exercício físico.
- Reduz os níveis de triglicérides.

Ajuda a tratar ou prevenir o câncer e inibe o processo de envelhecimento

Novas pesquisas relevantes indicam que se você tem resistência à insulina ou à leptina, reduzir essa resistência pode reduzir o risco de câncer ou ajudar a tratar um possível câncer.[8]

O jejum inibe a via mTOR, que, segundo muitos especialistas, desempenha um importante papel no processo de envelhecimento, pois acelera a proliferação celular. Provavelmente você nunca ouviu falar de mTOR, mas trata-se de uma antiga via bioquímica que os cientistas só descobriram recentemente, enquanto pesquisavam os mecanismos de ação de um medicamento para tratamento de câncer, a rapamicina. O nome mTOR é derivado desse medicamento antineoplásico: alvo da rapamicina em mamíferos (do inglês, Mammalian Target Of Rapamycin). Ao inibir a via mTOR, comer sem esforço diminui a taxa de proliferação — e, portanto, de envelhecimento — celular e promove, assim, a longevidade e a saúde de modo geral.

Comer sem esforço também estimula a longevidade ao reduzir o acúmulo de radicais oxidativos nas células, impedindo, assim, os danos oxidativos a proteínas, lipídeos e ácidos nucleicos celulares associados com envelhecimento e doença. O jejum induz uma resposta celular ao estresse (semelhante ao induzido pelo exercício físico), em que as células elevam a expressão de genes que aumentam a capacidade de lidar com o estresse e resistir à doença e ao envelhecimento.

Aumenta a quantidade de bactérias intestinais benéficas

Ao incorporar o jejum intermitente à sua vida, você aumenta de modo substancial o número de bactérias benéficas no seu intestino, que desempenham um papel superimportante na sua saúde.

Aumentar o número de bactérias benéficas intestinais é uma das coisas mais importantes que você pode fazer para melhorar o seu sistema imunológico (veja o Princípio de Cura 6). Você reduzirá de maneira considerável o risco de ter tosse, gripes, resfriados e outras infecções. Além disso, dormirá melhor, terá mais energia, mais clareza mental e maior capacidade de concentração. Basicamente todos os aspectos da sua saúde vão melhorar quando a sua flora intestinal ficar equilibrada.

Como mudar para o jejum intermitente

O jejum intermitente é uma das maneiras mais eficazes que eu conheço de perder o excesso de peso e reparar a disfunção metabólica que causa tantas doenças crônicas. Depois que você estiver acostumado a queimar gordura, descobrirá que a sua vontade de comer doces desaparecerá sem deixar rastro.

Vá com calma

A última coisa que você deve fazer, no entanto, é mergulhar de cabeça no jejum intermitente. Você precisa deixar que o seu corpo se adapte de maneira gradual a queimar gordura como sua principal fonte de combustível. Se você tem apenas uma leve resistência à insulina e à leptina, o processo poderá levar apenas algumas semanas. Mas se tiver uma grande resistência à insulina e à leptina, poderá levar alguns meses.

Comece ficando sem comer por umas 3 horas antes de ir para a cama. Se dormir 7 ou 8 horas, já terão se passado de 10 a 11 horas. Você só terá de esperar mais 3 a 6 horas para fazer a próxima refeição. Mas isso é algo que você vai trabalhar durante algumas semanas —, você não vai começar o programa nesse nível.

No início, fique sem comer apenas pelo tempo em que se sentir bem sem tomar o café da manhã. Observe o horário e aumente-o de modo gradual todos os dias até chegar ao ponto de fazer a primeira refeição do dia de 14 a 16 horas após a última refeição.

Quando começar a pular o café da manhã, provavelmente sentirá fome e até mesmo falta de energia. Mas eu lhe garanto que isso vai passar. Essa é a única hora em que o jejum intermitente requer um pouco de esforço, autodisciplina e força de vontade. Mas se você persistir, acredite em mim — a sua fome e a sua vontade de comer doces e outras guloseimas vai desaparecer. Depois que o seu organismo se ajustar, será muito fácil, e você não vai sentir fome. Muitas vezes nem se lembrará de que ainda não comeu.

Ao comer, reduza ao mínimo a quantidade de carboidratos como massas, pães e batatas; troque esses alimentos por verduras de folha e gorduras saudáveis, como manteiga, ovo, abacate, óleo de coco, azeite e castanhas como macadâmia e noz-pecã, que contêm menos proteína. Saiba que a nutrição adequada ainda é *mais* importante quando se faz jejum, portanto a primeira coisa a fazer é abordar suas escolhas alimentares.

Fontes de Gorduras de Alta Qualidade

- Azeitona e azeite
- Coco e óleo de coco
- Manteiga feita com leite orgânico
- Castanhas cruas, sobretudo as que contêm baixo teor de proteína, como macadâmia e noz-pecã
- Ovo caipira orgânico. Quanto menos cozidos, melhor, pois muitos nutrientes contidos na gema são suscetíveis a dano térmico. Ovos quentes e *poché* são a melhor opção.
- Abacate

Depois de despertar suas enzimas queimadoras de gorduras, você não precisará mais encontrar uma fonte rápida de açúcar para aumentar suas reservas de glicogênio nem depender de um suprimento inesgotável de carboidratos de queima rápida, pois finalmente será capaz de queimar suas reservas de gordura como combustível.

Durante a transição para queimar gordura, é provável que você sinta vontade de comer doces e até mesmo falta de energia. Se isso acontecer, é sinal de que deve usar um pouco de óleo de coco como fonte de energia. Misture uma colher de sopa de óleo de coco com uma colher de sopa de creme de amêndoa crua e passe sobre palitos de salsão para comer de lanche. Ou então misture com um copo de quefir ou suco fresco de hortaliças. Misture uma colher na sopa do almoço. O óleo de coco não vai aumentar seu estoque de glicogênio, e seus muitos aminoácidos de cadeia curta são digeridos com facilidade, a fim de lhe dar um combustível bastante semelhante ao açúcar. Você pode até mesmo tomar óleo de coco durante o período de jejum.

Se apresentar tendência para hipoglicemia, como dores de cabeça, fraqueza, tremores ou irritabilidade, você poderá combater esses sintomas com óleo de coco. A hipoglicemia pode se tornar cada vez mais perigosa quanto mais tempo você ficar sem comer para normalizar a glicose sanguínea.

A vontade de comer vai passar

Ouça sempre o seu corpo e vá com calma. Leva várias semanas, ou até mais, passar para o modo de queimar de gordura. Porém, uma vez feita a mudança, a vontade de comer doces e outras guloseimas desaparece como em um passe de mágica. O jejum intermitente normaliza de modo rápido o apetite e diminui de modo considerável a vontade de comer esses alimentos.

Lembre-se: você precisará ter um pouco de disciplina durante as primeiras semanas. Mas depois que tiver passado para o modo de queimar gordura, conseguirá com facilidade jejuar por 16 horas sem sentir fome. Depois de retreinar o seu corpo a não esperar comida o dia todo, todos os dias, ou imediatamente ao despertar pela manhã, você não precisará fazer nenhum esforço para emagrecer e manter o peso.

Outras dicas

Pule o jantar, em vez do café da manhã. A maioria das pessoas acha que pular o café da amanhã é a abordagem mais fácil e mais prática. Mas, seja qual for a razão, pode ser que você ache melhor pular o jantar. Não tem nenhum problema. O importante é restringir a ingestão alimentar a um período de 8 a 10 horas no intuito de estimular suas enzimas queimadoras de gordura.

Relaxe. Relaxe e não se preocupe com os detalhes. Confie que o seu corpo se adaptará a esse novo hábito alimentar. Essa não é uma mudança permanente no seu estilo de vida, se o seu objetivo for emagrecer —, apenas de algumas semanas ou meses, que vão passar. Mesmo que você tenha um peso saudável, pode alternar períodos de fartura e escassez no intuito de manter a capacidade de queimar gordura sem esforço e resistir às doenças crônicas que estão afligindo a nossa sociedade.

Mantenha-se ocupado. Se você ficar sentado pensando no quanto está com fome, terá muito mais dificuldade de realizar essa mudança do que se se manter ocupado.

Quem não deve jejuar?

Se você está grávida ou amamentando, é melhor evitar qualquer tipo de jejum ou esquema de horário fixo de refeições até que tenha normalizado seus níveis sanguíneos de glucose e insulina, ou então tiver desmamado o bebê.

Quem tem estresse crônico excessivo, um quadro que causa grave esgotamento das glândulas suprarrenais, também deve evitar o jejum. Espere para adotar o jejum intermitente quando o período de estresse e/ou fadiga adrenal tiver passado.

Recorra ao Frio

Outra maneira de estimular o corpo a queimar mais gordura é se expor a baixas temperaturas. Beber água bem gelada, imergir a parte inferior do corpo na água mais fria que você conseguir suportar (frio excessivo ou exposição de uma parte muito grande do corpo pode provocar choque — use a sua tolerância como guia e não exagere!) e trabalhar ou se exercitar ao ar livre no inverno também dão resultado. A exposição ao frio ativa o tecido adiposo castanho, ou "gordura marrom" — o tipo de gordura que queima calorias para gerar calor. Esse benefício da exposição a baixas temperaturas é uma razão ainda maior para você sair de casa e fazer exercício ao ar livre no inverno.

| CURA AVANÇADA SEM ESFORÇO|

Exercite-se em jejum

Embora comer sem esforço por si só ofereça inúmeros benefícios, uma maneira simples de aumentar ainda mais esses benefícios é fazer exercício durante o período de jejum.

Funciona assim: os processos de queima de gordura do nosso corpo são controlados pelo sistema nervoso simpático (SNS), ativado tanto pelo exercício como pela falta de comida.

Fazer uma refeição completa, principalmente composta por carboidratos, antes de malhar inibe o sistema nervoso simpático e reduz o efeito de queimar gordura do exercício. Comer muito carboidrato também ativa o sistema nervoso parassimpático (SNP), que promove o armazenamento de energia — o oposto do que você quer.

Por outro lado, a combinação de jejum e exercício força o corpo a eliminar gordura.

No início, é provável que você prefira evitar fazer exercício quando estiver de jejum. Mas o exercício em jejum é eficaz porque o corpo tem um mecanismo de preservação que protege a musculatura ativa contra a perda de massa muscular. Portanto, se você não tiver combustível suficiente no seu corpo ao se exercitar, vai degradar outros tecidos, *mas não a musculatura ativa* — ou seja, a musculatura que está sendo exercitada.

Nos dias em que se exercitar em jejum, você deve fazer uma refeição de recuperação 30 minutos após o exercício. Isso limitará qualquer perda muscular e danos aos tecidos por causa do exercício. O ideal é proteína do soro do leite de alta qualidade e rápida assimilação.

Depois que você estiver totalmente adaptado, poderá alternar entre os modos de fartura e escassez. Experimente comer frutas frescas (não sucos) antes de fazer exercício — o seu corpo usará o açúcar como combustível, em vez de armazená-lo como gordura. Isso vai eliminar alguns dos problemas do excesso de frutose e, ao mesmo tempo, permitir que você obtenha os benefícios biológicos associados ao consumo de frutas frescas.

> Para colher os benefícios do jejum intermitente basta pular o café da manhã e se exercitar logo que se levantar pela manhã, com o estômago vazio.

Plano de ação

1. *Coma mais gorduras saudáveis e o mínimo possível de açúcares e de cereais.*
2. *Pare de comer e beber pelo menos 3 horas antes de ir para a cama.*
3. *Retarde o máximo que puder a primeira refeição do dia — pelo menos até o meio-dia.*
4. *Restrinja o consumo de calorias a um intervalo de 8 a 10 horas.*
5. *Faça exercício em jejum no intuito de melhorar a regeneração e o reparo muscular.*
6. *Depois que estiver adaptado a queimar gordura, você poderá alternar entre os modos de fartura e escassez.*

SAUDÁVEL	PREJUDICIAL
✓ Ovo caipira orgânico	✗ Arroz
✓ Abacate	✗ Massas
✓ Óleo de coco	✗ Pão
✓ A maior parte das castanhas, cruas, principalmente macadâmia e noz-pecã	✗ Açúcares
✓ Azeitona e azeite de oliva	✗ Agave
✓ Produtos lácteos crus orgânicos	✗ Mel
✓ Pular o café da manhã, jantar cedo e não comer mais tarde	✗ Fazer refeições frequentes durante todo o dia
✓ Fazer exercício logo que acordar pela manhã, antes de comer	✗ Comer muito carboidrato antes de fazer exercício

Tempo Gasto, Tempo Poupado

Ao pular uma ou duas refeições por dia, você terá muito mais tempo para se dedicar a outras coisas para as quais parece nunca ter tempo. Poderá economizar horas por semana.

Pode levar de algumas semanas a alguns meses passar a queimar gorduras como principal combustível. Mas, depois que isso acontecer, você terá uma enorme liberdade. Não precisará comer doces a fim de impedir uma queda dos níveis de glicose sanguínea. Isso apenas fará com que se sinta sem energia e cansado, pois ensinou o seu corpo a queimar gordura novamente sem esforço. Ele conseguirá queimar a gordura até a sua próxima refeição. Portanto, em vez de recorrer a alimentos prejudiciais à saúde, você será capaz de adiar a sua alimentação até ter acesso a alimentos saudáveis.

Princípio de Cura 4

Faça menos exercício e obtenha mais benefícios

Resumo

- Para ter uma velhice com saúde, mobilidade e sem dor é preciso movimentar-se com frequência e da maneira correta.
- Ficar menos tempo sentado é ainda mais importante do que fazer exercício com regularidade.
- Corrigir a má postura é uma boa estratégia para ter boa saúde.
- Os exercícios aeróbicos tradicionais são muito ineficazes e podem ser melhorados de modo substancial.
- Períodos curtos de exercícios intervalados de alta intensidade várias vezes por semana oferecem vantagens que os exercícios aeróbicos convencionais não oferecem.
- Treinamento de força e alongamento completam um plano de condicionamento físico abrangente.

Durante muitos anos cometi o erro de ignorar os perigos da má postura na posição sentada e do tempo prolongado de permanência nessa posição. Nos últimos anos, inúmeros estudos mostraram que mesmo que você esteja em ótima forma física e frequente a academia de cinco a sete vezes por semana ou seja um atleta de elite, se ficar sentado a maior parte do dia correrá um risco muito maior de ter morte prematura.[1]

Admito que, a princípio, não acreditei nesses estudos. Mas, diante das evidências crescentes, agora tenho plena convicção de que o risco de morte prematura é maior quando se fica sentado o dia todo.

Embora o exercício formal seja um componente vital de Cura sem Esforço (falarei mais sobre isso daqui a pouco), você não pode achar que terá ótima saúde se malhar algumas vezes por semana, mas passar a maior parte do dia sentado.

Eu sei o que você deve estar pensando: e como é que eu faço com o meu trabalho? Fico feliz em poder lhe dizer que você pode manter seu trabalho sedentário e conservar a saúde. Eu, por exemplo, fico sentado na frente do computador até doze horas por dia. Você só precisa incorporar os tipos de movimentos e ajustes posturais que eu aprendi com uma especialista da NASA, uma pesquisadora de renome internacional da Clínica Mayo e uma das maiores autoridades em postura.

Movimentos intermitentes:
reduzem os danos causados pela postura sentada

O fato de frequentar a academia algumas vezes por semana por uma hora não vai neutralizar as horas e horas que você passa sentado. É por isso que, ao adotar uma rotina diária de exercícios, você está colocando a carroça na frente dos bois. Primeiro você precisa aumentar de modo consciente os movimentos não associados a exercícios durante o dia. Depois que tiver adquirido esse hábito, poderá acrescentar exercícios estruturados.

A dra. Joan Vernikos, cientista e ex-diretora da NASA's Life Sciences Division [Divisão de Ciências da Vida da NASA], onde trabalhou durante trinta anos, avaliou os efeitos nocivos da microgravidade espacial nos astronautas. Em suas pesquisas, ela aprendeu que o sentar prolongado simula o ambiente de microgravidade do espaço e exerce muitos dos mesmos efeitos negativos sobre a saúde. "Não fomos feitos para ficar sentados o tempo todo. Fomos feitos para nos agachar. Fomos feitos para nos ajoelhar. Não tem nenhum problema em nos sentarmos, mas sentar de modo ininterrupto é ruim para nós", diz a dra. Vernikos. Em seu livro *Sitting Kills, Moving Heals*, ela apresenta uma explicação simples, porém científica, de por que a postura sentada tem um impacto tão grande sobre a saúde e ensina a combater esses efeitos nocivos.

Apesar de ter feito exercícios estruturados por mais de quarenta anos, o problema é que eu passava a maior parte do dia sentado. Embora eu estivesse fisiologicamente em ótima forma, o meu sistema musculoesquelético estava sendo afetado, pois eu sentia muitas dores e rigidez todos os dias, além de forte lombalgia. Na verdade, eu não conseguia ficar em pé ou andando por muito tempo sem sentir dor. Foi isso o que me atraiu no livro da dra. Vernikos.

O livro dela foi ao mesmo tempo uma revolução e um contrassenso. Ela descobriu que o simples fato de interrompermos com frequência os períodos que passamos sentados, ficando em pé, pode eliminar a maior parte dos efeitos colaterais negativos do excesso de tempo sentado. É preciso fazer isso cerca de 35 vezes por dia, o que, para a maioria das pessoas, significa ficar em pé a cada 15 minutos. Não podia ser mais fácil.

Você pode baixar um *timer* gratuitamente na internet. Mas o sinal sonoro de muitos deles pode causar sobressalto e perturbar o funcionamento das glândulas suprarrenais (por causa do estresse) se ouvido o dia todo. Existem várias opções para lembrá-lo de se movimentar a cada 15 minutos, de aplicativos gratuitos no telefone celular a pulseiras inteligentes que vibram com suavidade depois de algum período de inatividade. Encontre algo que lhe agrade e use.

A dra. Vernikos descobriu que não é o fato de alternar entre a posição sentada e posição em pé que faz bem para a saúde, mas sim a mudança de posição. É por isso que as mesas com regulagem de altura que permitem trabalhar em pé (estações de trabalho em pé) não são muito melhores que as mesas convencionais. O corpo humano foi projetado para funcionar melhor quando o tratamos e o alimentamos como faziam nossos ancestrais. Nenhum deles ficava sentado diante de uma mesa a maior parte do dia. Portanto, se você trabalha sentado como eu, é muito importante que tome medidas protetoras no intuito de evitar os danos inevitáveis provocados por seu trabalho. Não tem outra maneira de dizer isso: o excesso de tempo sentado prejudica o corpo.

A boa-nova é que você não precisa passar horas se movimentando todos os dias. O segredo é sair da posição sentada com frequência — basta se lembrar de ficar em pé. Ao alternar entre a postura sentada e a postura em pé, você muda a relação do seu corpo com a gravidade e estimula a sua força muscular, o seu fluxo sanguíneo e a sua resposta fisiológica de modo geral. Além disso, o *movimento e a mudança frequente de posição* também mudarão a sua relação com a gravidade.

> Para não ficar tempo demais sentado, o ideal é levantar-se mais ou menos a cada 15 minutos.

|CURA AVANÇADA SEM ESFORÇO|

Levante-se e mexa-se

Se você já está em forma, pode acrescentar um pouquinho mais de exercício ao seu dia, em vez de apenas ficar em pé. Pode se levantar a cada 15 minutos e fazer alguns movimentos saudáveis por mais ou menos 30 segundos a fim de estimular o seu fluxo sanguíneo. As opções de movimentos são quase ilimitadas. No meu site tem mais de trinta vídeos de exercícios curtos que você pode fazer: <http://fitness.mercola.com/sites/fitness/archive/2014/04/11/intermittent-movement.aspx>. É melhor mesclá-los, a fim de interromper a postura sentada com uma grande variedade de movimentos.

O dr. James Levine, estimado professor e pesquisador de obesidade da Clínica Mayo, é um dos maiores defensores dessa abordagem. Segundo ele, mais de 10 mil estudos documentam a importância de interromper as 8 horas em média que a maioria das pessoas passa sentada. Uma das melhores opções, e também uma das mais simples, pode ser usar uma estação de trabalho em pé. Se não for possível, tente andar por 10 minutos depois de cada hora que passar sentado. É preciso andar de hora em hora, e não de uma só vez. O rastreador de atividade (*fitness tracker*) é um novo produto que, segundo especialistas, até 2020 terá um mercado dez vezes maior que o de hoje. Esses rastreadores registram o número de passos que você deu e até mesmo o seu tempo de sono.

Preste atenção à postura

A postura exerce uma grande influência em vários sistemas orgânicos — circulatório, respiratório, digestivo, reprodutivo e musculoesquelético. A maneira como você se senta, fica em pé e se movimenta afeta a sua interação com a gravidade.

Compreendendo a biomecânica funcional do seu corpo e trabalhando a favor da gravidade, e não contra ela, você reduzirá sobremaneira as dores normais do envelhecimento. Terá flexibilidade, não sentirá dor à medida que envelhecer e poderá desfrutar de uma vida mais plena.

Quem abriu meus olhos para o poder da postura foi o dr. Eric Goodman, quiroprático que desenvolveu uma série de exercícios chamados *Foundation Training*, que eliminam a maior parte da dor nas costas.

Embora a recomendação convencional seja contrair a pelve para manter a coluna em forma de "S", essa não é uma postura natural. Uma postura muito melhor é com as costas retas, a área lombar relativamente plana e as nádegas um pouco salientes. Essa é a posição natural das crianças pequenas na maior parte das culturas tradicionais.

O ideal é *anteverter* a pelve — em outras palavras, girar a parte superior do quadril para a frente e para baixo. Será fácil fazer isso se você imaginar que tem um rabo. Não gire a parte superior do osso do quadril para trás —, isso faria com que o seu rabo ficasse entre as pernas. O melhor é deixar o rabo atrás de você. Se usar essa imagem visual, saberá em que direção mover a pelve.

Ao levar a pelve para trás (em *retroversão*), você perde cerca de um terço do volume da cavidade pélvica, comprimindo os órgãos internos. A postura primitiva, por outro lado, proporciona uma arquitetura ideal para os pulmões se movimentarem de maneira livre, além de deixar espaço suficiente para os órgãos digestivos e reprodutivos desempenharem bem suas funções.

Depois que tiver inclinado a pelve, quando estiver sentado é fundamental que deixe os ombros posicionados de modo correto. Para fazer isso, basta rolar um ombro para trás de cada vez.

Entender que a gravidade é uma força e fazer os devidos ajustes posturais também contribui para a saúde óssea. Os nossos ossos retêm cálcio em resposta à gravidade. Quando eles estão devidamente alinhados, são geradas pequeninas forças elétricas que fazem com que o cálcio permaneça nos ossos, em vez de passar para a corrente sanguínea. Quando os ossos são desalinhados no decorrer do dia, essas forças elétricas não são geradas. Como consequência, eles ficam fracos e mais predispostos a sofrer fratura. A densidade óssea obedece ao princípio "use-o [adequadamente] ou perca-o".

Não resta a menor dúvida de que, para que o nosso corpo desempenhe bem suas funções, precisamos aprender a otimizar a nossa postura.

Exercício formal

Embora movimento intermitente e boa postura sejam partes essenciais da equação de Cura sem Esforço, o ideal é também incluir exercício formal.

Benefícios do exercício formal

A principal razão é que o exercício regular ajuda a normalizar os níveis de glicose, insulina e leptina,[2] que, como já disse, é a melhora isolada mais importante que você pode promover a fim de evitar e tratar doenças crônicas. O exercício regular ajudará seus receptores de insulina e leptina a agirem com mais eficácia.

O exercício é bom também para outros sistemas orgânicos — tanto direta como indiretamente.

Músculos. O exercício aumenta as frequências cardíaca e respiratória, enviando mais sangue e oxigênio para os músculos, o que os torna fortalecidos e energizados. Além disso, quando você se exercita, produz microrrupturas nos músculos trabalhados, que ficam mais fortes e adquirem mais massa durante o processo de cicatrização. Mais exercício é igual a mais músculo.

Pulmões. À medida que seus músculos requerem mais oxigênio (quinze vezes mais do que quando você está em repouso), a sua frequência respiratória aumenta. Quando os músculos ao redor dos seus pulmões não conseguem se movimentar mais depressa, você atingiu o consumo máximo de oxigênio (VO_2 máx) — ou seja, a sua capacidade máxima de utilizar o oxigênio. Se você continuar a se exercitar ao longo do tempo, o seu VO_2 máx vai aumentar, o que significa que a sua respiração ficará mais eficiente.

Coração. Como eu disse, com a atividade física a sua frequência cardíaca aumenta, a fim de fornecer mais sangue oxigenado aos músculos. Quanto mais vezes você se exercitar, maior será a eficiência do seu coração. Como efeito colateral, essa maior eficiência também reduzirá a sua frequência cardíaca *em repouso*. Isso significa que o seu coração terá de trabalhar menos para desempenhar a sua função de circular o sangue, mesmo quando você *não* estiver se exercitando. Com o tempo, ocorrerá a formação de novos vasos sanguíneos, o que baixará a sua pressão arterial.

Cérebro. O maior fluxo sanguíneo também é bom para o cérebro, pois leva a uma melhora quase imediata de suas funções. É por isso que você se sente mais focado depois de malhar. Além disso, o exercício regular promove o desenvolvimento de novos neurônios, que ajudam a reforçar a memória e o aprendizado.

Diversos neurotransmissores também são desencadeados, como endorfinas, serotonina, dopamina, glutamato e GABA. Sabe-se que alguns desses neurotransmissores desempenham um papel no controle do humor. O exercício, na verdade, é uma das estratégias preventivas e terapêuticas mais eficazes para a depressão.

Articulações e ossos. A massa óssea atinge seu pico na idade adulta, depois disso começa a diminuir lentamente. Mas o exercício pode ajudá-lo a manter uma massa óssea saudável à medida que envelhece. Ele pode exercer um peso cinco ou seis vezes maior do que o seu peso corporal sobre os ossos, o que os torna mais fortes.

De fato, o exercício com carga é uma das maneiras mais eficazes de evitar osteoporose. Sem exercício, os ossos podem ficar porosos e moles e, como consequência, mais quebradiços.

Menos exercício é igual a mais

Se você é como a maioria das pessoas, uma das maiores dificuldades de manter um programa de exercícios é encontrar tempo para fazê-lo com regularidade. Mas a boa notícia é que talvez você nunca mais tenha de dar essa desculpa. Exercício, por definição, requer esforço, mas com as novas informações que vou lhe dar, você conseguirá encaixá-lo na sua agenda. Com apenas alguns minutos de exercícios por semana, você conseguirá melhorar de modo extraordinário o seu condicionamento físico e seus níveis de marcadores de saúde.

> Um número cada vez maior de evidências confirma que você pode reduzir significativamente o seu tempo de exercício e obter ainda mais benefícios.

É isso mesmo, eu disse "minutos".

Essa abordagem ao condicionamento físico de "obter mais benefícios em menos tempo" vem a calhar com o meu objetivo para você, leitor: oferecer maneiras eficazes de ajudar o seu corpo a desempenhar suas funções com a máxima eficiência, com o menor esforço — e interferência — possível da sua parte. Parece bom demais para ser verdade, eu sei. Durante quarenta anos também achei isso. Nessas quatro décadas, corri dezenas de milhares de quilômetros e passei milhares de horas fazendo exercícios aeróbicos tradicionais.

Hoje, acredito que, embora os exercícios aeróbicos sejam úteis, existem maneiras muito mais eficazes de melhorar a saúde com exercícios. Passar longos períodos correndo, caminhando ou fazendo exercícios aeróbicos na academia é relativamente ineficiente; os benefícios não compensam o tempo investido.

Peak Fitness: uma receita de vitalidade

Se você for a qualquer academia de ginástica, verá que a maioria das pessoas está usando os aparelhos de exercícios aeróbicos. Mas existe uma maneira *muito* mais eficaz de fazer exercício do que caminhar ou correr em uma esteira, ou de usar o elíptico, por uma hora. Chama-se *Peak Fitness*.

Peak Fitness (Condicionamento de Pico, em tradução livre) é o nome que dei a uma técnica que aprendi com Phil Campbell. Phil me ajudou a entender que ao não fazer exercícios de alta intensidade eu estava deixando de obter muitos benefícios. O programa *Peak Fitness* leva apenas 20 minutos. (Se você monitorar seus batimentos cardíacos durante esses 20 minutos, verá que ele atinge o pico oito vezes.) E, desses 20 minutos, *você só se faz exercício vigoroso por* **4 minutos**. Mas esses 4 minutos são *realmente* intensos.

A maioria das pessoas que adotam o programa *Peak Fitness* observa os seguintes benefícios depois de algumas semanas:

- Menor quantidade de gordura corporal
- Tônus muscular substancialmente maior
- Pele mais firme com menos rugas
- Maior velocidade e melhor desempenho atlético
- Atingimento muito mais rápido das metas de condicionamento físico

Mas esses nem são os maiores benefícios. Os exercícios do programa *Peak Fitness* podem melhorar cerca de 25% a sensibilidade à insulina com um investimento de apenas *algumas horas por mês*, ou seja, você pode melhorar de modo significativo a sua saúde sem ter de eliminar do seu calendário dezenas de horas de outros compromissos.

Lembre-se: normalizar o nível de insulina é a medida mais importante para otimizar a sua saúde geral e ajudar a prevenir todos os tipos de doença, como diabetes, doença cardíaca e câncer, entre outras.

Se Jeff Consegue se Exercitar, Qual é a sua Desculpa?

Ao longo da minha carreira, já tratei mais de 25 mil pacientes — mas um paciente em particular teve um impacto significativo sobre mim. Jeff tinha 39 anos e era portador de uma doença rara chamada doença de Cushing. Sua hipófise estava produzindo uma quantidade excessiva de hormônios que estimulam as glândulas suprarrenais. Sem tratamento, ele morreria por excesso de cortisol.

Antes de me procurar, ele havia ido à Universidade de Chicago para a retirada cirúrgica de um tumor na hipófise. Infelizmente houve uma complicação anestésica durante a cirurgia e, como resultado, ele ficou paralisado da cintura para baixo e perdeu o movimento das pernas.

Seu infortúnio não parava por aí. Por acidente, os cirurgiões pinçaram seu nervo óptico, o que também o deixou cego.

Aquela era uma tragédia evidente. Mas o que mais me impressionou em Jeff foi que, apesar de cego e paralisado da cintura para baixo, ele fazia exercício com regularidade com a parte superior do corpo enquanto estava sentado na cadeira de rodas. Ele compreendia perfeitamente o valor do exercício.

Isso calou fundo em mim. Se Jeff conseguia encontrar uma maneira de se exercitar, então qualquer um podia, sobretudo diante das descobertas do século XXI reveladas neste capítulo.

Peak Fitness estimula o hormônio do crescimento

O hormônio do crescimento humano (GH) é essencial para se ter saúde, força e vigor. Ele melhora de modo significativo a sensibilidade à insulina, estimula a perda de gordura e aumenta a massa muscular.

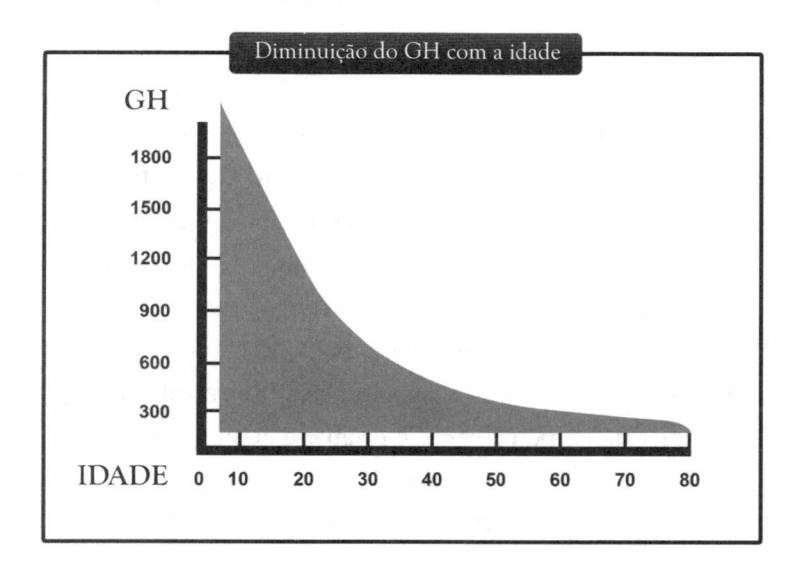

A partir da terceira década de vida, entramos na somatopausa, e os nossos níveis de hormônio do crescimento caem de modo extraordinário (veja o gráfico). Esse é um dos fatores que influenciam o processo de envelhecimento. Se você tem mais de 30 anos de idade, provavelmente tem níveis baixos desse importante hormônio. Mas se fizer os exercícios do programa *Peak Fitness*, poderá voltar a ter níveis próximos aos que tinha aos vinte e poucos anos.

Enquanto conseguir manter o seu corpo produzindo níveis saudáveis de hormônio do crescimento, terá boa saúde e força. Esse hormônio aumenta a massa muscular com tanta eficácia que muitos atletas profissionais gastam milhares de dólares por mês para injetá-lo, mesmo correndo o risco de serem banidos do esporte que praticam e de desenvolver câncer. Felizmente, você não precisa gastar dinheiro nem arriscar a sua saúde para obter esses benefícios. O treinamento intervalado de alta intensidade estimula de modo significativo a sua produção de hormônio do crescimento de uma maneira natural. Quando o seu corpo produz esse hormônio naturalmente, alças de retroalimentação impedem uma dose excessiva; portanto, não há maior risco de câncer.

O programa *Peak Fitness* estimula não apenas a produção de hormônio do crescimento, mas também do hormônio chamado fator neurotrófico derivado do cérebro (BDNF). Como disse na página 104, esse importante hormônio mantém o cérebro jovem e aguçado ao converter as células do tronco encefálico em novas células nervosas. Além disso, ele protege os neurônios cerebrais de alterações associadas ao desenvolvimento das doenças de Parkinson e Alzheimer.

Os benefícios do *Peak Fitness* não param por aí. Ele também influencia a produção de outros hormônios, como testosterona, adiponectina, peptídeo semelhante ao glucagon 1 (GLP-1), colecistocinina (CCK) e melanocortinas, além de melhorar a resistência à insulina e à leptina.

Tudo o que você precisa fazer é olhar a natureza em busca de dicas sobre o tipo ideal de exercício. As crianças e a maioria dos animais silvestres não correm maratonas nem levantam peso; eles se movem em grande velocidade por períodos bastante curtos e depois descansam. Isso é natural e, na minha opinião, lhes proporciona boa saúde e produção de hormônio do crescimento.

> Em 20 minutos ou menos, incluindo aquecimento e desaquecimento, o Peak Fitness fornece mais benefícios que 1 hora de exercícios aeróbicos.

Aumento da massa muscular

O *Peak Fitness* tem alguns efeitos benéficos para os músculos que outras formas de exercícios não têm. A fim de que você possa avaliar essa vantagem, vou falar um pouco sobre os mecanismos musculares.

O corpo humano tem três tipos de fibras musculares:

- **Fibras de contração lenta.** Essas fibras musculares vermelhas têm uma grande quantidade de capilares e mitocôndrias e, portanto, muito oxigênio (é por isso que são vermelhas). O treinamento aeróbico e o treinamento de força tradicionais trabalham *somente* as fibras de contração lenta.

- **Fibras de contração rápida.** Essas fibras brancas oxigenam-se com rapidez, mas são cinco vezes mais rápidas que as fibras de contração lenta. O treinamento de potência muscular, ou exercícios pliométricos baseados em explosão, recruta essas fibras musculares rápidas.
- **Fibras de contração super-rápida.** Essas fibras musculares brancas contêm uma quantidade muito menor de sangue e mitocôndrias. São elas que você usa ao realizar exercícios anaeróbicos com atividades de grande potência por curtos períodos, como picos de velocidade no elíptico, empurrar um trenó com carga ou subir escadas. Imagine o seu gato ou cão brincando: ele corre curtas distâncias, descansa e depois repete. O treinamento aeróbico de alta intensidade é a forma de exercício que recruta essas fibras super-rápidas. Elas são dez vezes mais rápidas que as de contração lenta *e fundamentais para a produção de hormônio do crescimento!*

Atualmente, a grande maioria das pessoas que fazem exercícios, inclusive muitos atletas, como maratonistas, treina usando sobretudo suas fibras musculares lentas. Isso faz com que as fibras super-rápidas diminuam ou se atrofiem, o que não é bom.

A fim de obter o máximo benefício cardiovascular é preciso trabalhar todos os três tipos de fibra musculares e seus sistemas de energia associados. Isso *não* pode ser feito com os exercícios aeróbicos tradicionais, que ativam *apenas* as fibras musculares de contração lenta. Se a sua rotina de exercícios não trabalha seus músculos brancos, você não está de fato trabalhando o seu coração da maneira mais benéfica. Isso porque o coração tem dois processos metabólicos:

- aeróbico, que requer oxigênio para combustível; e
- anaeróbico, que não requer oxigênio

O treinamento de força e os exercícios aeróbicos tradicionais trabalham somente o processo aeróbico, mas os exercícios intervalados de alta intensidade trabalham os processos aeróbico *e* anaeróbico, que é do que você precisa para obter os maiores benefícios cardiovasculares. Por esse motivo, pode ser que não alcance os resultados desejados com os exercícios aeróbicos tradicionais, mesmo que faça uma hora de esteira várias vezes por semana.

Embora o coração seja feito para trabalhar de modo intenso, o que o fortalece, ele foi projetado para fazer isso apenas *intermitentemente* e por curtos períodos — e não por uma hora ou mais de cada vez. Portanto, ao contrário do que se acredita, o exercício aeróbico prolongado desencadeia mecanismos inflamatórios que, na verdade, podem *prejudicar* o coração.

Programa *Peak Fitness*

Você pode começar um programa *Peak Fitness* com qualquer tipo de exercício. Embora o acesso a uma academia de ginástica ou a aparelhos de exercícios lhe dê um número maior de opções, não é necessário. Você pode fazer os exercícios com uma simples corrida.

O objetivo é fazer com que você atinja a sua frequência cardíaca máxima, calculada subtraindo-se a sua idade de 220 ($FC_{máx}$ = 220 − idade [anos]). É nesse ponto que a "mágica" acontece, desencadeando a liberação de hormônio do crescimento.

Se você vai usar aparelhos de exercício, recomendo começar com a bicicleta reclinada e depois passar para o meu aparelho preferido, o elíptico. Seja cauteloso ao fazer esteira, pois ela responde com mais lentidão às mudanças de velocidade, e é mais fácil cair dela quando se está cansado. O ideal são picos de velocidade ("sprints"), mas, se você não tomar cuidado, poderá distender os músculos posteriores da coxa ou outro músculo. Portanto, não deixe de fazer alongamento antes, prestando atenção especial aos músculos posteriores da coxa.

Aqui estão os princípios básicos:

- Faça 3 minutos de aquecimento.
- Exercite-se o mais rápido e vigorosamente que puder por 30 segundos. Você deve sentir a sensação de que não conseguiria continuar nem por mais 1 segundo.

- Recupere-se por 90 segundos, ainda em movimento, mas em um ritmo muito mais lento.
- Repita o ciclo de exercício de alta intensidade e recuperação mais sete vezes. (No início talvez você consiga fazer apenas *duas* ou *três* repetições dos intervalos de alta intensidade. À medida que o seu condicionamento físico melhorar, aumente as repetições até chegar a oito em uma sessão de 20 minutos.)
- Depois disso, desaqueça por 2 minutos diminuindo o ritmo do exercício que estava fazendo durante esses "picos de velocidade". Depois que estiver desaquecido, o seu tempo total de exercício será de 21 minutos (menos se você não fizer as oito repetições do ciclo de alta intensidade--descanso).
- Pode levar de algumas semanas a um mês para você fazer as oito repetições.

Após cada intervalo de 30 segundos de alta intensidade, o seu objetivo será atingir os seguintes marcadores:

- Será relativamente difícil respirar e quase impossível falar, porque você estará com débito de oxigênio.
- Você irá suar, em geral, a partir da segunda ou da terceira repetição, a menos que você tenha problema de tireoide e normalmente não transpire muito.
- A sua temperatura corporal subirá.
- O ácido lático aumentará, e você sentirá uma "queimação" muscular. Esse marcador vai desaparecer à medida que você ficar mais em forma, mas os três primeiros persistirão.

Faça esse exercício duas ou três vezes por semana. Uma frequência maior pode ser contraproducente, pois o seu corpo precisa se recuperar. Se sentir necessidade de fazer mais, em vez de aumentar a frequência exerça realmente o seu *esforço máximo* durante as duas ou três sessões semanais. A intensidade é *fundamental* a fim de obter todos os benefícios que o treinamento intervalado pode oferecer.

Se você tiver problema cardíaco ou qualquer outro problema de saúde, não se esqueça de perguntar ao médico se você pode fazer esse tipo de exercício. Os exercícios de alta intensidade são contraindicados no caso de algumas doenças.

Adicione variedade

A base do programa são exercícios de *Peak Fitness* duas ou três vezes por semana. Isso o deixará mais em forma do que a maioria da população. No entanto, para manter o seu corpo forte, flexível e livre de dor, você precisa incorporar outros elementos, como:

Treinamento de força. O treinamento de força (também chamado de exercícios com carga ou treinamento de resistência) promove melhoras em muitas áreas da saúde: é um dos "remédios" mais eficazes contra osteoporose. Ele tem efeito benéfico sobre a expressão gênica — não apenas retarda o envelhecimento em idosos, mas também faz com que a expressão gênica retorne aos níveis da juventude. Além disso, auxilia no controle da glicose e melhora a saúde cardiovascular. Ganhar mais massa muscular por meio do treinamento de força ajuda as pessoas a perderem o excesso de gordura e a evitarem a perda muscular relacionada à idade.

A fim de obter todos os benefícios do programa *Peak Fitness*, acrescente uma rotina de treinamento de força de uma a três vezes por semana. Você precisa fazer um número suficiente de repetições para exaurir seus músculos, portanto use uma carga suficiente para exaurir os músculos em menos de doze repetições, porém leve o bastante para você fazer pelo menos quatro repetições. É importante não exercitar os mesmos grupos musculares todos os dias. Em geral os músculos precisam de dois dias de repouso para se recuperar, reparar-se e voltar ao normal.

Alongamento. O seu corpo foi feito para se movimentar; por esse motivo, quando você fica sentado o dia todo, ele vai se enrijecendo aos poucos até perder a sua amplitude total de movimento. O sedentarismo deixa o seu corpo inflexível e suscetível à dor, principalmente dor lombar. Mesmo ao interromper a postura sentada em intervalos frequentes, seus músculos e suas articulações ainda têm de ser colocados na sua amplitude total de movimento a fim de permanecerem maleáveis e fortes. Por esse motivo, o alongamento desempenha um papel vital no plano Cura sem Esforço.

Meu tipo preferido de alongamento é o dinâmico, em que você mantém a posição por apenas 2 segundos enquanto usa ativamente os músculos para se mover na direção do alongamento. Por exemplo: deite-se de costas e levante uma perna reta. Use o músculo quadríceps (na parte anterior da coxa) para levar a perna o máximo possível na direção da cabeça, alongando assim os músculos posteriores da coxa.

Essa forma de alongamento (conhecida como Alongamento Ativo Isolado) trabalha com a composição fisiológica natural do corpo no intuito de melhorar a circulação e aumentar a elasticidade das articulações — que, assim, ajudarão o corpo a se reparar. Além disso, prepara o corpo para as atividades diárias, combatendo a rigidez com que tanta gente acorda todos os dias. Essa maneira fantástica de recuperar a flexibilidade é muito diferente do alongamento tradicional. Talvez o melhor de tudo é que leva apenas alguns minutos para alongar todos os principais grupos musculares.

Um aparelho muito útil para aumentar a flexibilidade é o Power Plate — uma plataforma mecânica que vibra de 20 a 40 vezes por segundo, em três dimensões. Esses movimentos aumentam a força da gravidade. Como os músculos respondem às forças exercidas sobre eles, o alongamento no Power Plate aumenta mais a flexibilidade do que o alongamento feito no chão.

Lembre-se do Yoga

O yoga é uma disciplina útil que inclui alongamento e oferece uma grande variedade de outros benefícios à saúde.

Pesquisadores da Universidade Duke analisaram recentemente mais de cem estudos sobre os efeitos do yoga na saúde mental. O autor do estudo, o dr. P. Murali Doraiswamy, professor de psiquiatria e medicina no Centro Médico da universidade, fez a seguinte declaração à revista *Time*:

> *A maioria das pessoas já sabe que o yoga produz uma espécie de efeito calmante. No aspecto físico, as pessoas se sentem melhor depois de fazer exercício. No aspecto mental, elas se sentem mais calmas, com a mente mais aguçada e talvez mais contentes. Nós achamos que estava na hora de tentar juntar tudo [a literatura especializada] [...] para ver se existem evidências suficientes de que os benefícios que as pessoas observam individualmente podem ser usados para ajudar os portadores de doença mental.*[3]

De acordo com as descobertas desses pesquisadores, parece que o yoga tem efeito positivo sobre:

- Depressão leve
- Distúrbios do sono
- Esquizofrenia (entre os pacientes que tomam medicação)
- Transtorno do Déficit de Atenção e Hiperatividade (entre os pacientes que tomam medicação)

Alguns desses estudos indicam que o yoga tem um efeito semelhante ao dos antidepressivos e da psicoterapia ao influenciar os neurotransmissores e estimular a serotonina. O yoga também exerce influência sobre a inflamação, o estresse oxidativo, o perfil lipídico e os fatores de crescimento.

A hora é agora!

Seja qual for o seu nível de condicionamento físico, você pode começar desse ponto e obter enormes benefícios para a sua saúde. Se você é sedentário ou está fora de forma por alguma outra razão, é imprescindível começar a usar melhor o seu corpo por meio de movimento regular, postura adequada e um programa inteligente de exercícios.

Uma das principais razões pelas quais as pessoas não aderem a um programa de exercícios é que elas "pegam pesado", vão muito rápido e acabam machucadas, doentes ou apenas exaustas. Portanto, comece devagar e vá aumentando aos poucos até que todos os elementos estejam incluídos. Seja paciente.

Não use a sua idade como desculpa. Nunca é tarde demais para assumir o controle da própria saúde; e movimento, boa postura e exercícios são componentes essenciais do bem-estar em qualquer idade.

Se você tem mais de 40 anos, é especialmente importante começar ou aumentar o seu programa de movimento. Sua força física, sua disposição, seu equilíbrio e sua flexibilidade começaram a entrar em declínio. Mas tudo o que eu apresentei neste capítulo pode ajudar a combater isso.

Minha mãe só começou a fazer exercício quando tinha 74 anos e, agora, aos 80, obteve melhoras significativas em força, amplitude de movimento, densidade óssea e clareza mental.

Não importa se você tem 18 ou 80 anos de idade. Garanto que uma rotina regular de movimento cuidadoso fará uma grande diferença no seu nível de energia e provavelmente em toda a sua perspectiva de vida.

Plano de ação

1. *Troque os exercícios aeróbicos por duas ou três sessões semanais de treinamento intervalado de alta intensidade. Isso equivale a uma hora de exercício por semana, distribuída em dois ou três dias.*

2. *De uma a três vezes por semana, faça algumas séries de exercícios de treinamento de força antes ou após o programa Peak Fitness, no intuito de manter uma rotina de dois ou três dias por semana de exercícios.*

3. *Realize alongamento várias vezes por semana – de três a sete. Incorpore à sua rotina diária uma sessão de alongamento de 10 minutos ao se levantar ou ao se deitar.*

4. *Se você trabalha sentado, tente se levantar de 15 em 15 minutos a fim de combater os efeitos negativos do excesso de tempo sentado.*

5. *Preste bastante atenção à sua postura. Aprenda a sentar-se, levantar-se e andar com a gravidade agindo a seu favor, e não contra você.*

SAUDÁVEL	PREJUDICIAL
✔ Ficar em pé ou mudar de posição mais ou menos a cada 15 minutos	✘ Ficar sentado por longos períodos todos os dias, mesmo que malhe várias horas por semana
✔ Deixar o cóccix saliente, fazendo com que a coluna fique em forma de "J"	✘ Contrair o cóccix
✔ Aumentar de modo gradual a intensidade dos exercícios (e variar os exercícios) com o tempo	✘ Fazer sempre os mesmos exercícios na mesma intensidade
✔ Realizar treinamento intervalado de alta intensidade	✘ Fazer longas horas de exercício aeróbico toda semana
✔ Priorizar o alongamento, o treinamento de força e os exercícios anaeróbicos (como intervalos)	✘ Ater-se a uma categoria de exercício

Tempo Gasto, Tempo Poupado

Se você se levantar, ou mudar de posição, a cada 15 minutos quando estiver trabalhando sentado, irá melhorar a sua saúde óssea, queimar mais calorias, trabalhar um número maior de músculos e queimar mais gordura, reduzindo o seu risco de morrer de modo prematuro.[4]

Princípio de Cura 5

Tome sol e
obtenha vitamina D

Resumo

- Assim como as plantas precisam da luz solar para crescer, nós precisamos da luz solar para ter boa saúde.
- A exposição solar criteriosa e regular reduz de modo substancial o risco de câncer e doença cardíaca e é a maneira ideal de obter vitamina D.
- No inverno, use uma câmara de bronzeamento artificial sem reatores eletromagnéticos ou tome vitamina D_3 por via oral.**
- A melhor maneira de verificar seus níveis de vitamina D é realizar exame de sangue de maneira periódica.

---

* O uso estético de câmaras de bronzeamento está proibido no Brasil desde 2009. Esse tipo de bronzeamento só é aceito em casos extremos de saúde, nos quais o paciente não pode se expor aos raios solares. (N.R.)

Nada melhor do que sentar-se em um local ensolarado, absorvendo os raios quentes do sol. Infelizmente, após décadas de informações erradas por parte de profissionais e dos meios de comunicação, é provável que você ache que o sol é prejudicial à saúde.

Por esse motivo, você evita o sol do meio-dia e, quando quer tomar um pouco de sol, besunta-se de filtro solar com alto fator de proteção (FPS). Talvez até tenha medo dos raios solares e faça das tripas coração para fugir deles. E quem é que poderia culpá-lo? As manchetes sobre melanoma causado por exposição ao sol fariam qualquer um querer se esconder sob uma pedra.

Infelizmente, ao fazer isso, você está se privando das fantásticas propriedades saudáveis do sol. Provavelmente você já sabe que a exposição ao sol estimula a pele a produzir vitamina D. Esse é apenas um dos benefícios. De certo modo, você é como uma célula fotovoltaica — extrai energia do sol. Assim como as plantas precisam da luz solar para se desenvolver, você precisa da energia solar para ter saúde. Um exemplo bem documentado é o transtorno afetivo sazonal (TAS), um tipo de depressão que ocorre no inverno, quando as pessoas não têm acesso regular à claridade do sol. A ciência ainda não descobriu todos os benefícios do sol, mais pode ter certeza de que existem outros.

Aqui estão seis benefícios dignos de nota, alguns dos quais pode ser que você nunca tenha ouvido falar. A exposição à luz solar pode:

- Proporcionar um bronzeado bonito e saudável
- Ajudar a reduzir a dor ao melhorar o humor e liberar endorfinas
- Ajudar a queimar gordura com mais eficiência[1]
- Aumentar o estado de alerta ao anoitecer e ajuda a regular os ciclos de sono[2]
- Liberar óxido nítrico,[3] um transmissor químico armazenado na pele importantíssimo para a manutenção de uma pressão arterial sadia,[4] prevenção de aterosclerose[5] e modulação da função do sistema imunológico[6]
- Tratar algumas doenças de pele, como psoríase,[7] vitiligo,[8] dermatite atópica[9] e esclerodermia[10]

Todos esses benefícios são fornecidos pela simples exposição ao sol! Tomar sol é de fato Curar sem Esforço. E isso é só o começo.

Benefícios da vitamina D

Entre todos os benefícios à saúde proporcionados pela exposição prudente ao sol, a vitamina D, produzida pela pele em resposta à radiação UVB, é o mais importante. Acredita-se que a vitamina D influencie 10% de dos nossos genes. Isso a torna essencial à manutenção da saúde!

A vitamina D desempenha um papel importante na prevenção de doença cardiovascular, pois, ao levar a pele a liberar óxido nítrico, ajuda a reduzir de maneira significativa a hipertensão e o risco de infarto e acidente vascular cerebral (AVC).

A vitamina D também atua com a vitamina K (falo mais sobre isso na página 148), a fim de ajudar o organismo a absorver o cálcio dos alimentos e, depois, afastá-lo das artérias (pois ele pode causar o endurecimento das artérias, um perigoso precursor de doença cardíaca) e direcioná-lo para os ossos.

Um estudo realizado em 2008 acompanhou quase 1.800 homens por cerca de cinco anos e constatou que aqueles com níveis baixos de vitamina D (menos de 15 ng/ml) tinham uma probabilidade significativamente maior de desenvolver doença cardiovascular do que aqueles com níveis acima de 15 ng/ml; quanto mais baixo o nível sérico, maior era o risco.[11] Como a doença cardiovascular ainda é a doença que mais mata (um pouquinho acima do câncer) nos Estados Unidos,[12] esse importante benefício tem o poder de salvar muitas vidas.

De modo trágico, cerca de 70% dos norte-americanos e até 1 bilhão de pessoas em todo o mundo têm níveis baixos de vitamina D. Estes são alguns dos efeitos colaterais de níveis muito baixos de vitamina D:

- Dois estudos recentes realizados com crianças em estado crítico de saúde descobriram que a deficiência de vitamina D é muito comum em crianças doentes e que está associada com pior resultado e maior período de internação hospitalar.[13] Estudos anteriores já haviam relacionado deficiência de vitamina D com pior resultado em paciente adultos em estado crítico.[14]

- Idosos frágeis com baixos níveis de vitamina D correm maior risco de morte, de acordo com os pesquisadores da Universidade do Estado do Oregon.[15]
- Mais de duzentos estudos epidemiológicos testaram e confirmaram as teorias que ligam deficiência de vitamina D com câncer. O câncer de mama chegou a ser descrito como "síndrome de deficiência de vitamina D". Anteriormente, pesquisadores já haviam mostrado que, quando os níveis de vitamina D são corrigidos para níveis ideais, o risco de dezesseis tipos de câncer cai pela metade, inclusive cânceres de pâncreas, pulmão, ovário, mama, próstata e pele.
- Vários estudos revelam que a vitamina D pode até mesmo reduzir o risco de cáries.[16]

Talvez o maior benefício da vitamina D seja o de reduzir o risco de morte por *qualquer* causa. Na verdade, os benefícios da vitamina D para a saúde são tão espantosos que eu acredito piamente que otimizar seus níveis pode ser uma das coisas mais importantes que você pode fazer para melhorar e manter a sua saúde.

Tenho usado suplementação de vitamina D e exposição sensata aos raios solares a fim de tratar pacientes com diversas doenças, como câncer de próstata, depressão, autismo, artrite reumatoide, asma, eczema e distúrbios digestivos.

Um desses pacientes, James, tinha doença de Crohn havia dez anos. Ele já havia tentado diversas dietas especiais e tomado medicamentos controlados, mas sua vida era uma verdadeira montanha-russa de leves melhoras seguidas de fortes recaídas. Por causa da doença, ele havia sido hospitalizado várias vezes.

James era programador de computador e passava a maior parte do tempo em ambientes fechados. Ele começou a passar mais tempo em ambientes abertos em pleno sol e a tomar 3.000 UI de vitamina D_3 por dia. Em oito semanas ele pôde abandonar o medicamento que tomava, prednisona. Depois de seis meses seu intestino estava funcionamento normalmente, suas lesões cutâneas haviam cicatrizado e seu nível de energia estava nas alturas.

Como é que uma vitamina pode ter tantos benefícios?

A vitamina D influencia o DNA por meio dos receptores de vitamina D (RVD), que se ligam a locais específicos do genoma humano. Os cientistas identificaram *quase 3 mil genes* influenciados pelos níveis de vitamina D e descobriram que os receptores estão distribuídos por todo o corpo humano. Não admira que, seja qual for a doença estudada, a vitamina D parece desempenhar um papel fundamental.

Uma explicação parcial é que a vitamina D, na verdade, não é uma vitamina, mas um poderoso hormônio esteroidal. A vitamina D_3 não é encontrada na maioria dos alimentos, mas influencia quase todas as células do nosso corpo. Elevar os níveis de vitamina D é uma das estratégias de prevenção de câncer mais eficazes da natureza.

Mas a exposição solar não vai abrir a porta para o melanoma?

A exposição solar tem sido sistematicamente associada ao câncer de pele, mas na verdade existem fartas evidências do contrário. Antes de falar sobre melanoma, porém, vamos analisar os três tipos mais comuns de câncer de pele. Eles são denominados de acordo com o tipo de célula afetada:

- **Carcinoma basocelular (CBC).** O carcinoma basocelular tem origem nas células basais da epiderme, em geral no rosto. É a forma mais comum de câncer de pele e o tipo mais comum de câncer em seres humanos. É também o câncer de pele com menor probabilidade de disseminação.[17]
- **Carcinoma de células escamosas (CCE).** O carcinoma de células escamosas começa nas células escamosas, em especial no rosto, no pescoço, nas orelhas, nos lábios e nas costas das mãos. Tem uma tendência um pouco maior de crescer e se espalhar do que o CBC.
- **Melanoma.** Tem origem nos melanócitos, as células que produzem o pigmento melanina (responsável pelo bronzeamento). A melanina protege as camadas mais profundas da pele da radiação excessiva. O melanoma é o tipo de câncer de pele que mais tende a se disseminar para outras partes

do corpo e causa mais mortes do que qualquer outro tipo de câncer de pele. No entanto, o risco de morrer por causa de um melanoma é muito menor do que o de morrer de doença cardiovascular.

O dr. Robert Heaney, professor de endocrinologia na Universidade Creighton, Estados Unidos, é um dos maiores especialistas em vitamina D do mundo. Quase não existem evidências de que a exposição solar aumenta o risco de desenvolver melanoma, diz ele, e na verdade existem evidências contundentes do contrário:[18]

- Houve uma epidemia de melanoma entre pessoas que trabalham em *ambientes fechados*. A exposição aos raios ultravioleta (UV) dessas pessoas é de três a nove vezes *menor* do que das pessoas que trabalham ao ar livre; no entanto, apenas as pessoas que trabalham em ambientes fechados apresentam índices crescentes de melanoma — e esses índices têm subido desde antes de 1940.[19]
- O melanoma é mais comum em partes do corpo que não são expostas ao sol do que nas partes expostas. Em 75% dos casos ocorre em áreas que não costumam ser expostas ao sol.
- O melanoma, com frequência, é diagnosticado de maneira errada — os "índices crescentes de melanoma" sobre os quais você deve ter ouvido falar na verdade são índices crescentes de lesões não cancerosas mínimas.[20]
- A mortalidade por melanoma na verdade diminui com a maior exposição solar.[21]
- A incidência de melanoma tem aumentado, mas, ao mesmo tempo, as pessoas têm ouvido os especialistas e diminuído sua exposição solar. O mais provável é que o aumento na incidência esteja relacionado com níveis mais baixos de vitamina D, pois existem boas evidências de que a vitamina D retarda o risco de melanoma.

Mas se a exposição solar não causa melanoma, o que é que causa?

O *verdadeiro* papel
do sol no melanoma

Em todas as doenças graves, diversos fatores interagentes — como alimentação ruim, toxinas ambientais, estresse e sono insuficiente — "bagunçam" o sistema imunológico.

Um fator nutricional com frequência negligenciado, porém, é a relação entre gorduras ômega-6 e ômega-3. Em 2001, uma revisão abrangente publicada pela Academia Nacional de Ciências dos Estados Unidos mostrou que é muito importante otimizar a relação ômega-6:ômega-3 a fim de reduzir a ocorrência de cânceres de pele.[22] Em um estudo australiano publicado há mais de vinte anos, os participantes que comiam peixe regularmente, ricos em gorduras ômega-3, apresentaram redução de 40% de melanoma. Na época dos nossos antepassados, essa relação variava de 5:1 a 1:1. Mas com todo o processamento industrial dos alimentos hoje em dia, atualmente é de 20:1 a 50:1.

Portanto, é importante não apenas consumir mais gorduras ômega-3, mas também reduzir de maneira substancial o consumo de gorduras ômega-6. Isso reduzirá vigorosamente o seu risco de desenvolver melanoma. Além disso, alimentos mais densos em nutrientes, como brotos de sementes de girassol e vegetais fermentados (como sugeri no Princípio de Cura 2), fornecerão ao seu organismo os micronutrientes benéficos que conferem uma poderosa proteção antioxidante contra o excesso de ômega-6.

Como disse o dr. Heaney, o sol parece desempenhar um papel significativo, mas não aquele de que você ouviu falar: na verdade o melanoma pode significar uma exposição insuficiente ao sol! Estudos mostram que a mortalidade por melanoma *diminui* após exposição aos raios ultravioleta. Além disso, as lesões melanocíticas não predominam na pele exposta ao sol; é por isso que os filtros solares são ineficazes na prevenção dessas lesões. A exposição à luz solar, sobretudo aos raios UVB — ou melhor, a vitamina D que o organismo produz em resposta aos raios UVB — protege contra o melanoma.

Conclusão: se você evitar o sol, o seu risco de ter deficiência de vitamina D será muito maior. Isso aumentará as suas chances de ter melanoma, bem como as duas principais causas de morte, doença cardíaca e câncer. Os riscos associados à deficiência de vitamina D são *muito maiores* que os associados ao carcinoma basocelular ou ao carcinoma de células escamosas, muito mais benignos do que a deficiência de vitamina D.

Exposição solar

A fim de entender esse processo, imagine que a sua pele é um painel solar. Se você colocar uma camisa sobre o painel solar, ele não vai gerar nenhuma eletricidade.

Muitas pessoas acreditam, de maneira errada, que podem obter uma quantidade suficiente de vitamina D expondo o rosto e os antebraços ao sol durante alguns minutos por dia. Mas a exposição do rosto e dos antebraços está longe de ser suficiente para fazer com que níveis de vitamina D fiquem em uma faixa adequada. Para os melhores benefícios, tente ter pelo menos 40% da pele descoberta.

A maioria das pessoas que vivem nos Estados Unidos só consegue obter UVB suficiente do sol durante cerca de seis meses do ano. No restante do tempo o UVB que penetra na atmosfera não é suficiente para produzir vitamina D — mesmo que a pessoa fique ao ar livre o dia todo praticamente sem roupa (o que é impossível no inverno de Chicago!). (Visite www.mercola.com/article/vitamin-d-resources.htm para ver um gráfico sobre síntese de vitamina D.)

O outro problema é que a maioria de nós tem de trabalhar, e o nosso trabalho costuma nos manter em ambientes fechados cinco dias por semana. Você pode se expor ao sol nos dias de sem na indo ao trabalho a pé e fazendo o intervalo do almoço ao ar livre — mas lembre-se de que quanto maior a área de pele exposta, mais vitamina D você irá produzir. Um estudo australiano realizado em 2014 constatou que a exposição da pele era o fator que mais influenciava os níveis de vitamina D, mais ainda que a latitude e a estação do ano.[23]

A produção de vitamina D_3 na pele varia dependendo de diversos fatores:

Idade

Em geral, após os 50 anos de idade, a capacidade do corpo de converter a radiação UVB em vitamina D vai ficando cada vez menor.

Reflexão

Água, neve, gelo e vidro nas proximidades podem amplificar o número de raios UVB que atingem a pele.

Altitude

Quanto maior a altitude, maior a intensidade dos raios solares, e de menos tempo você vai precisar para produzir vitamina D.

Estação do ano

Quando o sol está a menos de 50 graus acima do horizonte, quase todos os raios UVB são defletidos pela atmosfera.

Cor da pele e/ou nível de bronzeamento atual

Quanto mais escura for a sua pele, de mais exposição solar você vai precisar para manter níveis ideais de vitamina D.

Nuvem e neblina

Ambos bloqueiam os raios UVB.

Filtro solar

Quase todos os filtros solares impedem que os raios UVB penetrem na pele.

Latitude

A sua localização na Terra afeta a altura do sol no céu e, como consequência, a quantidade de raios UVB que atingem o chão.

Hora do dia

Quanto mais alto estiver o sol, mais raios UVB atingirão o chão. O período ideal para a produção de vitamina D pela exposição solar é quando o sol está mais alto. Se ele estiver baixo demais, a camada de ozônio filtrará a maior parte dos raios UVB.

Camada de ozônio

O ozônio filtra os raios UVB. Você pode produzir a sua dose diária de vitamina D em poucos minutos onde o ozônio é fino — depois, cubra-se rapidamente para não se queimar.

Peso

Quanto mais gordo você for, maior será a sua necessidade de vitamina D.

Diretrizes para exposição solar prudente

Se você tem pele clara, a cor da sua pele lhe dirá quando você já tomou sol suficiente e está na hora de ir para a sombra (ou colocar calça, camisa de manga comprida e chapéu). Exponha-se ao sol apenas o tempo suficiente para a sua pele adquirir um leve tom rosado, ou um pouquinho mais escuro se você for moreno. Continuar a exposição aos raios UV além da dose mínima necessária para produzir uma leve vermelhidão na pele não vai aumentar a sua produção de vitamina D. No entanto, vai aumentar o seu risco de lesão cutânea, fotoenvelhecimento e cânceres benignos de pele. (E, repito, se você ainda está preocupado com a possibilidade de ter melanoma, lembre-se de que a exposição solar, na verdade, está associada com menor incidência de melanoma e que muitos melanomas ocorrem na pele que não foi exposta ao sol.)

Na pele branca, em geral isso ocorre depois de 10 a 20 minutos de exposição aos raios ultravioletas em condições normais. A pele escura pode levar de três a seis vezes mais para atingir a concentração adequada de vitamina D. Por que a cor da pele é um fator? Porque a melanina, o pigmento responsável pela cor da pele, é um potente filtro de radiação ultravioleta, inclusive dos raios UVB que produzem vitamina D. Portanto, se você ou seus ancestrais imediatos são da África, da Índia ou do Oriente Médio e você tem pele escura, saiba que precisa de períodos mais longos de banho de sol sem filtro solar para manter níveis adequados de vitamina D.

Nos primeiros dias da estação, quando está quente o bastante para começar a vestir *shorts* e camiseta, você deve limitar a sua exposição solar. Assim, as células pigmentares do seu corpo vão adquirir maior capacidade de produzir a pigmentação protetora que não apenas lhe dá um bronzeado, mas também ajuda a protegê-lo da exposição solar excessiva.

Se você tem tendência a se queimar, deve limitar a sua exposição inicial a alguns minutos, sobretudo no meio do verão. Quanto mais bronzeada ficar a sua pele e/ou quanto mais bronzeado você quiser ficar, mais tempo poderá ficar no sol. Se estiver no começo ou no final da estação e/ou você tiver pele escura, provavelmente poderia ficar exposto com segurança por 30 minutos no início. Mas é melhor pecar por excesso de cuidado: faça com que seu principal objetivo nunca seja ficar queimado de sol.

Proteja o rosto e os olhos

A pele do rosto em geral é muito mais fina do que a de outras áreas do corpo. Além disso, a área do rosto é pequena, portanto não vai contribuir muito para a produção de vitamina D. Recomendo de modo enfático que você proteja essa área frágil; a pele do rosto é muito mais suscetível a fotodanos e rugas prematuras. Use um bloqueador solar seguro nessa área ou coloque um chapéu para manter sempre seus olhos na sombra, como faço quando estou ao ar livre tentando aumentar meus níveis de vitamina D. Às vezes nós nos esquecemos das coisas mais simples, como usar um chapéu.

Filtros solares e cremes hidratantes

Não use filtro solar quando estiver tomando sol para produzir vitamina D. Se precisar hidratar a pele, use um hidratante seguro *sem* fator de proteção solar (FPS). Óleo de coco orgânico irá hidratar a sua pele e, ao mesmo tempo, diminuir o apetite e melhorar a sua função tireoidiana. Lembre-se de que se o seu hidratante tiver fator de proteção solar, ele irá bloquear os raios UVB e impedir que o seu corpo produza vitamina D. Se ficar ao ar livre pelo resto do dia, fique na sombra e cubra de maneira apropriada a pele exposta com roupas. Se quiser permanecer sob o sol, passe uma loção com FPS 15, não tóxica, na área descoberta. Evite se queimar!

Se usar filtro solar, escolha o produto com cuidado. Muitos filtros solares contêm substâncias químicas que você não gostaria que fossem absorvidas por seu organismo. De acordo com o Guia de Filtros Solares do Environmental Working Group, de 2014, cerca de 75% dos filtros solares contêm ingredientes potencialmente prejudiciais, como oxibenzona e retinil palmitato.[24]

Quando for comprar um filtro solar, procure um que tenha óxido de zinco e/ou dióxido de titânio na sua composição: esses dois minerais naturais protegerão a sua pele dos raios ultravioletas formando uma barreira física e refletindo e dispersando os raios UV para longe do seu corpo. Outros ingredientes benéficos em um filtro solar são hidratantes naturais (como óleo de jojoba, óleo de coco ou manteiga carité) e antioxidantes (como extrato de chá verde ou astaxantina). Tenho orgulho do filtro solar totalmente natural que vendemos no Mercola.com. Para outras opções, e para a versão mais recente do guia de filtros solares, visite o site do Environmental Working Group (www.ewg.org).

Proteja a sua Pele de Dentro para Fora

Usar um "protetor solar interno" é uma alternativa aos bloqueadores solares tópicos.

Segundo o dr. John Cannell, do Conselho de Vitamina D (*Vitamin D Council*), tomar 10.000 UI por dia durante vários meses antes de começar a tomar sol ajuda a prevenir queimadura. A maioria das pessoas que têm níveis elevados de 25(OH)D — a precursora da vitamina D conhecida como 25-hidroxivitamina D, que os rins convertem em uma forma usável de vitamina D e o exame de sangue para dosagem da vitamina D mede — lhe dirá que a pele delas reage de modo diferente ao excesso de sol.

Além disso, a astaxantina — um potente antioxidante derivado de algas — oferece proteção eficaz contra os danos do sol quando tomada como suplemento diário. Ela também pode ser usada topicamente, e diversos filtros solares contêm astaxantina. Alguns filtros solares também estão começando a usar astaxantina na sua composição a fim de ajudar a proteger a pele de possíveis danos solares.

O que fazer em caso de queimadura de sol

A Aloe vera é um dos melhores remédios para queimadura de sol, pois é rica em gliconutrientes poderosos que aceleram o processo de cicatrização. É melhor usar o gel fresco de uma folha da planta, mas existem produtos comerciais com Aloe vera ativa. Procure um que tenha o selo do International Aloe Science Council (IASC), o qual certifica produtos contendo Aloe vera verdadeira não adulterada. O ideal é que você siga as diretrizes para bronzeamento seguro e, portanto, não precise dela, mas acidentes acontecem.

Evite se bronzear através da janela

Ficar exposto aos fortes raios solares em ambientes fechados certamente é bom para a sua saúde emocional, mas se bronzear através da janela não vai aumentar seus níveis de vitamina D. Os raios UVA têm um comprimento de onda longo que penetram materiais com facilidade, como a atmosfera terrestre e o vidro da janela. Mas o comprimento de onda dos raios UVB que produzem vitamina D são muito mais curtos e menos energéticos do que os raios UVA, e a maioria não consegue atravessar o vidro da janela. Quando você fica exposto ao sol através janelas — no escritório, em casa ou no carro —, recebe raios UVA, mas praticamente nenhum dos benéficos raios UVB.

Muitas pessoas ficam surpresas ao saber que o bronzeamento através da janela, na verdade, aumenta o risco de alguns cânceres de pele. Os raios UVA destroem a vitamina D_3 e aumentam o estresse oxidativo. A exposição aos raios UVA é um dos principais responsáveis pelo câncer de pele, e também pode aumentar o fotoenvelhecimento. É também o que faz com que você fique bronzeado. A maioria das pessoas não percebe que pode obter vitamina D sem escurecer de maneira significativa a pele, pois o comprimento de onda dos raios UVB não estimula a melanina a produzir bronzeamento.

Em geral, quando você se bronzeia ao sol obtém raios UVA e UVB ao mesmo tempo, pois a luz do sol é composta aproximadamente por 95% de raios UVA e 5% de raios UVB. Essa proporção fornece um equilíbrio natural, pois os raios UVB produzem vitamina D, que, por sua vez, ajuda a proteger o corpo dos raios UVA, os quais penetram de modo mais profundo na pele, são responsáveis pelo fotoenvelhecimento e provocam danos que podem causar câncer de pele. Mas quando você está em um ambiente fechado e se expõe à luz solar filtrada pelo vidro da janela, aumenta o seu risco de ter câncer de pele, porque, enquanto os raios UVA estão destruindo seus níveis de vitamina D_3, você não obtém nenhum dos benefícios dos raios UVB. Essa é uma das razões pelas quais muitas pessoas que dirigem por longas horas contraem câncer de pele no braço que fica do lado da janela do carro.

Câmaras de bronzeamento

A exposição sensata ao sol é, sem dúvida alguma, a melhor maneira de obter vitamina D. Não tenho nenhuma dúvida de que é muito melhor obter vitamina D naturalmente, a partir do sol, do que por meio de um comprimido. Porém, para muita gente isso é impossível durante a maior parte do ano. Com câmaras de bronzeamento, você pode simular o mesmo processo que ocorre quando obtém vitamina D do sol.

A maior parte dos equipamentos de bronzeamento usa reatores magnéticos, mas eles são fontes conhecidas de campos eletromagnéticos, que podem contribuir para o desenvolvimento de câncer. Se você ouvir uma espécie de zumbido quando estiver em uma câmara de bronzeamento, saiba que ela tem um sistema de reatores eletromagnéticos. Recomendo de modo enfático que você evite esse tipo de câmara e escolha uma que usa reatores eletrônicos. Esses aparelhos são praticamente silenciosos.

Outro fator que deve ser levado em consideração na escolha de uma câmara de bronzeamento é o tipo de luz emitido. Existem duas categorias principais de radiação ultravioleta – UVA e UVB. Cada uma delas tem um comprimento de onda diferente e afeta o seu corpo de maneiras diferentes. A radiação UVB é a forma que estimula a pele a produzir vitamina D_3. Quando a radiação UVB atinge a superfície da pele, a pele converte um derivado do colesterol em vitamina D_3. A maioria das pessoas não percebe que pode obter vitamina D sem escurecer de modo significativo a pele, pois o comprimento de onda da radiação UVB não estimula o pigmento melanina a produzir bronzeamento.

A radiação UVA atua de maneira diferente. É o que faz com que você fique bronzeado. Ela penetra de modo mais profundo na pele e desencadeia um bronzeamento, mas não produz vitamina D. Na verdade, ela destrói parte da vitamina D formada na pele pela UVB.

Portanto, você precisa encontrar uma câmara de bronzeamento que emita uma boa porcentagem de raios UVB. Em geral as câmaras emitem entre 3% e 10% de raios UVB – quanto mais, melhor. Algumas emitem apenas UVB.

Essas câmaras não fazem muito sucesso, pois os raios UVB não bronzeiam. A maior parte do setor de bronzeamento valoriza os raios UVA acima de todos os outros, pois são eles que levam ao bronzeamento. Portanto, é provável que você tenha de pesquisar para encontrar uma (e que use reator eletrônico). A melhor maneira de descobrir se o estabelecimento tem o que você precisa é telefonando e pedindo para conversar com o gerente.

Depois que estiver deitado na câmara de bronzeamento, proteja o rosto. A pele do rosto é mais fina do que a pele do resto do corpo, por isso é mais suscetível aos danos solares. Fique na câmara apenas o tempo suficiente para que a sua pele se torne ligeiramente rosada. Essa é a indicação visível de que a pele começou a produzir vitamina D. Assim como no banho de sol natural, você não vai querer ficar muito tempo e se queimar.

É possível comprar uma câmara de bronzeamento, mas em geral elas são bem caras, por isso não é uma opção para todo mundo.

Suplementos de vitamina D

Como eu disse, a melhor maneira de aumentar os níveis de vitamina D é por meio de exposição sensata ao sol; a câmara de bronzeamento de UVB vem em segundo lugar. Mas se essas opções não estiverem ao seu alcance, você deve tomar suplemento oral.

Que dose que você deve tomar? A dose que fizer com que, no exame de sangue de 25-hidroxivitamina D, seus níveis séricos fiquem entre 50 e 70 ng/ml. Isso vale para todo mundo, de recém-nascidos a centenários.

As respostas à vitamina D variam de modo substancial de uma pessoa para outra, portanto a melhor maneira de saber qual é a sua dose correta é fazendo um exame de sangue. Uma dose inicial segura para a maioria dos adultos é de 5.000 UI por dia. Antigamente havia muita preocupação com a toxicidade da vitamina D, mas hoje sabemos que essa preocupação era infundada: não existe quase nenhum perigo de toxicidade nesse nível seguro. Na verdade, um número surpreendente de pessoas precisa de mais de 20.000 UI de vitamina D por dia a fim de atingir os níveis sanguíneos ideais.

Se tomar suplementos de vitamina D, tome também vitamina K_2

Se você estiver tomando suplementos orais de vitamina D, é bom tomar também vitamina K_2. Ela movimenta o cálcio para as áreas adequadas do corpo e ajuda a deslocar o cálcio dos vasos sanguíneos e tecidos moles, o que poderia endurecê-los, para os ossos e dentes, para aumentar a sua densidade.

Na verdade, é a deficiência de vitamina K_2 que produz os sintomas de toxicidade da vitamina D, como calcificação inadequada que pode levar ao endurecimento das artérias.[25] Quando você toma vitamina D, o seu organismo produz mais proteínas dependentes de vitamina K_2 que movimentam o cálcio pelo seu corpo. Sem a vitamina K_2, essas proteínas permanecem inativadas e, como consequência, não conferem benefícios. Portanto, lembre-se: se você tomar suplemento de vitamina D, irá gerar uma maior demanda por vitamina K_2. Juntos, esses dois nutrientes ajudarão a fortalecer os seus ossos e a melhorar a sua saúde.

Embora a proporção ideal entre vitamina D e vitamina K_2 ainda não tenha sido definida com precisão, a dra. Kate Rhéaume-Bleue, autora de *Vitamin K2 and the Calcium Paradox: How a Little-Known Vitamin Could Save Your Life*, sugere de 100 a 250 microgramas (mcg) de K_2 diariamente.

O site GrassrootsHealth.net tem um quadro com a quantidade de vitamina D_3 necessária para que se possa atingir os níveis ideais, com base nos níveis atuais.

Plano de ação

1. *Sempre que o tempo estiver quente, exponha pelo menos 40% do corpo aos raios solares, seguindo as diretrizes para bronzeamento seguro, por tempo suficiente a fim de que a sua pele fique rosa (se você tiver pele clara) ou um tom um pouquinho mais escuro (se tiver pele mais escura).*

2. *Veja quais são as opções de bronzeamento seguro na sua área, no intuito de saber em que épocas do ano o sol não está forte o bastante para produzir vitamina D.*

3. *Se não puder toma sol suficiente nem ficar em uma câmara de bronzeamento, analise a possibilidade de tomar 5.000 UI de vitamina D_3 e de 100 a 250 mcg de vitamina K_2 por dia.*

4. *Monitore seus níveis de vitamina D fazendo exames de sangue pelo menos duas vezes por ano e ajuste a sua exposição solar e a sua dose de suplemento a fim de atingir níveis sanguíneos entre 50 e 70 ng/ml.*

SAUDÁVEL	PREJUDICIAL
✔ Expor pelo menos 40% da pele ao sol apenas até que ela se torne rosa (ou um tom um pouquinho mais escuro se você tiver pele escura)	✘ Passar protetor solar o tempo todo ou usar roupas que cubram a maior parte da pele
✔ Tomar sol perto do meio-dia solar (13h00 no horário de verão), pois os raios UVB são mais prevalentes nesse horário	✘ Ficar exposto ao sol através do vidro ou toma sol quando ele estiver baixo no céu (e os raios UVB são menos abundantes)
✔ Tomar suplementos orais de vitamina D_3	✘ Tomar suplementos de vitamina D_2
✔ Acrescentar vitamina K_2 se estiver tomando vitamina D_3 oral	✘ Tomar suplementos de vitamina D_3 sem tomar também vitamina K_2
✔ Usar filtros solares à base de minerais quando tiver de ficar sob o sol direto com pouca roupa	✘ Usar filtro solar à base de substâncias químicas
✔ Verificar seus níveis de 25(OH)D — com o auxílio de um médico — regularmente, até atingir níveis adequados e, depois disso, anualmente	✘ Não monitorar seus níveis de vitamina D

Princípio de Cura 6

Cuide da sua saúde intestinal

Resumo

- O número de bactérias existentes no seu intestino é dez vezes maior que o número de células humanas no seu corpo.
- Essas bactérias são essenciais para digestão, proteção contra microrganismos patogênicos e regulação do humor.
- Muitos aspectos da vida moderna podem ser prejudiciais às bactérias benéficas do intestino.
- As suas funções orgânicas e cerebrais serão afetadas de maneira negativa se suas bactérias benéficas não estiverem em condições ideais.
- Comer alimentos fermentados é uma maneira deliciosa de nutrir suas bactérias boas.
- Quando a população probiótica no seu intestino está prosperando, esses pequeninos microrganismos desempenham múltiplas funções que o ajudam a se manter saudável e feliz — de verdade!

O seu corpo está literalmente pululando de bactérias. E isso é muito bom! Esses organismos microscópicos que compõem a sua flora intestinal, ou microbioma, exercem uma profunda influência sobre a sua saúde. Nunca é demais salientar a importância dessas bactérias.

Noventa por cento do material genético do seu corpo não é seu, mas das bactérias que vivem sobretudo no seu intestino. Você tem cerca de 100 trilhões de bactérias no intestino e somente 10 trilhões de células; portanto, tem dez vezes mais bactérias do que células. Essas bactérias oferecem um grande número de benefícios incrivelmente importantes, como:

- Otimizar o seu sistema imunológico e ajudar você a resistir a infecções
- Ajudá-lo a digerir os alimentos e absorver os nutrientes
- Desintoxicar o seu organismo dos metais pesados e das substâncias químicas aos quais você foi exposto
- Fornecer vitaminas do complexo B e vitamina K_2
- Equilibrar o seu sistema nervoso ao servir como fonte de neurotransmissores

Essas bactérias benéficas também treinam o sistema imunológico para distinguir patógenos (microrganismos causadores de doenças) de microrganismos inofensivos. Elas impedem que o sistema imunológico reaja de maneira exagerada, que é a origem das alergias. Além disso, a saúde intestinal pode ter uma profunda influência sobre a saúde mental. O intestino é o nosso segundo cérebro, pois se origina do mesmo tipo de tecido do cérebro!

Atualmente, o trato gastrintestinal é considerado um dos mais complexos ecossistemas microbianos da Terra. Provavelmente você sabe que os microrganismos presentes no seu intestino afetam a sua digestão. Mas a influência deles é muito maior, estendendo-se para o cérebro, o coração, a pele, o humor, o peso... e a lista não para por aí.

De muitas maneiras, a sua saúde depende das suas bactérias intestinais, tanto em termos de manutenção do bem-estar físico e emocional como em termos de prevenção de doenças crônicas. Quando os microrganismos intestinais são abundantes, eles trabalham de modo incansável em processos que ajudam o seu corpo a se curar sozinho. Deixe que eles façam boa parte do trabalho pesado para você. (Ah, se pudéssemos ensiná-los a responder e-mails e limpar privadas!)

As bactérias benéficas são tão importantes para a saúde que os pesquisadores as compararam a "um órgão recém-descoberto" e sugeriram que somos um tipo de "metaorganismo" com vários ambientes dentro do nosso corpo — como a boca, o intestino e a pele — cada qual com a sua própria população de microbiota.

O intestino não é somente uma fábrica de processamento de alimentos

Provavelmente você acha que o seu intestino é um mecanismo simples cuja função é digerir os alimentos, mas essa é apenas uma de suas funções. Em vez de apenas responder a um estímulo (como dos alimentos), ele dá início a um número impressionante de ações no seu organismo. De maneira bem concreta, você tem *dois cérebros*, um dentro do crânio e outro no intestino. Portanto, é muito importante nutrir a flora intestinal durante toda a vida.

Segundo cérebro

Você tem dois sistemas nervosos:

- Sistema nervoso central, composto de encéfalo e medula espinhal
- Sistema nervoso entérico, o sistema nervoso intrínseco do trato intestinal gastrintestinal

Curiosamente, esses dois órgãos são formados a partir do mesmo tipo de tecido. Durante o desenvolvimento fetal, uma parte se transforma em sistema nervoso central, e a outra se desenvolve em sistema nervoso entérico. Esses dois sistemas são conectados pelo nervo vago, o décimo nervo craniano, que se estende do tronco encefálico até o abdome.

Decerto você acha que o cérebro coordena as funções corporais, mas o intestino envia muito mais informações para o cérebro do que o cérebro para o intestino. O nervo vago é o mecanismo usado pela flora intestinal para enviar mensagens ao cérebro.

Sim, o cérebro envia instruções para o intestino, mas é uma via de mão dupla. O intestino também envia instruções para o cérebro. E, embora a ciência ainda não tenha determinado a maneira exata como a comunicação é iniciada, as pesquisas indicam que os microrganismos intestinais desempenham um importante papel nesse processo.

Por exemplo, em um estudo realizado em 2013 na Universidade da Califórnia, Los Angeles (UCLA), os pesquisadores descobriram que as funções cerebrais e as conexões entre as regiões do cérebro diferiam de maneira significativa entre as mulheres que tomavam iogurte duas vezes por dia e as mulheres que tomavam uma versão de iogurte que não continha probióticos ou que não tomavam iogurte.[1] Essa descoberta indica que o número e o tipo de probióticos existentes no intestino afetam a função e a organização cerebral. (No Princípio 9 eu falo sobre o melhor tipo de iogurte.)

A maioria dos outros estudos que analisaram a ligação entre o microbioma e a função cerebral foi realizada com animais, mas os resultados são fascinantes. Descobriu-se que cepas específicas de probióticos reduzem os hormônios do estresse e os comportamentos associados com ansiedade e depressão,[2] bem como os sintomas de ansiedade, em camundongos com colite.[3]

Em termos mais concretos: provavelmente você já sentiu um frio na barriga quanto estava nervoso, ou enjoo estomacal quando estava com raiva ou tenso. Mas o contrário também é verdadeiro: os problemas intestinais podem influenciar diretamente a saúde mental, preparando o terreno para a ansiedade e a depressão.

Apesar de não sabermos exatamente como funciona essa ligação entre saúde mental e saúde intestinal, pesquisadores da Texas Tech University descobriram que diferentes cepas de probióticos produzem diferentes neurotransmissores, como GABA (que reduz o estresse e a ansiedade), serotonina (que reduz a agressividade e promove o sono) e dopamina (responsável pela capacidade de concentração, sensação de prazer e motivação).[4] É provável que essas substâncias químicas, as quais percorrem o caminho entre o intestino e o cérebro pelo nervo vago, influenciem a saúde mental.

> Promover o equilíbrio da flora intestinal é muito melhor do que tomar vacina contra gripe.

Sistema imunológico

Além de atuar como um segundo cérebro, o intestino também abriga 80% do sistema imunológico. (A pele e os linfonodos são os outros principais responsáveis pela imunidade.) É o principal instrumento que o seu corpo tem para combater infecções.

Como mencionei anteriormente, o microbioma atua de algumas maneiras para manter o sistema imunológico forte:

- Mantendo afastados possíveis invasores nocivos, sobretudo ao ocupar espaço no trato digestório e, dessa maneira, protegendo contra a proliferação excessiva de microrganismos que poderiam causar doença.
- "Ensinando" ao seu sistema imunológico o que ele deve atacar e o que deve tolerar e ajudando a neutralizar bactérias patogênicas (causadoras de doença) às quais você pode ser exposto por meio dos alimentos.
- Ajudando a lidar com alergias. As crianças que têm um microbioma menos diversificado correm maior risco de desenvolver alergias quando ficam mais velhas.[5]
- Estimulando outra parte do sistema imunológico, o timo, uma glândula que fornece imunidade mediada pelas células por meio da liberação de linfócitos T.
- Agindo como excelentes desintoxicantes, que ajudam o organismo a processar e a expelir toxinas que poderiam se acumular e comprometer a sua saúde.

Digestão

Mesmo com todos esses benefícios imunológicos e de outra natureza, a capacidade que a flora tem de auxiliar a digestão não deve ser menosprezada. Se o seu ambiente interno não estiver bem abastecido com as bactérias benéficas necessárias para decompor de maneira adequada os alimentos, o seu organismo não conseguirá assimilar todos os importantes nutrientes que você consome.

Bactérias intestinais que precisam de ajuda

Como é que você pode saber se a sua saúde está sendo afetada por falta de bactérias intestinais saudáveis? Os sintomas a seguir são possíveis sinais de que as bactérias nocivas ocuparam grande parte do seu intestino. Quanto mais sintomas você tiver, menor será a população de flora intestinal saudável.

- Gases e distensão abdominal
- Intestino preso e diarreia
- Cansaço
- Náusea
- Dores de cabeça
- Vontade de comer doces e carboidratos refinados
- Depressão ou mau humor
- Infecções frequentes
- Insônia

Leve esses sinais de advertência a sério, pois um intestino sadio é uma de suas melhores defesas contra doenças. Desequilíbrios na flora intestinal são muito comuns, pois as bactérias intestinais são bastante vulneráveis às agressões ambientais.

Estresses do estilo de vida sobre o intestino

O seu estilo de vida pode influenciar o seu ambiente interno todos os dias. As suas bactérias intestinais são extremamente sensíveis a:

Antibióticos. Sim, os antibióticos matam bactérias que podem causar doenças, mas também desequilibram a população de bactérias benéficas no intestino, deixando-o mais vulnerável a doenças. Oitenta por cento dos antibióticos distribuídos nos Estados Unidos são administrados aos animais de criação;

portanto, se a carne que você consome não é orgânica, pode acreditar que está recebendo uma dose de antibióticos a cada mordida e também que está sendo exposto a bactérias resistentes a antibióticos.

Água clorada. Se você bebe água sem filtrar, a água clorada da torneira, lembre-se de que o cloro não mata somente os patógenos transmitidos pela água, mas também as suas bactérias benéficas.

Sabonete antibacteriano. Uma grande população de bactérias benéficas mora na sua pele; essa é uma das razões pelas quais o contato pele com pele é recomendado para bebês recém-nascidos e prematuros. (Não é apenas uma sensação gostosa — mas também uma maneira de transmitir esses minúsculos ajudantes para o seu filho.) Essas bactérias repelem os invasores que podem entrar no seu organismo por cortes na pele.

O sabonete antibacteriano também mata os microrganismos benéficos. Além disso, a maioria deles contém triclosana, que pode causar alterações hormonais[6] e musculares. A triclosana foi relacionada com doença cardíaca e insuficiência cardíaca.[7] Até o FDA americano está tendo cautela em relação à triclosana — no final de 2013, esse órgão passou a exigir que os fabricantes de produtos que contêm essa substância comprovem que esses eles fornecem mais benefícios do que apenas lavar com água e sabão.[8]

Recomendo o uso de sabonete comum para o banho, o mínimo possível, pois o sabonete remove a maior parte do sebo, o óleo natural da pele. O sebo, produzido pelas glândulas sebáceas, não apenas ajuda a evitar que os pelos e a pele ressequem, mas também confere uma importante barreira de proteção contra infecções.

Substâncias químicas agrícolas. Os fabricantes de herbicidas, destinados a matar ervas daninhas, afirmam que seus produtos são inócuos para o ser humano. Mas eles *não* são inócuos para a sua microflora. Quando você ingere alimentos contaminados com herbicidas — sobretudo glifosato, o ingrediente ativo do Roundup, um pesticida muito usado —, eles podem penetrar em suas células e matar suas bactérias benéficas.

Poluição. Recentemente, os contaminantes presentes no ar foram associados com distúrbios gastrintestinais. Um estudo revelou que a exposição a curto prazo à poluição do ar pode causar dor abdominal em adultos jovens, bem como quadros mais graves, como doença inflamatória intestinal.[9]

Alimentação: um fator primordial para a saúde da flora intestinal

Uma alimentação ruim – principalmente repleta de alimentos e açúcares processados – é a inimiga número 1 das bactérias intestinais saudáveis. Para ter boa saúde é preciso fazer uma limpeza na dieta – dou muito mais detalhes sobre como fazer isso nos Princípios de Cura 2 e 9. Mas, com relação ao seu microbioma, aqui estão os problemas associados com os alimentos processados que tanta gente consome.

- *Açúcar.* Os alimentos processados em geral são ricos em açúcar. O açúcar compromete as bactérias intestinais benéficas ao fornecer o combustível preferido pelas bactérias patogênicas. Além disso, contribui para o desenvolvimento de inflamação crônica, inclusive no cérebro.
- *Cereais refinados.* Os alimentos processados muitas vezes também são ricos em cereais refinado, que o organismo converte com rapidez em açúcar.
- *Ingredientes geneticamente modificados* (GM). A maior parte dos alimentos processados contém ingredientes geneticamente modificados (sobretudo milho, soja e canola), em especial prejudiciais para as bactérias benéficas. A ingestão de milho geneticamente modificado pode transformar a flora intestinal em uma espécie de "fábrica viva de pesticidas", que produz toxina Bt de maneira contínua *dentro* do sistema digestório.[10] Além do mais, as bactérias intestinais benéficas são muito sensíveis ao glifosato residual, ingrediente ativo do Roundup.[11] O glifosato altera e destrói a flora benéfica em animais, como ficou comprovado pelo número cada vez maior de casos de botulismo letal no gado.[12]

Uma *alimentação saudável* ajudará as bactérias intestinais benéficas a se multiplicar e, como em um passe de mágica, restaurar a sua saúde. Depois de aprender a comer dessa maneira, você passará a fazer escolhas saudáveis, pois se sentirá repleto de vitalidade.

Um dos meus leitores, Arno, de 69 anos, fazia uma alimentação típica baseada em alimentos e cereais processados. Certo dia, após extrair um dente infectado, ele fez um tratamento com antibióticos. Os antibióticos mataram a sua população de bactérias benéficas já ameaçadas e produziram uma forte diarreia — ele tinha crises de hora em hora, com presença de sangue nas fezes. Os médicos consultados (quatro) disseram que ele corria risco de morte, e todos lhe receitaram mais antibióticos. Em vez de seguir essa recomendação, Arno decidiu inundar seu organismo de probióticos. Ele passou a comer alimentos fermentados, como natto, quefir, iogurte, tempeh e chucrute, todos os dias. Em três dias a sua diarreia havia desaparecido. Arno ainda consome alimentos probióticos diariamente; além disso, melhorou a qualidade da sua alimentação com muito mais hortaliças cruas e verduras de folhas verdes. Ele afirma que a sua digestão melhorou muito e que há cinco anos não tem um resfriado.

Benefícios do reequilíbrio da flora intestinal

Tratar da sua microflora — ressemeando de modo sistemático seu intestino com bactérias saudáveis — produz efeitos benéficos em várias áreas da saúde, muitas das quais é provável que o deixariam surpreso. Pode ser essencial para a prevenção de quase todas as doenças: de tosse, gripes e resfriados a câncer, passando por doenças autoimunes e transtornos psiquiátricos. Se você tem alguma das doenças a seguir, precisa promover a proliferação de bactérias benéficas em seu intestino.

Problemas de comportamento

Pesquisas recentes realizadas com animais revelaram a existência de uma ligação entre bactérias intestinais e o comportamento. Camundongos com uma população bacteriana ruim tinham mais propensão a apresentar um "comportamento de alto risco" do que camundongos com uma flora intestinal sadia. Esse comportamento alterado era acompanhado por alterações neuroquímicas no cérebro dos animais. Os pesquisadores acreditam que a expressão de certos genes que afetam o comportamento esteja relacionada com as bactérias intestinais.

Bactérias e Autismo: Um Elo Perdido?

A maior parte dos microrganismos que compõem a flora intestinal do bebê é adquirida durante o nascimento. Porém, os bebês que nascem de cesariana não adquirem os microrganismos vaginais e intestinais da mãe durante o parto. A sua flora intestinal é estabelecida sobretudo por meio de contato com a pele dos pais e é muito menos robusta do que a de bebês que nascem de parto normal. Isso explica por que os bebês que nascem de cesariana têm índices mais altos de asma, alergia e distúrbios autoimunes.[13]

Se você estiver grávida ou engravidar, é ainda mais importante que cuide bem do seu microbioma, pois essa é uma das melhores coisas que você pode fazer pelo seu filho.

O índice de autismo aumentou de modo substancial desde que me formei em medicina, de 1 em 10.000 para 1 em 50. Existem evidências contundentes de que o rápido aumento dos casos de autismo está, pelo menos em parte, relacionado com a flora intestinal. Se a flora intestinal de um bebê é deficiente, em vez de ser uma fonte de nutrição ela se torna uma grande fonte de toxicidade. Organismos patogênicos, não controlados pela presença de microrganismos amigos, prejudicam a integridade das paredes intestinais. Isso permite que todos os tipos de toxinas e microrganismos passem para a corrente sanguínea do bebê e penetrem em seu cérebro, o que parece causar autismo ou sintomas semelhantes aos do autismo.

Pesquisadores — em particular a dra. Natasha Campbell-McBride, neurologista, mãe de uma criança autista e autora de *Gut and Psychology Syndrome* — estão observando que crianças com flora intestinal anormal correm maior risco de desenvolver distúrbios como transtorno de déficit de atenção e hiperatividade (TDAH), distúrbios de aprendizagem e autismo, sobretudo quando são vacinadas *antes* de o equilíbrio da sua flora intestinal ter sido restabelecido. Para entender bem os mecanismos dessa conexão, recomendo a leitura do livro da dra. Campbell-McBride. Na minha opinião, essa é uma leitura obrigatória para todos os pais e futuros pais.

Imunidade

O estabelecimento de uma flora intestinal normal nos primeiros vinte dias de vida desempenha um papel fundamental na maturação apropriada do sistema imunológico do bebê. Os bebês que desenvolvem uma flora intestinal anormal, por sua vez, ficam com o sistema imunológico comprometido.

Obesidade

A composição das bactérias intestinais de pessoas magras e obesas em geral é diferente. Estudos mostram que a flora intestinal de pessoas obesas ou que engordam com facilidade é significativamente menos diversificada do que a de pessoas com peso normal.

As pesquisas indicam também que as pessoas têm mais propensão a engordar quando suas bactérias intestinais degradam os alimentos com menos eficiência, permitindo que o organismo absorva mais calorias. Uma das razões pelas quais os alimentos fermentados são tão bons para a perda de peso é que eles contêm bactérias ácido-lácticas — bactérias intestinais benéficas que podem ajudam você a manter a forma. Essa pode ser uma das razões pelas quais bebês amamentados têm menor risco de obesidade, pois as bifidobactérias se multiplicam no intestino desses bebês.

Pessoas obesas que tomaram bebidas láticas fermentadas ricas em probióticos por doze semanas conseguiram reduzir a gordura abdominal em quase 5% e a gordura subcutânea em mais de 3%. Nesse estudo, o grupo de controle não apresentou redução significativa de gordura — o que confirma o valor dos probióticos. Quando as gestantes tomam probióticos a partir do primeiro trimestre de gravidez, elas parecem perder peso mais com maior facilidade após o parto.

Muitas outras pesquisas mostram que as pessoas magras costumam ter quantidades maiores de várias bactérias saudáveis do que as pessoas obesas. Conclusão: se você está tentando emagrecer, restaurar o equilíbrio da sua flora intestinal é uma peça fundamental do quebra-cabeça.

Esclerose múltipla

Esclerose múltipla (EM) é uma doença crônica degenerativa dos nervos no cérebro e na medula espinhal, causada por um processo de desmielinização mediado pelo sistema imunológico. Mielina é a substância cerosa isolante que recobre os nervos no sistema nervoso central; quando a mielina é danificada por uma doença autoimune ou outro processo destrutivo, a função desses nervos se deteriora com o tempo.

Pode parecer estranho que microrganismos no trato digestório possam influenciar uma doença do cérebro e da medula espinhal, mas pesquisas atuais mostram de maneira evidente que as bactérias intestinais *de fato* desempenham um papel fundamental na desmielinização autoimune; elas também influenciam a resposta inflamatória do sistema imunológico.[14] Embora as pesquisas ainda sejam novas e estejam analisando a possibilidade, existem algumas indicações de que mudanças alimentares poderiam reverter a EM em alguns indivíduos.[15]

Depressão, ansiedade e transtorno do estresse pós-traumático

Muitos especialistas descrevem o intestino como o "segundo cérebro", pois ele produz mais neurotransmissores do que o cérebro verdadeiro. Portanto, aumentar as bactérias benéficas no intestino pode ser a resposta que estamos buscando para tratar os problemas de saúde mental, como depressão.

Lembre-se de que você tem neurônios no cérebro *e* no intestino — incluindo neurônios que produzem neurotransmissores como a serotonina. Na verdade, a maior concentração de serotonina — envolvida no controle do humor, da depressão e da agressividade — é encontrada no *intestino*, e não no cérebro!

Talvez essa seja uma das razões pelas quais os antidepressivos, que aumentam os níveis de serotonina no *cérebro*, muitas vezes são ineficazes no tratamento da depressão, enquanto uma mudança adequada na alimentação costuma ajudar.

Na verdade, uma nova área da psicologia, chamada psicobiótica, promove o uso medicinal de probióticos que sabidamente afetam neurotransmissores como a serotonina e a dopamina. Até mesmo graves problemas mentais crônicos, como transtorno do estresse pós-traumático (TEPT), podem ser eliminados com o uso de algumas bactérias benéficas.[16]

Uma das razões pode ser que muitas doenças psiquiátricas têm uma associação com inflamação crônica de baixo grau.[17] E a flora benéfica, segundo os estudos, pode modular a inflamação e restaurar a saúde do sistema imunológico.[18] Portanto, ao melhorar a flora intestinal podemos reduzir a inflamação que representa um fator em muitos problemas psiquiátricos.

Problemas de pele

Sinais da sua flora intestinal são enviados para todo o seu corpo e interagem com organismos na sua pele e no seu intestino. Pesquisadores estão tentando entender como essas interações podem ajudar a tratar problemas de pele como ressecamento, aumentar o colágeno e estabilizar a microflora cutânea a fim de ajudar com irritações.

A princípio, pode parecer estranho que as bactérias intestinais possam desempenhar um papel na saúde da pele, mas não se levarmos em consideração que a pele está banhada em bactérias. Mesmo depois de você tomar banho, ainda existe um milhão de bactérias por centímetro cúbico da sua pele. Elas estão envolvidas em uma relação simbiótica com você. As bactérias na dobra interna do seu cotovelo, por exemplo, processam as gorduras cruas produzidas pela pele, que, por sua vez, ajudam a hidratar essa região.[19]

As bactérias benéficas desempenham um papel importante na saúde da pele. Sabemos que a suplementação de bactérias benéficas pode ajudar no tratamento e na prevenção de eczema. Eczema, também conhecido como dermatite atópica, é mais do que um problema de pele; indica problema com o sistema imunológico. O eczema é considerado um dos primeiros sinais de alergia durante os primeiros dias de vida. Um estudo recente constatou que crianças com menos de 2 anos de idade que têm eczema correm um risco três vezes maior de desenvolver asma ou rinite alérgica sazonal quando ficam mais velhas do que crianças que não têm eczema.[20]

Se um bebê ou uma criança sofre de eczema, fornecer-lhe bactérias benéficas é uma excelente ideia. Se a criança ainda não come alimentos sólidos, aplique um probiótico em pó no dedo mindinho limpo ou no bico do seio da mãe. Dê alimentos probióticos para a criança mais velha, como iogurte, quefir e chucrute. Os probióticos também podem ser úteis a qualquer bebê nascido de cesariana, pois ajudará o sistema imunológico a se desenvolver e amadurecer.

Outras maneiras de tratar eczema são expô-lo aos raios solares, eliminar o glúten e os açúcares processados da alimentação e consumir uma quantidade adequada de gordura ômega-3.

Câncer

Vários tipos de câncer estão associados a determinados microrganismos. Por exemplo: o papilomavírus humano (HPV) é um agente causal de câncer de colo de útero. Mas, de maneira geral, a relação entre flora intestinal e câncer é muito mais complexa.

Apesar de ainda não compreendermos bem o mecanismo, os cientistas estão comprovando que a ligação existe. Um estudo realizado em 2013, por pesquisadores da Faculdade de Medicina da Universidade de Nova York, por exemplo, constatou que os pacientes com câncer colorretal tinham uma população menos diversificada de bactérias intestinais do que as pessoas sadias.[21] A explicação mais simples pode ser que um desequilíbrio na população bacteriana do intestino — excesso de bactérias nocivas e quantidade insuficiente de cepas amigas — cria as condições para a doença surgir e se desenvolver.[22]

Como nutrir o intestino

Como reequilibrar a flora bacteriana

Ressemear de modo constante o intestino com bactérias saudáveis pode ser fundamental para ajudar na prevenção de quase todas as doenças: de tosses, gripes e resfriados a doenças autoimunes, transtornos psiquiátricos e câncer. A boa-nova é que para melhorar a saúde do sistema digestório é preciso apenas obter o equilíbrio certo de bactérias intestinais boas e más. É uma questão de mover as bactérias certas, nas quantidades certas para residirem de modo permanente no trato digestório. Para isso, basta evitar açúcar, água clorada e alimentos processados e consumir mais alimentos fermentados. Além de deliciosos, os alimentos fermentados são excelentes para a saúde. E você mesmo pode prepará-los com facilidade.

Comer mais alimentos fermentados é a melhor maneira de melhorar a sua saúde digestiva. Mas escolha as versões tradicionais, não pasteurizadas. Algumas opções saudáveis são hortaliças fermentadas e bebidas lácteas fermentadas não pasteurizadas, como iogurte e quefir. (O quadro Saudável/Prejudicial, na página 174, apresenta uma lista completa.) O ideal é você mesmo preparar o seu iogurte ou quefir (o quefir, em particular, é fácil de fazer, eu garanto — veja a receita na página 169), pois a maior parte dos produtos comercializados contém açúcares, aromatizantes e adoçantes artificiais, bem como uma quantidade pequena de bactérias benéficas.

Em quase todas as culinárias tradicionais, as pessoas comem algum tipo de alimento fermentado todos os dias, pois era assim que elas conservavam os alimentos antes do advento da refrigeração. A fim de obter os melhores resultados, procure consumir alimentos fermentados pelo menos três vezes por semana.

As hortaliças fermentadas são uma excelente fonte de bactérias benéficas. Na sede do Mercola.com sempre há hortaliças fermentadas no refeitório dos funcionários. (Veja as receitas no quadro da página 167.) E, ao contrário de outros alimentos fermentados, eles costumam ser gostosos, se não absolutamente deliciosos, para a maioria das pessoas. Esses alimentos também podem ser uma excelente fonte de vitamina K_2 *se* você mesmo fermentá-los com a cultura iniciadora (*starter*) apropriada.[23]

As hortaliças fermentadas podem ser usadas como acompanhamento, mas recomendo adicioná-las à salada. São um ótimo substituto do vinagre, pois o ácido lático das hortaliças é muito parecido com o ácido acético do vinagre. Comece com uma colher de chá durante alguns dias e vá aumentando lentamente até chegar a algumas colheres de sopa por dia, para dar tempo ao seu organismo de se ajustar aos microrganismos benéficos.

Se você dedicar uma tarde do fim de semana para preparar hortaliças fermentadas, cortando-as e acondicionando-as em potes, terá um suprimento delicioso e barato de probióticos para vários meses.

A maior parte dos suplementos probióticos de boa qualidade fornece apenas uma fração das bactérias benéficas encontradas nesses produtos feitos em casa, portanto preparar (e comer!) suas próprias hortaliças fermentadas também é a maneira mais econômica de promover a saúde intestinal.

Ao escolher alimentos fermentados, fique longe dos pasteurizados, pois a pasteurização destrói muitos dos probióticos naturais. Isso *inclui* a maioria dos iogurtes "probióticos" encontrados em quase todos os supermercados hoje em dia; como são pasteurizados, estão associados com todos os problemas dos produtos lácteos pasteurizados: o aquecimento do leite, como na pasteurização, destrói uma grande porcentagem das bactérias amigas e reduz os níveis de vitamina C e de vitamina B_6.[24] Além disso, em geral esses produtos contêm adição de açúcar, xarope de milho com alto teor de frutose, corantes artificiais ou adoçantes artificiais, que só farão piorar a sua saúde.

| CURA AVANÇADA SEM ESFORÇO |

Faça suas Próprias Fontes
de Probióticos

Hortaliças fermentadas

Quase todo mundo que começa a fermentar hortaliças tem medo de cometer algum erro e criar uma mistura horrorosa, prejudicial. Relaxe, é quase impossível fazer isso; as condições bastante ácidas da fermentação matam praticamente todas as bactérias patogênicas.

Você pode comprar hortaliças fermentadas pela internet, mas elas custam muito caro, e ainda tem o preço do frete. Você pode preparar essa receita por quase nada.

Ingredientes

1 repolho grande orgânico (branco ou roxo) cortado em tiras fininhas ou picado no multiprocessador. Reserve as folhas externas

2 hortaliças da sua preferência — cenouras, beterrabas, rabanetes ou nabos — descascadas e cortadas no multiprocessador

1 pimenta habanero ou jalapeño (ou mais), sem cabo, sementes e nervuras e cortada em pedaços grandes (*opcional*: são bem fortes; não coloque se não gostar de comida apimentada; eu coloco cinco pimentas habanero por litro)

1 dente de alho descascado (opcional)

1 pedaço de gengibre (2,5 cm) descascado (opcional)

1 embalagem de cultura iniciadora para fermentação de vegetais

2 xícaras de suco de salsão feito na hora (ou água filtrada)

Equipamentos

1 ou 2 potes de vidro com tampa de rosca, limpos, com capacidade
para 1 litro

Um socador ou outro instrumento para compactar as hortaliças dentro do pote

Modo de fazer

Misture as hortaliças e os temperos que preferir (alho ou gengibre) em uma tigela grande.

Em um jarro, dissolva a cultura iniciadora (*starter*) no suco de salsão fresco ou na água filtrada. Você terá um produto de melhor qualidade se usar suco de salsão, que contém sódio e potássio. Despeje sobre as hortaliças e misture.

As hortaliças podem ser fermentadas sem a cultura iniciadora, mas os resultados variam muito mais e, além disso, pode levar várias semanas. Existem várias culturas iniciadoras no mercado, mas é melhor usar uma que contenha bactérias que produzem vitamina K_2, quase tão importante quanto a vitamina D.

Coloque a mistura de hortaliças no pote, pressionando bem com o auxílio de um socador a fim de retirar qualquer "bolsa de ar". Cubra com uma folha de repolho, enfiando nas laterais. Tome o cuidado de cobrir totalmente as hortaliças com o líquido, que deve chegar até o topo do jarro, no intuito de eliminar todo o ar.

Tampe os potes, mas deixe a tampa *frouxa*, pois o conteúdo se expandirá por causa dos gases produzidos na fermentação.

Coloque os potes em um local relativamente quente durante vários dias; a temperatura ideal é por volta de 22 graus. Durante o verão, em geral fica pronto em três ou quatro dias. No inverno pode precisar de sete dias. A única maneira de saber se está pronto é abrindo o pote e experimentando. Quando você estiver satisfeito com o sabor e a consistência, coloque os potes na geladeira. Dessa maneira eles duram muito, continuando a maturar de modo bem lento.

É melhor consumir as hortaliças logo depois de fermentadas. Mas elas podem durar seis meses ou mais na geladeira, perdendo a sua textura crocante à medida que envelhecem.

Observação: use sempre uma colher limpa para retirar a porção que vai consumir. Nunca coma diretamente no pote, senão irá contaminar todo o conteúdo com as bactérias da sua boca. Cubra sempre o restante com o líquido antes de tampar novamente.

Quefir

Ingredientes

Leite: da melhor qualidade que puder encontrar — de preferência cru, de animal alimentado em pasto, integral e orgânico (a quantidade exata depende das bactérias produtoras de quefir que você usar)

Bactérias produtoras de quefir: cultura iniciadora em pó para quefir ou grãos de quefir (novamente, a quantidade exata depende do tipo que você usar; continue lendo para saber os detalhes)

equipamentos

1 pote de vidro com tampa de rosca

1 peneira de aço inoxidável

1 tigela de cerâmica ou aço inoxidável

Modo de fazer

O modo exato de fazer depende do tipo de cultura que você usar: em pó ou grãos de quefir. Se usar uma cultura em pó, precisará aquecer o leite em fogo baixo até cerca de 35 graus antes de misturá-lo com a cultura. (Para as proporções exatas, siga as instruções da embalagem da cultura.)

Se usar grãos de quefir, que parecem queijo *cottage*, é só colocar uma colher de sopa de grãos no pote e cobrir com meia xícara de leite.

Qualquer que seja a forma de cultura usada, deixe a mistura sobre o balcão por 24 horas ou até que comecem a surgir bolsas de líquido transparente (soro) no fundo do pote e o leite tenha adquirido uma consistência espessa e cremosa. Deixe a tampa do pote frouxa, para que os grãos possam respirar e os subprodutos do processo de fermentação possam escapar.

Se usar uma cultura iniciadora, o quefir estará pronto nesse ponto — pode colocá-lo na geladeira, onde ele durará por cerca de uma semana. Com algumas culturas, é possível reservar um quarto de xícara de quefir pronto para iniciar sua próxima porção.

Se usar grãos de quefir, despeje a mistura sobre a peneira assentada sobre uma tigela. Mexa com o intuito de separar o quefir pronto dos grãos. O quefir irá para a tigela, e os grãos ficarão retidos na peneira. Despeje o quefir em um frasco de vidro e leve à geladeira até que fique pronto para beber. Lave os grãos com um pouco de leite fresco, volte-os para o pote (não é preciso lavar esse pote todas as vezes) e despeje leite por cima.

Quando usar grãos vivos, se não quiser preparar quefir todos os dias, cubra-os com leite fresco em um pote limpo, aperte a tampa e deixe na geladeira até que queira retomar o processo.

Se não gostar de
alimentos fermentados

Eu e muitas pessoas que deixam comentários no meu site achamos os alimentos fermentados deliciosos e fáceis de preparar. No entanto, se eles não agradam o seu paladar ou não se encaixam na sua rotina diária, recomendo que tome um suplemento probiótico de excelente qualidade. Procure atender aos critérios abaixo, a fim de garantir qualidade e eficácia:

- As cepas de bactérias devem ser capazes de sobreviver ao ácido gástrico e à bile, para que cheguem ao intestino em números suficientes.
- As cepas de bactérias devem ser comprovadamente saudáveis.
- A atividade probiótica deve ser garantida durante todo o processo de produção, período de armazenamento e vida útil do produto.

Para verificar se um suplemento probiótico preenche esses critérios, consulte a relação de cepas no rótulo. Depois procure-as no Pubmed.com, uma câmara de compensação de estudos científicos revistos por especialistas da área que pode ser pesquisado por palavras-chave. Você pode entrar no site do fabricante para tirar suas dúvidas, ou até mesmo entrar em contato com o fabricante. Eu sei que esse processo é trabalhoso, mas se o suplemento probiótico que você tomar não semear a população ideal de bactérias benéficas no seu intestino, será um desperdício do seu dinheiro e da sua energia. Além disso, você não desfrutará dos inúmeros benefícios proporcionados por uma população probiótica abundante. Você só precisa fazer isso uma vez.

Ajude os Probióticos: Mastigue Bem os Alimentos!

Aqui está um guia para garantir que você está mastigando os alimentos de uma maneira que contribui para a sua saúde. É melhor comer em um ambiente relaxado, sem distrações; se você comer com pressa enquanto trabalha ou assiste à TV, não mastigará bem os alimentos.

- Coloque porções menores de alimentos na boca (são mais fáceis de mastigar)
- Mastigue devagar
- Mastigue até que os alimentos estejam liquefeitos ou tenham perdido toda a sua textura
- Termine de mastigar e engula todo o alimento antes de dar outra garfada
- Só tome algum líquido depois de ter engolido

No processo de mastigação, os alimentos são quebrados em pedaços pequenos e parcialmente liquefeitos, facilitando a digestão. A digestão requer bastante energia do corpo, sobretudo quando ele é forçado a digerir alimentos que não foram bem mastigados. A boa mastigação facilita o trabalho das bactérias intestinais de degradar os alimentos.

Cuidar das bactérias intestinais é um processo contínuo muito parecido com cuidar de um jardim. Uma das razões é que fatores associados ao estilo de vida (como estresse, tratamento com antibióticos ou consumo de alimentos processados), bem como os fatores ambientais que mencionei anteriormente (como água clorada, que mata os microrganismos intestinais) podem eliminar partes da sua população bacteriana.

Além disso, as bactérias que você consome por meio de alimentos fermentados e suplementos probióticos são apenas visitantes do seu organismo — elas vivem apenas por cerca de duas semanas. Mas se você fornecer à sua flora intestinal os nutrientes adequados — alimentos fermentados, suplemento probiótico de ótima qualidade (se não quiser comer alimentos fermentados com regularidade) — e evitar antibióticos e outras agressões ambientais, suas bactérias intestinais se multiplicarão e o recompensarão de modo exponencial na forma de boa saúde.

|CURA AVANÇADA SEM ESFORÇO|

Transplante fecal

Uma maneira inovadora de melhorar a composição das bactérias intestinais parece nojenta, mas é muito eficaz em casos graves. Está demonstrando que o transplante fecal de microbiota (TFM) é bastante eficaz.

O transplante fecal na verdade é muito simples. Fezes colhidas de um doador (em geral o cônjuge ou um parente) são transferidas para o paciente durante um procedimento de colonoscopia. O benefício? O paciente recebe uma população transplantada de flora saudável que pode corrigir diversos problemas gastrintestinais e outros problemas de saúde.

A infecção por *Clostridium difficile*, uma bactéria resistente a muitos antibióticos, pode ser debilitante e até mesmo fatal. De acordo com a pesquisa apresentada no congresso anual do American College of Gastroenterology, os transplantes fecais levaram à rápida resolução dos sintomas em 98% dos pacientes com essa infecção — e esses pacientes não haviam respondido a vários tratamentos anteriores.

Em outras pesquisas, os transplantes fecais mostraram ser promissores no tratamento de colite ulcerativa e doença de Crohn, com melhora dos sintomas em dias ou semanas. Pesquisas preliminares realizadas na Holanda descobriram que o transplante de matéria fecal de pessoas magras em pessoas obesas com síndrome metabólica melhorava a sensibilidade à insulina.

Todas essas pesquisas corroboram o imenso papel que as bactérias intestinais saudáveis podem desempenhar na saúde.

Plano de ação

1. *Incorpore alimentos fermentados diariamente à sua alimentação, como iogurte ou quefir feitos com leite cru, natto e hortaliças fermentadas.*
2. *Experimente preparar suas hortaliças fermentadas. Depois que perceber o quanto é fácil e como é bom ter sempre à mão um arsenal de probióticos deliciosos (e baratos), essa se tornará uma parte estimulante do seu plano de saúde. E você pode produzir grandes quantidades suficientes para vários meses — de uma só vez!*
3. *Se não quiser comer alimentos fermentados pelo menos algumas vezes por semana, tome um suplemento probiótico de excelente qualidade todos os dias.*
4. *Evite fatores que reduzem seus níveis de bactérias saudáveis — como alimentos processados, açúcar, sabonete antibacteriano e água clorada.*

SAUDÁVEL	PREJUDICIAL
✓ Chucrute e picles preparados de maneira tradicionais (com sal, e não vinagre)	✓ Alimentos processados
✓ Quefir e iogurte, principalmente feitos por você mesmo (muitos produtos comerciais não contêm probióticos vivos ou contêm vários outros ingredientes	✓ Açúcar
✓ Soja fermentada orgânica não pasteurizada, como missô, tempeh e natto	✓ Sabonete antibacteriano
✓ Kombuchá (bebida feita a partir da fermentação de chá preto)	✓ Água clorada
✓ Kinchi (não pasteurizado)	
✓ Suplementos probióticos de boa qualidade	
✓ Queijos feitos com leite cru	

Princípio de Cura 7

Limpe seu cérebro com o sono

Resumo

- Você pode fazer uma boa alimentação e se exercitar com regularidade, mas se não dormir a sua saúde será prejudicada.
- O sono é parte integrante da saúde global, principalmente do cérebro.
- O hormônio melatonina é um excelente regulador do sono.
- O monitoramento da exposição à luz normaliza a produção de melatonina.
- Medicamentos para dormir têm muitos aspectos negativos e pouquíssimos aspectos positivos.

O sono é um dos grandes mistérios da vida, assim como os buracos negros e a origem do universo. Apesar do grande volume de pesquisas sobre o sono, ainda não compreendemos exatamente por que o corpo precisa dormir —, embora estejamos aprendendo mais a cada dia.

Uma das funções mais interessantes do sono que estamos apenas começando a entender é o papel que ele desempenha na saúde do cérebro: o sono parece ser o horário nobre para o cérebro se livrar dos produtos residuais e se reparar. Essa nova descoberta do papel do sono tem importantes implicações para a saúde cerebral, sobretudo em uma época em que, só nos Estados Unidos, a cada 67 segundos, surge um novo caso de Alzheimer[1] — uma taxa que continuará a subir à medida que a geração pós-guerra continuar a envelhecer e a população idosa aumentar.

Por que você não está dormindo o suficiente

No mundo moderno, é muito fácil dormir menos do que o necessário — é praticamente uma questão de honra em uma "sociedade 24/7", ou seja, ativa 24 horas por dia, sete dias da semana. Mas esse é um erro gravíssimo.

Todo mundo perde o sono vez ou outra, e o corpo consegue se ajustar a deficiências temporárias. Os inevitáveis problemas da vida costumam atrapalhar o sono; para se recuperar deles é importante cultivar bons hábitos de sono: como dar um tempo para relaxar antes de se deitar, ir para a cama no mesmo horário sempre que possível; e não dormir tarde. Se você estabelecer hábitos saudáveis de sono, será muito mais fácil retomar a rotina que o manterá saudável.

Mas, mesmo que você adote bons hábitos de sono, alguns fatores podem impedi-lo de conciliar o sono e dormir as 7 ou 8 horas recomendadas por noite. O estresse, obviamente, é um fator importante — ficar deitado com a mente repleta de pensamentos que geram ansiedade é uma receita para ficar acordado, como a maioria de nós sabe.

Outro fator importantíssimo na questão do sono é a luminosidade. Passar horas toda noite assistindo à TV, respondendo e-mails, jogando *video game* ou assistindo a filme em um dispositivo móvel são hábitos bastante difundidos que "bagunçam" o nosso relógio interior, conhecido como ritmo circadiano. Esse relógio regula o ciclo sono-vigília, e quando ele fica desajustado é difícil ter um sono reparador. (Falarei mais sobre isso um pouco mais adiante.)

Efeitos do sono insuficiente

Por que você deveria se importar com seu tempo de sono? Porque a falta de sono pode causar problemas graves de saúde e prejudicar o desempenho funcional.

Memória ruim e dificuldade de concentração

Você já deve ter passado por uma situação destas: depois de uma noite mal dormida, não consegue se lembrar de detalhes ou sai de casa sem levar a chave. Isso não é uma mera coincidência — uma única noite mal dormida pode provocar um déficit significativo de memória. No dia seguinte você não consegue pensar direito e tem mais dificuldade de resolver problemas.

Níveis elevados de estresse

Dormir pouco pode aumentar os níveis de corticosterona, hormônio do estresse associado com violência no trânsito. Quando o corpo está estressado, a adrenalina aumenta os batimentos cardíacos, eleva a pressão arterial, torna os músculos tensos e retarda os processos digestivos. O estresse crônico pode provocar vários problemas de saúde, como:

- Dores de cabeça
- Indigestão
- Ansiedade
- Depressão
- Pressão alta

Ganho de peso e pré-diabetes

Dormir pouco pode aumentar o seu risco de ganhar gordura corporal, bem como fazer com que você tenha mais dificuldade de perder os quilos extras e de manter o peso ideal. Quando você é privado do sono, seus níveis de leptina (hormônio que sinaliza a saciedade) caem, enquanto seus níveis de grelina (que sinaliza a fome) sobem, fazendo com que no dia seguinte você tenha mais fome.

Sistema imunológico enfraquecido

Dormir pouco aumenta suas chances de ficar doente. Em 1988, um dos primeiros estudos a estabelecer uma ligação entre sono e resposta imunológica constatou que as pessoas que despertavam com mais frequência durante o primeiro ciclo de sono em geral tinham níveis mais baixos de células exterminadoras naturais (*natural killer*).[2] Pesquisas mais recentes indicam uma ligação entre o relógio circadiano (os ritmos naturais sono e vigília) e a atividade de alguns genes que ajudam a detectar e a combater bactérias e vírus.

Envelhecimento acelerado

Dormir pouco contribui para o envelhecimento prematuro, pois pode interferir na produção de hormônio do crescimento, que o ajuda a ter uma aparência mais jovem e a se sentir mais jovem. Normalmente, a hipófise libera hormônio do crescimento durante o sono (e em resposta ao exercício de alta intensidade). Se você não dormir de maneira profunda, seus níveis desse hormônio cairão de modo vertiginoso.

Desenvolvimento de tumor

Dormir pouco aumenta a possiblidade de ter câncer.[3] Isso porque a melatonina — hormônio liberado pela glândula pineal que ajuda a regular o sono (veja a página 181) — parece ter propriedades anticancerígenas. Acredita-se que a melatonina iniba a proliferação de vários tipos de células tumorais e também desencadeie a apoptose (autodestruição) dessas células. Mas muitos hábitos da vida moderna, como dormir em um quarto com luminosidade ou ao lado de um rádio-relógio que emite campos eletromagnéticos de alta intensidade e não ficar exposto suficientemente à luz solar durante o dia, suprimem os ritmos normais da melatonina.

Maior risco de doença cardíaca e morte... por qualquer causa

O sistema circadiano "dirige" os ritmos da atividade biológica em todos os tecidos e células do corpo. Dormir pouco desregula o relógio interior, o que, por sua vez, impede o funcionamento normal desses tecidos e células. Provavelmente é por isso que a alteração dos ritmos circadianos está associada a vários problemas de saúde, como insônia, aumento de peso, transtornos do humor e doença cardiovascular, entre outros. Pesquisadores descobriram que as pessoas que sofrem de insônia crônica correm um risco três vezes maior de morrer do que as que não sofrem de insônia.

Limpe seu cérebro: ligação entre sono e saúde do cérebro

Pesquisas recentes esclareceram uma função importante do sono: limpar as células do cérebro. O restante do corpo é limpo e desintoxicado pelo sistema linfático, uma série de dutos e glândulas que removem os resíduos e fornecem nutrientes para as células de todo o corpo. Entretanto, o sistema linfático não tem acesso direto ao cérebro. O cérebro é um sistema fechado, protegido pela barreira hematoencefálica, que controla o que pode e o que não pode entrar.

Na verdade, o cérebro tem o seu próprio sistema de descarte de resíduos. Chamado de sistema glinfático, ele "pega carona" nos vasos sanguíneos do cérebro. (O "g" de "glinfático" é uma referência às *células da glia* — as células do cérebro que administram esse sistema.) Ao bombear líquido cerebrospinal pelos tecidos cerebrais, o sistema glinfático envia os resíduos do cérebro de volta para o sistema circulatório. Do sistema circulatório os resíduos vão para o fígado, onde são processados para eliminação.

O sistema glinfático é dez vezes mais ativo durante o sono do que durante o período de vigília. O que ele faz? Aparentemente, retira o lixo. Um estudo realizado em 2013 com camundongos mostrou que, durante o sono, o tamanho das células cerebrais diminui cerca de 60%.[4] Isso cria mais espaço entre as células, permitindo que o líquido cerebrospinal "lave" os produtos residuais.

Um produto residual em particular identificado por esse estudo é removido em quantidades significativamente maiores durante o sono. Trata-se da proteína beta-amiloide – que forma as famosas placas encontradas nos pacientes de Alzheimer.

Essa importante função do sono ainda está sendo estudada em seres humanos.

Espero que essas novas descobertas sobre o papel do sono na saúde do cérebro possa persuadi-lo a dormir mais.

Quanto tempo de sono é suficiente?

A falta crônica de sono *tem um efeito cumulativo* para a saúde, de modo que você não pode dormir pouco ao longo da semana e achar que vai "tirar o atraso" no fim de semana. Você precisa manter uma regularidade.

A maioria dos adultos precisa de 6 a 8 horas de sono por noite. Porém, segundo a Fundação Nacional do Sono dos Estados Unidos, a maioria dos americanos adultos só atinge esse mínimo, cerca de seis horas e meia por noite durante a semana.[5] E o que é ainda pior, as pessoas têm dificuldade de perceber todos os problemas que a falta de sono crônica causa em suas vidas nos períodos em que estão acordadas. Você pode até se acostumar à sensação de ter dormido pouco, mas isso não significa que esteja nem de longe apresentando seu melhor desempenho. Portanto, vá para a cama em um horário que lhe permita dormir o tempo de que precisa, ou seja, de 6 a 8 horas por noite.

Bocejos frequentes durante todo o dia são um sinal claro de que você não está dormindo o suficiente. Se você costuma cochilar sempre que se senta para descansar um pouco ou tentar ler, precisa dormir mais. Se tem dificuldade de conciliar o sono, ler pode ser uma excelente estratégia para ajudá-lo a dormir à noite. É o que costumo fazer.

Otimize o seu ritmo circadiano

O ritmo circadiano, como eu disse, é o ciclo de 24 horas do corpo, determinado pelo relógio biológico localizado no cérebro – um grupo de células que formam o núcleo supraquiasmático do hipotálamo. Cada célula e cada tecido do nosso corpo têm seu próprio ritmo de 24 horas, definido pelo relógio biológico. Esse relógio sincroniza o seu padrão de 24 horas de acordo com o ciclo de claro--escuro do sol.

O corpo humano evoluiu ao longo do tempo para sincronizar-se com os ciclos naturais de dia e noite. Nossos antigos ancestrais dormiam durante a escuridão da noite e permaneciam acordados durante a luz do dia. Mas hoje a maioria de nós fica acordada até tarde da noite e usa fontes de luz artificial. Isso faz com que o nosso relógio biológico pense que é dia quando, na verdade, é noite e, portanto, não causa a sonolência que nos leva a ir para a cama.

Você deve estar pensando: "Mas temos luz elétrica há mais de um século — certamente a nossa biologia já se adaptou a essa mudança!". A verdade é que essas adaptações genéticas levam centenas ou até mesmo milhares de gerações para ocorrer.

Para dormir bem, é preciso que você tenha uma exposição adequada à luz. Assim, você vai trabalhar com os ritmos naturais do seu corpo, e não contra eles, e conseguirá dormir e permanecer adormecido sem esforço.

O papel da melatonina

A melatonina, como eu disse, é um hormônio secretado pela glândula pineal e que ajuda a definir o ritmo circadiano do corpo. Ela é liberada quando o cérebro percebe que a luminosidade do ambiente diminuiu, contribuindo para o início e a manutenção do sono. Em um ambiente natural — sem luz artificial proveniente de lâmpadas, TVs e *smartphones* — os níveis de melatonina começam a subir por volta das 19h00 (dependendo da estação do ano) e permanecem elevados até cerca de 7h00.

Mas quando você se expõe menos ao escuro, o seu organismo produz menos melatonina. Portanto, a exposição à luz até tarde da noite (e, curiosamente, uma exposição insuficiente à luz durante o dia) altera a produção de melatonina. O simples fato de acender e apagar o abajur em um quarto escuro produz uma queda nos níveis de melatonina. Controlar a sua exposição diária à luz, portanto, é parte essencial da equação do sono: ajuda a manter níveis adequados de melatonina.

Para dormir melhor, use bem a luz

Antes do advento da eletricidade, a única luz que havia à noite era a luz do luar, de fogueiras e de velas. Todas essas formas de luz têm comprimentos de onda curtos, que o olho humano percebe como tons de amarelo, laranja e vermelho. Hoje, não apenas acendemos luzes à noite, mas também assistimos a televisão, usamos o computador e todo tipo de dispositivo eletrônico.

O problema é que quase todos esses tipos de luz têm comprimentos de onda mais longos, no espectro de luz azul.

O seu corpo responde de modos distintos aos comprimentos de onda. Estudos demonstraram que a exposição à luz azul à noite retarda o pico noturno de melatonina, o qual provoca sonolência e reduz a quantidade de melatonina liberada quando ocorre o pico. Em contrapartida, a exposição à luz vermelha à noite tem um impacto insignificante na melatonina.[6] Portanto, se precisar acender uma luz para ir ao banheiro à noite, é melhor usar uma luz ou uma lanterna vermelha.

Se quiser proteger seu ciclo de melatonina — e manter um ritmo circadiano regular —, você deve ficar mais atento aos tipos de luz aos quais é exposto durante todo o dia. Exponha-se à luz brilhante — que contém os comprimentos de onda azuis mais longos e, portanto, suprimem a melatonina e o estado de alerta — durante o dia, e limite as luzes noturnas a fontes que emitem a porção amarela, laranja e vermelha do espectro luminoso.

Aqui estão algumas maneiras ótimas e fáceis de regular a sua exposição à luz e, como consequência, o seu sistema circadiano. Estabeleça esses bons hábitos, a fim de parar de brigar com o sono.

Aumente a sua exposição à luminosidade do dia

Ao acordar pela manhã, abra as cortinas e deixe que o quarto se encha de claridade. Vá para fora e curta a luz do sol — mesmo no inverno, quando o sol está muito baixo no céu para fornecer vitamina D: mesmo assim os raios ajudarão a regular o seu relógio interior. Durante o inverno, quando a luminosidade é menor ou o tempo fica nublado durante dias seguidos, pense na possibilidade de usar luz azul destinada ao tratamento de transtorno afetivo sazonal (TAS) durante o dia no intuito de sinalizar ao seu relógio biológico que é dia.

Use aparelhos eletrônicos de maneira sensata à noite

O brilho da tela de televisores, *smartphones*, *laptops* e outros dispositivos eletrônicos manuais podem alterar o seu ritmo circadiano e promover a vigília. Desligue-os pelo menos uma hora antes de ir para a cama.

Filtre a luz azul no final da tarde e à noite

Procure se expor à extremidade vermelha, amarela e laranja do espectro luminoso no final da tarde. Escolha um relógio digital com números vermelhos, em vez de azul. Escolha uma luz de vigília com lâmpada de "baixa intensidade de luz azul".

Existem aplicativos que filtram a luz azul emitida pela tela dos aparelhos eletrônicos. Se tiver de usar um desses aparelhos à noite, eles poderão reduzir a sua exposição à luz azul. Instale o aplicativo gratuito chamado f.luxno em seu computador, *tablet* ou celular, o qual ajusta a luminosidade do monitor, tanto a cor como o brilho, com base no horário do dia. O programa diminui a luminosidade do monitor ou da tela quando começa a escurecer.

Outra maneira de minimizar a exposição à luz azul à noite é usar óculos âmbar. Esses óculos com lentes cor de laranja filtram as frequências de luz azul. O ideal é usá-los durante algumas horas antes de ir para a cama.

Escureça o ambiente

Use cortinas com *blackout* no intuito de impedir a entrada de luz externa. Vire o relógio-despertador para o outro lado, a fim de que a luminosidade não o mantenha acordado. Analise a possibilidade de usar uma máscara para os olhos.

Outras alterações ambientais que promovem o sono

Crie um santuário do sono

Retire do quarto qualquer objeto de distração — computador, TV etc. Faça com que esse ambiente importante seja um local para descansar (e passar tempo com seu cônjuge), e o seu corpo começará a relaxar assim que você entrar nele.

Mantenha o quarto fresco

Muitas pessoas mantêm suas casas muito aquecidas, principalmente os quartos. Estudos mostram que a temperatura ideal para dormir é bem fresca, entre 15,5 e 20 graus. Temperatura mais alta ou mais baixa pode causar um sono agitado.

Seja regular

Estabeleça uma rotina de ir para a cama e siga-a o máximo possível. Desligue a TV, diminua o aquecimento, faça alguns minutos de alongamento, escove os dentes, leia (sob uma iluminação com baixa intensidade de luz azul)... Não precisa ser uma rotina complicada, somente regular, começando no mesmo horário toda noite.

Quem tem filhos pode notar que muitas das recomendações que acabei de fazer são bastante semelhantes às feitas aos pais de primeira viagem, a fim de ajudar a ensinar aos bebês a dormirem durante toda a noite. Você e a sua saúde merecem toda a atenção e o cuidado que dispensam a um bebê. Uma vez estabelecidos bons hábitos (eu falo mais sobre mudança de comportamento no Capítulo 3), eles se tornam naturais e fáceis de manter.

Coma alimentos que estimulam o sono

Monitorar a sua exposição à luz a fim de regular seus ritmos circadianos não é o único instrumento de que você dispõe. Muitos nutrientes também contribuem para um sono saudável. E obter esses nutrientes por meio dos alimentos — e não de suplementos — é a maneira mais holística de garantir que o seu organismo tenha os elementos essenciais para regular o sono. Procure comer os seguintes alimentos várias vezes por semana.

Amêndoa

A amêndoa é rica em magnésio, necessário para um sono de qualidade. Um estudo publicado no *Journal of Orthomolecular Medicine* constatou que quando os níveis de magnésio do organismo estão muito baixos, é mais difícil permanecer adormecido. E pode ser que o seu organismo tenha falta de magnésio. Um inquérito alimentar revelou que 80% dos americanos não obtêm magnésio suficiente da alimentação.

Abacate

Além de ser rico em gorduras de alta qualidade, o abacate é uma excelente fonte de potássio. O potássio atua em sinergia com o magnésio para melhorar o sono, entre outras coisas. Em geral recomenda-se uma ingestão cinco vezes maior de potássio do que de sódio.[7] Mas a alimentação da maioria dos norte-americanos é tão rica em alimentos processados com alto teor de sódio que eles consomem duas vezes mais sódio do que potássio. Comer mais abacate é uma excelente maneira de fazer com que essa proporção alcance níveis sadios. (Abrir mão de alimentos salgados processados é outra.) O potássio extra ajudará o seu corpo ter a quantidade de sono de que ele precisa. Suco "verde" também é rico em potássio.

Chá de camomila

Chá de camomila não é apenas um remédio popular. Os pesquisadores descobriram que a camomila está associada com o aumento dos níveis de glicina, substância química que tem propriedades sedativas e promove relaxamento muscular.[8] Experimente tomar uma xícara uma hora antes de dormir.

Cereja

Uma boa noite de sono é uma tigela de cerejas — literalmente, pois essa fruta saborosa contém magnésio. Coma um punhadinho (não mais do que isso) uma hora antes de dormir (a menos que esteja fazendo jejum intermitente; nesse caso, coma três horas antes de dormir).

Verduras de folhas verdes

Verduras como couve e espinafre contêm minerais que promovem o sono. Elas são ricas em cálcio, o qual ajuda o cérebro a usar o triptofano para produzir melatonina, e também em magnésio. Esses nutrientes induzem o sono, e esse é outro motivo pelo qual sou um grande defensor do suco verde. Eu tomo de 500 ml a 1 litro de suco verde feito na hora todos os dias. Essa é uma das minhas principais fontes de magnésio.

Nozes

As nozes promovem o sono de duas maneiras: em primeiro lugar, são uma boa fonte de triptofano, um aminoácido que ajuda o corpo a produzir melatonina; em segundo, contêm sua própria melatonina, de acordo com os pesquisadores da Universidade do Texas.[9]

Medicamento para dormir: o único que recomendo

Lembre-se de que o seu corpo sabe como dormir. Se você tem problema de insônia ou não consegue descansar o suficiente, saiba que as recomendações simples sobre estilo de vida e alimentação que dei neste capítulo ajudarão a normalizar o seu ritmo circadiano. E, quando isso acontecer, o seu corpo terá o repouso de que precisa.

Em certas ocasiões, porém, pode ser que você precise de uma ajudinha: por exemplo, se estiver viajando de um fuso horário para outro ou passando por um período estressante em sua vida. Nessas horas, o único suplemento que recomendo é a melatonina.

Inúmeros estudos científicos demonstraram que o suplemento de melatonina ajuda as pessoas a pegarem no sono mais rapidamente e a permanecerem adormecidas, a terem um sono menos agitado e a evitarem o cansaço diurno.

Basta uma pequena dose (em geral 0,25 mg ou 0,5 mg) para influenciar o ritmo circadiano.[10] Mas quem tem dificuldade para pegar no sono em geral toma doses mais altas (como 3 mg) na hora de dormir.

Pode ser que a dose de 3 mg deixe você grogue no dia seguinte; por esse motivo, comece tomando 1 mg um pouco antes de ir para a cama. Se não conseguir pegar no sono com essa dose, aumente no máximo em 1 mg por noite até chegar a 3 mg.

Por que os medicamentos para dormir não são uma boa opção

Os medicamentos para dormir podem ter um papel legítimo em casos de ansiedade grave ou pânico.

Mas tanto os pacientes como os médicos recorrem a eles com muita rapidez e frequência. Embora possa ser tentador tomar um comprimido para dormir, esses medicamentos ajudam as pessoas a ignorarem a causa de seus problemas de sono. Azia, diabetes, doença cardíaca, artrite, doença renal, doença tireoidiana e asma podem atrapalhar o sono. Tomar um comprimido para "tratar" a insônia sem abordar a razão do problema é como fechar o olho para uma casa que está pegando fogo: ignorar a casa não vai apagar o incêndio, e esperar para atacar o problema só vai fazer com que ele piore com o tempo.

Além disso, os medicamentos para dormir não aumentam muito o tempo de sono: pesquisadores mostraram de maneira reiterada que eles só estendem o tempo de sono por 15 a 20 minutos. Curiosamente, outros estudos demonstraram que alguns desses medicamentos podem induzir a *amnésia*, pois ao acordar os participantes não conseguiam se lembrar de como tinham dormido (ou se tinham dormido)!

Alguns soníferos — entre eles medicamentos de venda livre contendo Benadryl — têm uma meia-vida longa, o que significa que ainda podem estimular sonolência depois que a pessoa acorda na manhã seguinte. Não admira que estejam associados com déficits cognitivos durante o dia. Por exemplo, quando está *ao volante* indo para o trabalho.

O uso crônico de medicamentos para dormir foi relacionado com perigos substanciais para a saúde, incluindo maior risco de câncer e morte, embora não se saiba se esses medicamentos estejam de fato causando esses riscos à saúde.

Como é a vida quando você está bem descansado

Imagine conseguir se lembrar de palavras, nomes e detalhes. Imagine não ter de procurar as chaves e o telefone celular todas as manhãs. Quando você está descansado, o seu sistema imunológico funciona melhor, e aquela irritação de garganta não vira um resfriado e você não fica dias com tosse, nariz entupido e desconforto geral. Quando o seu corpo consegue lhe fornecer o apoio adequado, muitas áreas da sua vida são beneficiadas, muito diferente de quando você se arrasta pelo dia depois de uma noite mal dormida.

| CURA AVANÇADA SEM ESFORÇO |

Monitore suas atividades

Eu sou um grande fá do monitoramento da saúde e das atividades, por isso adoro instrumentos como os fabricados pela Fitbit. Você pode usar esses produtos, como um relógio de pulso que coleta os dados sobre suas atividades. Essas informações são transmitidas com facilidade para vários serviços *on-line* e aplicativos a fim de que seus dados de saúde sejam ainda mais interessantes e úteis!

Por exemplo, o dr. Dan Pardi, pesquisador do sono, desenvolveu o "Dan's Plan" [Plano Dan] (dansplan.com), que orienta o usuário a estabelecer metas de peso, sono e atividades físicas. O instrumento registra e integra dados de um grande número de dispositivos (portanto, escolha o que preferir). Em seguida, ajuda o usuário a atingir suas metas de saúde diárias ou semanais — na sua Zona de Saúde (Zone of Health™). Esse tipo de *feedback* ajuda a estimular comportamentos positivos para a saúde.

Plano de ação

- Exponha-se à luz intensa durante o dia: luz do sol, lâmpadas de espectro total e até mesmo luzes azuis usadas para tratar transtorno afetivo sazonal (TAS) durante o inverno ou tempo sempre nublado.
- Use lâmpadas de "baixa intensidade de luz azul" no abajur e nas luzes de vigília e use um relógio digital com números vermelhos, e não azuis.
- Elimine as fontes de luzes noturnas no banheiro.
- Estabeleça uma rotina simples de relaxamento a fim de se preparar para dormir toda noite.
- Mantenha o quarto entre 15,5 e 20 graus à noite.
- Integre um dispositivo de rastreamento de sono, como Fitbit, com o Dan's Plan no intuito de monitorar a sua prática de sono diária.
- Dê preferência a alimentos que promovem o sono, como verduras, abacate, nozes, amêndoas, cereja e chá de camomila.
- Analise a possibilidade de tomar suplementos de melatonina para reduzir o jet lag, dormir melhor ou manter um ritmo circadiano regular.

SAUDÁVEL	PREJUDICIAL
✓ Luz forte durante o dia	✓ Luzes reduzidas durante o dia ou falta de acesso à luz solar ao ar livre ou através da janela
✓ Exposição somente à luz âmbar depois que o sol se põe	✓ Exposição à luz azul no final da tarde ou à noite
✓ Cortinas com blackout e máscara para os olhos	✓ Variar o horário de ir para a cama à noite
✓ Lâmpadas de "baixa intensidade de luz azul" no abajur da mesa de cabeceira	✓ Luzes de vigília
✓ Rádio-relógio com números vermelhos	✓ Usar aparelhos eletrônicos antes de dormir
✓ Dar um tempo para relaxar antes de ir para a cama	✓ Rádio-relógio com números azuis ou verdes
✓ Hortaliças de folhas verdes (inclusive suco verde)	✓ Trabalhar ou assistir à TV até a hora de ir para a cama
✓ Chá de camomila	✓ Medicamentos para dormir (exceto em alguns casos extremos)
✓ Abacate	
✓ Amêndoas e nozes	

Princípio de Cura 8

Andar descalço — e outras maneiras de ficar "aterrado"

Resumo

- Andar descalço não é apenas gostoso, faz bem para a saúde, principalmente por reduzir a inflamação e melhorar a circulação sanguínea.
- O toque é muito importante para a saúde — abraçar, beijar e fazer sexo (seguro) têm um papel significativo no programa Cura sem Esforço.
- Rir oferece diversos benefícios físicos e emocionais. Pode ajudar até mesmo a fazer com que grandes mudanças pareçam mais fáceis.
- Respirar corretamente, pelo nariz, é energizante e ajuda o corpo a obter o oxigênio de que precisa para estimular a Cura sem Esforço.
- Quando outros meios de ficar conectado com a terra não ajudam a melhorar a sua saúde emocional, a Técnica de Liberação Emocional (TLE) pode promover mudanças duradouras em pouquíssimo tempo.

Se você chegou até aqui, deve estar pensando que, embora possa ser viável, o programa Cura sem Esforço não é exatamente divertido. Eu sei que você não vai pular de alegria por cortar o açúcar da alimentação e dar o máximo de si durante os exercícios físicos. Mas anime-se, o programa também tem muitos hábitos saudáveis prazerosos, recompensadores e que promovem uma sensação de bem-estar.

Você se sentirá muito bem ao usar as técnicas apresentadas neste capítulo. Rir, beijar, abraçar, respirar e andar descalço na grama são alguns dos prazeres simples da vida. Mas essas atividades proporcionam muito mais do que uma experiência agradável. Elas o ajudam a se conectar com algo que está fora de você: em termos leigos, são atividades "aterradoras". Quando você estiver em meio a um torvelinho de pensamentos e emoções, as práticas que estou prestes a apresentar poderão acalmá-lo, desviar a sua atenção dos agentes estressores e, como se não bastasse, proporcionar grandes benefícios fisiológicos.

Um leve toque

Uma maneira muito fácil de melhorar a saúde é tocar e ser tocado com mais frequência. Você pode ter uma alimentação supersaudável e ser bastante ativo, mas se não tiver contato físico regularmente com outros seres humanos não vai gozar de boa saúde.

O contato pele com pele — abraçar, beijar e, sim, fazer sexo — estimula tanto física quanto emocionalmente. Embora muitos fatores contribuam para esses benefícios à saúde, um dos mais importantes é a oxitocina, conhecida também como "hormônio do amor".

O contato físico faz com que a glândula hipófise libere oxitocina, um neuropeptídio. As mulheres liberam oxitocina durante o trabalho de parto — que as ajuda a desviar o foco da dor e a criar vínculo com o bebê. Os homens liberam oxitocina durante o orgasmo. Portanto, a oxitocina é um fator importante nos eventos vivificantes.

Mesmo que você não esteja às voltas com parto e relação sexual, a oxitocina tem muitos benefícios a oferecer. Em primeiro lugar, atenua a resposta de estresse, reduzindo os níveis de cortisol (hormônio do estresse) e baixando a pressão arterial. A oxitocina também diminui o aumento da frequência cardíaca que ocorre durante uma situação estressante.[1]

A oxitocina diminui a "fissura" por drogas,[2] álcool[3] e até mesmo doces;[4] ajuda a reduzir a inflamação excessiva[5] e promove a cicatrização de feridas.[6] No aspecto emocional, esse hormônio ajuda a fazer com que as pessoas criem vínculos, impedindo sensações de isolamento e distanciamento. Provavelmente é uma das principais razões pelas quais os donos de animais de estimação se recuperam mais rapidamente de doenças; as pessoas que formam casais vivem mais do que as solteiras; e os grupos de apoio são tão eficazes para viciados e portadores de doenças crônicas!

Os benefícios da oxitocina que já conhecemos são extraordinários, mas provavelmente existem muitos outros que ainda não foram descobertos. Estabeleça relações íntimas e calorosas, não importa o estágio da vida em que você esteja. Esse é um importante ingrediente tanto para a saúde física como para a saúde emocional.

A importância do abraço

Uma das maneiras mais simples de elevar os níveis de oxitocina e, como consequência, reduzir o estresse e acalmar a alma, é abraçar mais. Aparentemente, os abraços longos — de pelo menos 20 segundos — aumentam mais os níveis de oxitocina, mas qualquer abraço sincero, de qualquer duração, é melhor do que nenhum.

Abrace seus amigos, aconchegue-se ao seu companheiro ou companheira e peça um abraço, abrace seus filhos quando eles forem para a escola e quando chegarem em casa no final do dia.

Se você não se sente muito à vontade abraçando as pessoas, abrace seu animalzinho de estimação. Alguns minutos de carinho no seu cão ou gato pode desencadear a liberação de oxitocina.

O que tem em um beijo?

O beijo é outra forma poderosa de toque. Dizem que esse hábito exclusivamente humano surgiu como uma maneira de compartilhar microrganismos e aumentar a imunidade. Mas isso não é lá muito romântico, não? É claro que um beijo é muito mais do que isso, caso contrário não passaríamos em média 20 mil minutos da nossa vida beijando.[7]

O beijo tem inúmeros benefícios para a saúde. Os pesquisadores da Universidade do Estado do Arizona descobriram que os casais que se beijaram mais por um período de seis semanas apresentaram reduções significativas dos níveis de estresse, maior satisfação no relacionamento e melhora nos níveis de colesterol total.[8] Além disso, o beijo também reforçou o sistema imunológico[9] e reduziu a resposta alérgica de pessoas com alergias nasais e cutâneas.[10] Isso tudo além da liberação de oxitocina estimulada pelo beijo.

A alegria do sexo

Nenhuma lista de formas curativas de toque seria completa sem algumas observações a respeito do sexo.

Em uma única relação sexual você queima calorias, aumenta a sua frequência cardíaca e fortalece os músculos, portanto essa é uma forma eficaz de exercício. Você libera hormônios capazes de reduzir a intensidade das cólicas menstruais, dores de cabeça e artrite, e também oxitocina, que, além dos benefícios que já mencionei, promove um sono reparador.

Quando você tem relações sexuais de maneira regular, pode desfrutar de outros benefícios. As pessoas que fazem sexo uma ou duas vezes por semana têm níveis significativamente mais elevados de imunoglobulina A (IgA), primeira linha de defesa do sistema imunológico. A imunoglobulina A combate os invasores em seu ponto de entrada; se os níveis de IgA estiverem sadios, pode ser que o restante do sistema imunológico nem precise se envolver. Homens que fazem sexo pelo menos duas vezes por semana têm 45% a menos de probabilidade de desenvolver doença cardiovascular do que os que fazem sexo uma vez ou menos por mês.[11]

A oxitocina liberada durante a relação sexual ajuda a fazer com que você sinta um vínculo maior com o parceiro, proporcionando estabilidade emocional. Contanto que você pratique sexo seguro, aumentar a sua atividade sexual é uma receita infalível para ter mais saúde!

Se a sua vida sexual esfriou

Fatores psicológicos podem reduzir a libido de homens e mulheres. É muito comum sentir-se estressado demais para fazer sexo, o que só serve para piorar essa sensação, pois o sexo alivia o estresse.

Todos os princípios de cura que apresentei até agora também ajudarão a sua vida sexual. O reequilíbrio dos seus níveis de glicose sanguínea e da sua receptividade à insulina e à leptina exercerá um impacto positivo sobre a sua libido; níveis altos de glicose sanguínea desligam o gene que regula os hormônios sexuais.[12] Se você acha que está difícil solucionar seu problema sexual, priorizar os toques simples, como abraços e beijos, ajudará a aumentar o seu vínculo com o parceiro — graças à oxitocina — e fazer vocês dois entrarem no clima. Se você está aflito em relação à sua vida amorosa, a Técnica de Liberação Emocional que descreverei mais adiante neste capítulo poderá ajudá-lo a reestruturar esses sentimentos e pensamentos.

Riso

Ter uma atitude positiva e descobrir meios de manter a serenidade são partes inestimáveis da sua jornada para o Cura sem Esforço. E uma das melhores maneiras de fazer isso é rir.

O riso pode ser considerado um exercício vigoroso. De fato, os pesquisadores da Universidade de Maryland descobriram que o riso promove vasodilatação — a capacidade que os vasos sanguíneos têm de se expandir —, assim como uma sessão de 15 minutos de exercício.[13] Isso quer dizer que rir é ótimo para a saúde, pois uma vasodilatação deficiente é um fator de risco para infarto e acidente vascular cerebral.

Outros estudos revelaram que o riso eleva os níveis de endorfinas — hormônios que produzem sensação de bem-estar, melhoram o humor e reduzem a percepção da dor. Pesquisadores japoneses descobriram que diabéticos do tipo 2 que assistiram a um programa humorístico enquanto faziam a refeição tiveram picos mais baixos de glicose sanguínea do que os que ouviram uma palestra entediante.[14]

Em um estudo realizado com pacientes alérgicos a ácaros da poeira e outros irritantes comuns, as lesões cutâneas dos pacientes diminuiram depois que eles assistiram ao filme *Tempos Modernos*, de Charlie Chaplin, enquanto um filme sobre previsão do tempo não fez nenhum efeito.[15]

Outros benefícios do riso são:

- Relaxamento e redução da tensão muscular
- Níveis mais baixos de hormônios do estresse
- Redução da pressão arterial
- Aumento dos níveis de IgA
- Menor percepção da dor

Felizmente, a internet está repleta de vídeos engraçados (cabritos berrando como gente, você já viu?) que lhe ajudarão a obter todos esses benefícios. Quando você assiste a programas humorísticos ou filmes cômicos na verdade está usando muito bem o seu tempo, pois rir ajuda a manter uma atitude positiva. Quanto mais oportunidades você tiver de rir, mais atrairá pessoas alegres, otimistas. Juntos, vocês se inspirarão a manter a serenidade mesmo diante de mudanças aparentemente difíceis.

Conexão Entre Fé e Saúde

Nenhuma discussão sobre como ter mais saúde ficando conectado com o mundo exterior seria completa se não abordasse a fé. Antigamente a meditação era vista como esotérica, mas hoje os pesquisadores estão apregoando essa prática como um instrumento de saúde. Do mesmo modo, em um futuro não muito distante a classe médica vai passar a dar mais importância para a espiritualidade e a oração. Em 1995, apenas três das 125 faculdades de medicina dos Estados Unidos ofereciam cursos que exploravam a conexão entre espiritualidade e saúde; mas em 2013, mais de noventa faculdades ofereciam esses cursos.[16]

A ciência está começando a se dar conta da poderosa interseção entre a espiritualidade, a mente e a medicina — três esferas que as culturas nativas há muito consideram inseparáveis. Em 2012, pesquisadores do McLean Hospital, uma instituição psiquiátrica afiliada à Faculdade de Medicina de Harvard, perguntaram a 159 pacientes com sintomas claros de depressão até que ponto eles acreditavam na existência de um deus.[17] Os sintomas dos pacientes foram avaliados no início e no final do programa.

Os pacientes com mais fé tinham duas vezes mais probabilidade de responder bem ao tratamento. Eles apresentaram resultados significativamente melhores, como:

- Redução da depressão
- Redução da automutilação
- Aumento do bem-estar psicológico (paz de espírito, capacidade de se divertir, satisfação geral)

Vários estudos também revelaram que as pessoas que participam de cerimônias religiosas com regularidade ou se consideram espiritualizadas vivem mais e cuidam melhor de si mesmas.[18] Conselhos sobre como fortalecer a própria conexão com um poder superior foge ao escopo deste livro. Saiba apenas que a espiritualidade poderá oferecer alívio para a sua alma, a sua mente e o seu corpo.

Respire corretamente

Fornecer oxigênio para as nossas células é tão importante quanto comer os alimentos certos e beber água pura. Mas em geral nem pensamos na respiração, apesar de ser a nossa necessidade mais fundamental.

A sua vida é muito diferente da dos seus antigos ancestrais. Graças aos avanços tecnológicos e econômicos, você tem mais conforto, melhores condições de saneamento e melhor padrão de vida. Mas também está suscetível aos danos causados pelo consumo de alimentos processados, pelo estresse gerado por competição na escola e no trabalho e pela falta de exercício físico. Todos esses fatores influenciam de maneira negativa a sua respiração.

Talvez você não saiba, mas o dióxido de carbono desempenha uma função essencial na utilização do oxigênio no organismo. Quando o nível de dióxido de carbono está baixo demais, alterações no pH sanguíneo fazem com que os glóbulos vermelhos (hemoglobina) tenham menor capacidade de liberar oxigênio para as células.[19] Isso é um problema, porque o oxigênio é o combustível das células. Sem oxigênio suficiente, as células não desempenham suas funções como deviam — elas ficam mais suscetíveis a vírus e não conseguem gerar a mesma quantidade de energia.

O primeiro passo para melhorar de modo radical a sua respiração — e como consequência seus níveis de dióxido de carbono e oxigênio — é respirar exclusivamente pelo nariz. O seu sistema respiratório não foi feito para você respirar o tempo todo pele boca. A respiração bucal resulta em muitas queixas e problemas de saúde comuns, como insônia, falta de ânimo, ganho de peso, dor de cabeça, desidratação e até mesmo baixa libido. Felizmente, é muito simples voltar a respirar pelo nariz de modo gradual, dia e noite. O método de respiração Buteyko, batizado com o nome do médico russo que o desenvolveu na década de 1950, é um conjunto de técnicas fáceis que você pode incorporar à sua rotina diária para voltar a respirar pelo nariz.

Teste a sua capacidade respiratória

O método de respiração Buteyko pode ajudar a restaurar o seu padrão respiratório normal, aumentando assim a oferta de oxigênio para todo o seu corpo. Antes de começar a praticar esse poderoso método, é importante avaliar primeiro a qualidade atual da sua respiração.

O dr. Buteyko elaborou um teste simples que você mesmo pode fazer no intuito de avaliar a qualidade da sua respiração. Pode usar um cronômetro ou apenas contar o número de segundos.

Aqui está o teste:

1. Sente-se com as costas eretas, sem cruzar as pernas, e respire de modo confortável pelo nariz.
2. Inspire e expire pelo nariz. Depois que expirar, tampe o nariz a fim de impedir a entrada de ar.

3. Ligue o cronômetro (ou comece a contar) e prenda a respiração até sentir necessidade de respirar. Em uma escala de 1 a 10, a urgência de respirar seria de 6 ou 7 e pode se manifestar na forma de movimentos involuntários dos músculos respiratórios, espasmo abdominal ou contração da garganta.
4. Quando sentir necessidade, volte a respirar e marque o tempo.
5. A sua inspiração depois de prender a respiração deve ser calma, controlada e pelo nariz. Se sentir necessidade de respirar de maneira profunda é sinal de que prendeu a respiração por tempo demais.

O tempo medido, denominado pausa de controle (PC), reflete os níveis de dióxido de carbono do seu corpo. Uma pausa de controle curta está correlacionada com níveis cronicamente baixos de CO_2. Cada 5 segundos a mais na sua PC significará mais energia durante todo o dia e maior resistência durante a realização de exercícios. Aqui estão os critérios para avaliar o resultado da sua PC:

- **40 a 60 segundos:** indica um padrão respiratório normal, sadio, e excelente resistência física.
- **20 a 40 segundos:** indica leve deficiência respiratória, tolerância moderada a exercícios físicos e possíveis problemas de saúde no futuro (a maioria das pessoas se encaixa nessa categoria).
- **10 a 20 segundos:** indica deficiência respiratória significativa e pouca tolerância a exercícios físicos; recomendam-se treinamento de respiração nasal e modificações no estilo de vida (as possíveis áreas de preocupação são má alimentação, estresse excessivo, ingestão excessiva de álcool etc.)
- **Menos de 10 segundos:** indica grave deficiência respiratória, pouquíssima tolerância a exercícios físicos e problemas crônicos de saúde; consulte um profissional especializado na técnica respiratória Buteyko.

Exercício para melhorar a respiração

Com este exercício simples você pode retreinar a sua respiração:

- Sente-se com as costas eretas. Coloque uma das mãos sobre o tórax e outra sobre o abdome. Respire de modo normal durante mais ou menos 1 minuto. Preste atenção à sua inspiração e expiração.
- Enquanto isso, pressione de leve as mãos sobre o tórax e o abdome. Isso criará uma leve resistência que vai tornar a sua respiração mais lenta, de modo que você vai respirar menos do que respirava no começo.
- Você sabe que está fazendo o exercício de maneira correta quando sente uma necessidade tolerável de ar, como a que sentiria se estivesse caminhando a passos rápidos.
- Tente continuar respirando dessa maneira — sentindo uma necessidade maior, porém tolerável, de ar — durante 3 a 5 minutos.
- Se a sua frequência respiratória ficar mais rápida ou o seu corpo ficar tenso, interrompa o exercício por meio minuto. Retome-o quando a sua respiração estiver mais calma.
- Depois de 2 ou 3 minutos de exercício você vai observar um aumento na temperatura das mãos ou de outras partes do corpo. O seu nariz pode ter ficado mais desobstruído, e você pode estar salivando mais. Esses efeitos imediatos se devem ao leve acúmulo de dióxido de carbono no sangue, que abre os vasos sanguíneos e as vias aéreas e ativa a resposta de relaxamento. Ironicamente, para melhorar o fluxo sanguíneo e a oxigenação do corpo precisamos respirar menos, e não mais.

Respirando pelo nariz durante o dia você vai ajudar o seu corpo a, de modo natural, encontrar um equilíbrio entre oxigênio e dióxido de carbono. E, praticando a técnica acima, aprenderá a respirar com mais eficiência, de modo que mesmo quando estiver fazendo exercício, conseguirá manter a respiração nasal e não sentirá necessidade de inspirar pela boca.

Andar descalço

Qual foi a última vez em que você tirou os sapatos e sentiu a terra sob os pés? Já faz muito tempo?

Talvez seja difícil de acreditar, mas esse prazer singelo pode ser extremamente saudável. Essa descoberta surpreendente está apenas começando a ganhar força no mundo científico. Uma revisão de 2012 das pesquisas sobre os benefícios à saúde da conexão do corpo humano com o chão (conhecido como "aterramento" ou "enraizamento"), publicada no *Journal of Environmental and Public Health*,[20] constatou que o aterramento:

- Melhora a qualidade do sono e aumenta a sensação de estar descansado ao acordar.
- Diminui de maneira significativa a rigidez muscular e a dor crônica.
- Regula a secreção de cortisol (um hormônio do estresse), a fim de que ela siga um ciclo normal caracterizado por nível mais alto pela manhã e nível mais alto à meia-noite, promovendo um sono mais reparador, regulando os níveis de glicose sanguínea e o apetite e contribuindo para o controle do peso.
- Equilibra o sistema nervoso autônomo ao estimular o sistema nervoso parassimpático (associado à resposta de "repouso e digestão" do corpo) e acalmar o sistema nervoso simpático (associado à resposta de "luta ou fuga").
- Reduz a gravidade da resposta inflamatória depois de exercícios intensos.
- Aumenta a variabilidade da frequência cardíaca, a capacidade que o coração tem de responder a estímulos e alterar o ritmo de seus batimentos; sempre que você aumenta a variedade da frequência cardíaca, muda para o modo saúde, em oposição ao modo doença.
- Diminui a viscosidade do sangue ao fornecer uma carga elétrica negativa mais forte à superfície das hemácias, aumentando assim a capacidade delas de se repelir entre si e de fluir pelos finíssimos capilares. Isso é excelente, pois quase todos os aspectos da doença cardiovascular foram correlacionados com sangue mais viscoso e com fluxo mais lento. Esse efeito de "afinar" o sangue é tão profundo que, se você estiver tomando

anticoagulante, deve consultar o médico antes de começar a se conectar com a Terra regularmente. E também monitorar com cuidado a dose do medicamento — o médico poderá ajustá-la.[21]

Como é que algo tão simples pode ter benefícios tão profundos para a saúde? Fazer atividades que proporcionam uma sensação de bem-estar é sempre bom para a saúde — como sentir o sol da tarde diretamente sobre a pele.

Andar descalço ao ar livre, com a sola dos pés tocando a superfície da Terra, é um exemplo. O que torna o aterramento — o ato de andar descalço — tão poderoso é que ele estabelece uma conexão direta entre o seu corpo e a Terra, o que além de ser um dos prazeres simples da vida contribui para a sua saúde. Assim como se expor aos raios solares com regularidade, andar descalço ao ar livre é um hábito simples e fácil de ser adotado.

O que a eletricidade tem a ver com isso?

Sem eletricidade você não estaria vivo — e não é porque você não poderia assistir aos seus programas de TV preferidos nem ligar o aquecedor da sua casa à noite. Você é um ser bioelétrico, basicamente uma série de circuitos elétricos em que dezenas de trilhões de células transmitem e recebem energia de modo constante enquanto controlam cada uma das suas ações, cada uma das suas funções fisiológicas e cada um dos seus pensamentos.

Todos os seus movimentos, comportamentos e atos são energizados pela eletricidade. Na verdade, você é um condutor de eletricidade. Afinal de contas, o seu corpo é composto predominantemente de água, em que uma variedade de íons carregados, chamados eletrólitos, são dissolvidos.

A Terra também é uma entidade elétrica. Carregada com um suprimento praticamente ilimitado de elétrons provenientes dos raios, é basicamente uma bateria supercarregada transbordando de elétrons.

Quando você, um ser bioelétrico, toca diretamente a Terra — fazendo contato entre o chão e a sua pele, que é um excelente condutor de eletricidade —, absorve um fluxo continuo de elétrons livres no seu corpo, o que ajuda a criar as condições para o seu corpo se curar sem se estressar.

E a maneira mais fácil de fazer essa conexão é andar descalço ao ar livre. (Existem algumas ressalvas, sobre as quais vou falar daqui a pouquinho.)

Benefícios para a saúde de andar descalço ao ar livre

O aterramento melhora a saúde em vários níveis, mas o seu benefício mais importante é a capacidade de neutralizar os radicais livres e reduzir a inflamação crônica.

Você já ouvir falar nos radicais livres — provavelmente de maneira desfavorável, como uma fonte de estresse oxidativo e danos em todo o corpo. Mas assim como no caso de tantos "bandidos" tradicionais, como o colesterol, as coisas não são bem assim. Os radicais livres também desempenham um papel importante na cura. Radicais livres são partículas eletrofílicas, ou seja, que têm afinidade por elétrons e que desempenham um papel importante na resposta imunológica. Se você for exposto a um vírus, por exemplo, o seu corpo enviará radicais livres para roubar elétrons das moléculas virais, destruindo-as. Eles são uma parte importante da resposta de cura — conhecida também como resposta inflamatória.

O problema é quando o número de radicais livres supera o de bandidos, como os vírus. Imagine um bando de justiceiros dentro do seu corpo: os radicais livres começarão a atacar qualquer coisa que atravessar o caminho deles, inclusive células sadias, membranas celulares, DNA e proteínas, procurando elétrons para consumir. Quando essas células saudáveis perdem um eletro, elas próprias se transformam em radicais livres, e o processo se perpetua. O resultado é uma resposta inflamatória que não cede e se torna crônica. E a inflamação crônica está associada com mais de oitenta doenças (veja os detalhes abaixo).

A boa notícia é que a reconexão com a Terra lhe dará acesso a um suprimento contínuo e negligenciado de elétrons livres, os quais irão neutralizar os radicais livres quando não houver uma lesão para reparar ou um invasor para combater. O aterramento fornece um banquete de elétrons aos radicais livres. Ao neutralizar os radicais livres destrutivos, reduzindo a inflamação, o aterramento pode ser considerado um dos mais poderosos antioxidantes naturais.

Doenças Associadas com Inflamação

- Alergias
- Esclerose lateral amiotrófica (ELA)
- Mal de Alzheimer
- Anemia
- Artrite
- Asma
- Autismo
- Câncer
- Doença cardiovascular

- Doença de Crohn
- Eczema
- Fibromialgia
- Lúpus
- Esclerose múltipla
- Dor
- Psoríase
- Artrite reumatoide
- Diabetes tipo 1
- Diabetes tipo 2

Manter os pés descalços em contato com o chão, mesmo por períodos curtos, pode proporcionar benefícios significativos. Um dos meus leitores no Mercola.com, um professor da Califórnia, disse o seguinte: "Todos os dias eu fico sentado na minha varanda com os pés na grama por cerca de 30 minutos. A primeira coisa que notei foi que, quando me levanto pela manhã, não estou grogue de sono como costumava ficar. Eu acordo às 6 horas bem-disposto e cheio de energia. A segunda é que a minha digestão parece que está mais rápida. Minhas calças estão entrando melhor agora!

Outro leitor, Graham, um artista londrino, resolveu o problema de insônia que tinha há vinte anos passeando descalço no parque durante uma hora por dia. Ele não fez nenhuma outra mudança em sua vida e ficou agradavelmente surpreso ao constatar que estava dormindo sete horas e meia por noite. Ele também afirmou acordar cheio de energia, estar mais criativo e menos propenso a se deixar levar por pequenos aborrecimentos. E, de quebra, seu eczema crônico diminuiu de maneira substancial, chegando quase a desaparecer. Veja bem, a conexão entre os passeios de Graham com os pés no chão e a redução dos seus sintomas não foi comprovada. Mas não custa tirar o sapato quando for dar uma volta se o tempo estiver bom.

Como se conectar com a Terra

A maneira mais simples é ficar descalço com os pés diretamente em contato com a Terra — seja terra batida, areia, pedra ou até mesmo uma calçada de concreto aparente. Você começará a notar benefícios, como redução do estresse e da dor, depois de passar 30 minutos em contato direto com o chão —, mas qualquer quantidade de tempo é melhor do que nenhuma. Quanto mais comprometida estiver a sua saúde, mais tempo você deve passar com os pés no chão (Existem algumas exceções, sobre as quais falarei daqui a pouco.)

Basta tirar o sapato e ir para fora, simples assim.

Porém, você tem várias opções para se conectar diretamente com as energias curadoras da Terra. Lembre-se de que algumas superfícies e alguns materiais são bons condutores de eletricidade (ou seja, eles permitem a passagem de eletricidade) enquanto outros são isolantes (ou seja, impedem a passagem de eletricidade). Além disso, superfícies molhadas são mais condutoras do que superfícies secas.

Levando tudo isso em conta, aqui está uma lista que vai ajudá-lo a escolher as melhores superfícies para seus passeios descalço. As superfícies boas para andar descalço são:

- areia
- grama (de preferência úmida)
- terra
- pedra e rocha
- concreto e tijolo (contanto que esteja diretamente sobre a Terra, sem pintura ou impermeabilização; o concreto impermeabilizado é brilhante e não exibe pequenas rachaduras)[22]

As superfícies abaixo *não* são boas para enraizar, pois são isolantes:

- asfalto
- madeira
- borracha ou plástico
- vinil

A água também é um excelente condutor; portanto, um lugar ideal para caminhar descalço é na praia, à beira-mar, ou na grama molhada pelo orvalho da manhã. (Nadar no mar é uma maneira fabulosa de "aterrar", pois a água do mar conduz a eletricidade do leito oceânico. Isso ajuda a explicar algumas das famosas propriedades curadoras da água salgada.)

Para ficar em contato com a Terra não é preciso caminhar, fazer exercício nem mesmo ficar em pé. Basta se sentar em uma cadeira e ler um livro. Contanto que seus pés descalços estejam em contato com o chão, oficialmente você está "aterrado". Você também pode se sentar ou deitar na grama ou na areia.

Sapatos

Às vezes, é impossível andar descalço fora de casa, ou porque está frio ou porque você está em um ambiente urbano e só tem acesso a pisos pavimentados. Ou talvez o trabalho ou outros aspectos da vida o impeçam de fazer alguns minutos de aterramento todos os dias. Uma maneira de manter uma conexão com a Terra mesmo de sapato é escolher calçados diferentes.

Solados de borracha e plástico são isolantes — eles o desconectam da Terra. Solados de couro são condutores, o que significa que eles permitem o aterramento sempre que você estiver caminhando sobre uma superfície também condutora. Embora muitos dos sapatos modernos com solado de couro tenham palmilha e/ou entressola sintética, o que faz com que sejam mais isolantes, você pode procurar calçados de fabricação tradicional com solado de couro.

Um número cada vez maior de fábrica de calçados faz sapatos especificamente com propriedades de aterramento. Uma rápida busca na internet produzirá uma lista cada vez maior de opções. Mas entenda que com esse tipo de solado você só ficará aterrado quando estiver caminhando nas superfícies mencionadas acima. Se você mora na cidade, não desperdice o seu dinheiro com esses calçados, a menos que tenha acesso a um parque ou a uma praia nas proximidades.

Precauções

Embora andar descalço seja uma das coisas mais simples e mais naturais que você pode fazer para ter mais saúde, existem algumas situações em que é preciso ser prudente e também algumas contraindicações. Lembre-se: isso não trata nem cura nenhuma doença. Apenas fornece "nutrição elétrica" da Terra que ajuda a reduzir a inflamação associada com tantas doenças crônicas — um aspecto importante para criar as condições para a Cura sem Esforço.

Devido ao efeito anticoagulante do aterramento, se você estiver tomando algum medicamento anticoagulante (como Coumadin), é preciso fazer um acompanhamento médico. Na verdade, as pessoas que tomam medicação anticoagulante ou para regular a glicose sanguínea, controlar a pressão arterial ou regular os níveis de hormônios tireoidianos devem consultar o médico antes de adotar essa prática.

Quando você começa a ficar em contato com a Terra com regularidade, a sua saúde pode piorar antes de melhorar, dependendo do seu estado de saúde e da sua carga tóxica. Você pode apresentar uma reação desintoxicante clássica: um agente de cura provoca a morte de grandes quantidades de patógenos nocivos, que liberam subprodutos tóxicos que o deixam doente. Se observar uma piora depois do aterramento, comece com apenas 10 minutos por dia e aumente aos poucos até 30 minutos. Ouça sempre o seu corpo a fim de determinar o tempo adequado para você.

Apesar dessas ressalvas, essa é uma maneira fabulosa e totalmente natural de promover a saúde — e que está sempre ao seu alcance sem custo algum. Deixe que o seu corpo seja o seu guia em relação a quando ficar em contato com a Terra e por quanto tempo.

| CURA AVANÇADA SEM ESFORÇO |

Exercite-se descalço ao ar livre

Fazer exercício descalço ao ar livre é uma das melhores maneiras, e uma das mais baratas, de incorporar a Cura sem Esforço na sua vida diária. Você poderá matar dois coelhos com uma só cajadada — fazer exercício e ficar descalço. Três coelhos, na verdade, se você também expuser a sua pele ao sol e obtiver a sua dose diária de vitamina D. E o exercício extenuante feito descalço ao ar livre também pode ajudar a acelerar o seu reparo tecidual e aliviar a sua dor muscular.

Perspectiva Chinesa
Sobre Caminhar Descalço

A pele é um excelente condutor. Conectar qualquer parte da pele à Terra irá funcionar. Mas, entre as várias partes do corpo humano, uma é especialmente potente: um local situado logo atrás dos dedos do pé, identificado pelos praticantes da Medicina Tradicional Chinesa como Rim 1 (R1). Esse ponto acupuntural reúne todos os canais de energia do corpo, conhecidos como meridianos, ou seja, ele se conecta com todas as partes do corpo. Não admira que o Tai chi e o Qigong – equivalentes chineses do yoga – sejam ensinados e praticados ao ar livre, sem sapatos.

PONTO ACUPUNTURAL

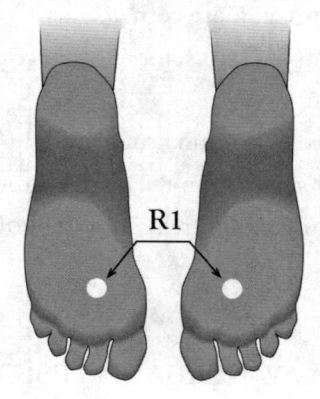

R1

Como aliviar as emoções negativas

A certa altura da sua jornada para a Cura sem Esforço, você pode ter sentimentos aflitivos que não podem ser aplacados por nenhuma das técnicas de aterramento que descrevi neste capítulo

Sempre que você tiver um sentimento desagradável – como ansiedade, medo, resistência, raiva ou dúvida – que o impede de fazer opções saudáveis, um instrumento poderoso pode ajudá-lo a purgar a emoção do seu corpo e da sua mente. Ele está na ponta dos seus dedos e é chamado de Técnica de Libertação Emocional (EFT — Emotional Freedom Technique).

A Técnica de Libertação Emocional é uma forma de acupressão psicológica — em que você mesmo estimula pontos específicos do seu corpo com a ponta dos dedos por meio de percussão. Essa técnica se baseia nos mesmos meridianos de energia que a acupuntura tradicional usa para tratar enfermidades físicas e emocionais há mais de 5 mil anos, mas sem o uso de agulhas. Em vez disso, você bate de leve com a ponta dos dedos em pontos específicos na sua cabeça e no seu tórax, enquanto pensa sobre seu problema específico — seja um evento traumático, um vício ou uma dor — e verbaliza afirmações positivas.

Ao percutir os meridianos de energia enquanto verbaliza afirmações positivas, você elimina o "curto-circuito" — o bloqueio emocional — do sistema bioenergético do seu corpo, restaurando assim o seu equilíbrio mental e corporal, essencial para curar doenças e ter saúde.

Se você não acredita, continue lendo, pois você não é o único. A princípio, algumas pessoas ficam com um pé atrás em relação aos princípios em que a EFT se baseia — só recentemente o Ocidente começou a reconhecer o componente energético que faz parte de outras tradições de cura há tanto tempo. Outras ficam surpresas (e às vezes acham engraçado) com a metodologia de percussão e afirmação da EFT.

Mas a EFT ajuda as pessoas a se livrarem de emoções difíceis de uma vez por todas, mais do que qualquer método tradicional ou alternativo que conheço ou já usei. Eu vi os resultados em meus pacientes desde que comecei a usar esse método, em meados de 2001. Na verdade, graças à sua alta taxa de sucesso, a EFT se disseminou de modo rápido e hoje é empregada por médicos do mundo todo. Se você ainda está cético, acesse o *link* no final desta seção e analise a possibilidade de experimentar esse método, apesar do seu ceticismo; afinal, o que é que você tem a perder? Só alguns velhos padrões de pensamento que talvez o estejam impedindo de fazer alterações que poderiam contribuir para a sua saúde e a sua felicidade. Aqui estão apenas alguns dos benefícios oferecidos pela EFT:

- Alivia a maior parte dos traumas emocionais
- Elimina fobias e estresse pós-traumático

- Acaba com as "fissuras" por alimentos que sabotam a sua saúde
- Elimina ou reduz de maneira significativa a maior parte das dores e dos desconfortos físicos

Sou fã da psicologia energética há muitos anos. Comprovei a sua eficácia ajudando a curar os problemas de saúde de centenas de pacientes. Entretanto, existiam poucos estudos sobre o assunto, pois a ciência estava tentando acompanhar a experiência clínica. Mas isso começou a mudar. Nos últimos anos foram publicados vários estudos que mostram a segurança e eficácia da EFT.

Por exemplo: os três estudos a seguir descobriram que pessoas com história de trauma que usaram a EFT fizeram progressos extraordinários em um período bastante curto:

1. Em um estudo de 2012 publicado no *Journal of Nervous and Mental Disease* (a mais antiga revista científica de psiquiatria dos Estados Unidos), indivíduos que receberam uma sessão de uma hora de EFT apresentaram queda de 24% nos níveis de cortisol, hormônio do estresse. Esse mesmo grupo também apresentou o dobro de redução dos níveis de depressão e ansiedade que o grupo de indivíduos que fizeram uma seção de psicoterapia ou apenas descansaram.[23]
2. Um estudo de 2013 publicado na mesma revista estudou 59 veteranos de guerra diagnosticados com transtorno de estresse pós-traumático (TEPT). Os participantes receberam seis sessões de EFT; depois de seis meses, a redução nos níveis de depressão e ansiedade ainda era tão significativa que 86% deles não preenchiam mais os critérios diagnósticos para TEPT.[24]
3. A EFT mostrou ser eficaz tanto no tratamento em grupo como no tratamento individual. Em 2014, veteranos de guerra e suas esposas participaram de um retiro de sete dias de EFT. Na chegada, 89% dos veteranos preenchiam os critérios para TEPT, assim como 29% das esposas. Depois do retiro, apenas 28% dos veteranos e 4% das esposas tinham TEPT.[25]

Uma vez, fiz uma demonstração de EFT para quatrocentos nutricionistas clínicos. Uma voluntária, consumidora voraz de flocos de arroz, subiu ao palco. Ela tinha verdadeira fissura por esse cereal. Depois que fizemos uma sessão de percussão, ela ficou com os olhos cheios de lágrimas. Quando explorei o problema mais a fundo, ela disse que havia se lembrado da época em que a mãe lhe dava confeitos de chocolate M & M para que ela a deixasse em paz.

O verdadeiro problema não tinha nada a ver com a sua vontade de comer flocos de arroz; na verdade, ela ansiava pelo amor e pela atenção que a mãe não havia lhe dado. Nós analisamos esse problema, e a sua fissura desapareceu de modo instantâneo.

Para mais informações sobre EFT, acesse http://eft.mercola.com.

Plano de ação

1. *Abra espaço para o toque na sua vida. Beijar, abraçar e fazer sexo ajudam a criar vínculos, o que é bom para a saúde emocional. O toque também desencadeia uma cascata de benefícios psicológicos que ajudam o seu corpo a desempenhar melhor suas funções.*

2. *Ria. Assistir a comédias e também a vídeos engraçados na internet é muito bom para a saúde.*

3. *Procure respirar pelo nariz. A respiração pela boca retira o oxigênio e o dióxido de carbono do corpo e cria uma barreira à boa saúde. Quanto mais você respirar calmamente pelo nariz, mais sadio será.*

4. *Ande descalço ao ar livre sempre que possível – recomendam-se 30 minutos por dia, mas qualquer coisa é melhor do que nada.*

5. *Se sentimentos negativos o estiverem impedindo de fazer mudanças positivas, procure um profissional especializado em Técnica de Libertação Emocional. Embora essa técnica seja bastante eficaz quando feita pela própria pessoa, um profissional poderá ajudá-lo a encontrar as expressões exatas que calarão fundo em você e lhe mostrar a maneira correta de fazê-la.*

SAUDÁVEL	PREJUDICIAL
✓ Rir	✓ Assistir apenas a programas de TV e filmes sérios
✓ Beijar	✓ Deixar que a baixa libido ou um alto nível de estresse o impeça de ter uma vida sexual sadia
✓ Abraçar	✓ Não aproveitar todas as oportunidades para abraçar, tanto outras pessoas como animais de estimação
✓ Fazer sexo (seguro)	
✓ Andar descalço ao ar livre	✓ Ficar de sapatos quando estiver no parque ou na praia
✓ Respirar pelo nariz	✓ Respirar pela boca
✓ Repetir palavras de afirmação enquanto bate de leve em partes específicas do corpo com a ponta dos dedos (EFT)	✓ Não buscar alívio para os sentimentos negativos

Princípio de Cura 9

Evite estes seis "alimentos saudáveis"

Resumo

- Grande parte dos pressupostos convencionais sobre o que é saudável não só é falsa como também prejudicial.
- Os alimentos "saudáveis" que devem ser evitados são:

  - Cereais integrais, como arroz integral
  - Adoçantes naturais como agave
  - Produtos de soja não fermentada, como *tofu* e leite de soja
  - Óleo vegetal
  - A maior parte dos peixes
  - Iogurte tradicional

Umas das dificuldades da Cura sem Esforço é que muitos marqueteiros de indústrias alimentícias e profissionais de mídia desavisados ou desinformados fornecem informações enganosas sobre a composição dos alimentos que você consome. Quando os alimentos promovidos por eles como saudáveis na verdade acabam com a sua saúde, isso se torna um problema grave.

Quando você introduz de modo constante substâncias químicas, proteínas e hormônios nocivos no seu organismo por meio dos alimentos, ele não consegue mais se curar sozinho. E quando você consome esses alimentos acreditando que eles fazem bem, a sua saúde nunca fica 100%. Os alimentos sobre os quais vou falar servem sobretudo para manter o seu organismo "ocupado", obrigando-o a se esforçar para combater seus efeitos nocivos. Isso impede que o seu organismo faça aquilo para o qual foi criado — regenerar-se de modo eficiente com facilidade.

Neste capítulo, analiso os seis alimentos mais aclamados por suas propriedades saudáveis, mas que seria melhor evitar. Também ofereço alternativas para cada um deles. Se você trocar os alimentos ruins por alimentos bons, vai tirar uma enorme carga do seu organismo. Ao eliminar os agressores e substitui-los por equivalentes mais saudáveis, será recompensado com níveis significativamente mais elevados de energia, maior capacidade de perder os quilos extras e muito mais vitalidade.

Cereais

Denise, uma de minhas leitoras, tem dois filhos. Quando estava perto dos 40 anos, ela estava quatorze quilos acima do peso, e sua pressão arterial também estava subindo. Denise tinha mestrado em nutrição e há vinte anos mantinha uma alimentação rica em fibras e cereais integrais e com baixo teor de gordura (exatamente como eu fazia nos idos de 1970). De meses em meses, submetia-se uma dieta de 1.200 calorias por dia, além de fazer exercícios aeróbicos de 5 a 6 horas por semana. Mas, além de não emagrecer, ela ficava faminta e mal-humorada o tempo todo.

Inconformada com a ideia de que "era normal" uma mulher na faixa dos 40 anos estar acima do peso, Denise concordou em abrir mão da torrada no café da manhã e do sanduíche no almoço e em substituir esses cereais por gordura de ótima qualidade — um ovo com queijo no café da manhã, um punhadinho de castanhas no meio da manhã e uma salada regada com bastante azeite no almoço. E o ponteiro da balança começou a baixar. Depois de dois anos e meio fazendo uma alimentação com pouco ou nenhum cereal e sem glúten, Denise perdeu dezesseis quilos e conseguiu manter o peso. Hoje sua pressão arterial está normal, e sua proporção entre colesterol bom (HDL) e ruim (LDL) e seus níveis de triglicérides estão dentro dos valores de referência. Talvez o melhor de tudo seja que Denise decidiu usar o seu mestrado em nutrição para orientar os pacientes a ter uma alimentação saudável — com baixo teor de cereais.

Não admira que você, assim como Denise, irrefletidamente ache que os cereais integrais são superalimentos. O site do Departamento de Agricultura dos Estados Unidos (USDA) (http://www.choosemyplate.gov/food-groups/grains-why.html) afirma que o consumo de cereais integrais pode diminuir o risco de infarto, reduzir os problemas de prisão de ventre e ajudar no controle de peso.

Resistência à insulina e à leptina

A recomendação geral de se consumir mais cereais integrais não é sensata, pois muitas pessoas têm problema de resistência à insulina ou à leptina. Veja bem, os cereais integrais "saudáveis" também são carboidratos. E os carboidratos, mesmo os provenientes de cereais integrais, provocam aumento da glicose sanguínea, o que, por sua vez, desencadeia a liberação de insulina no organismo.

A função da insulina é transportar o açúcar (glicose) da corrente sanguínea para dentro das células, onde ele é usado para gerar energia. Mas as células têm uma capacidade limitada de usar e de armazenar açúcar. Portanto, quando você ingere uma quantidade excessiva de açúcar e carboidratos com regularidade, o excesso de açúcar se acumula de forma gradual na sua corrente sanguínea. Quando isso acontece, o seu organismo produz ainda mais insulina no intuito de baixar a concentração sanguínea de açúcar, pois ele sabe que o excesso de açúcar no sangue é prejudicial e que, em níveis muito altos, pode até mesmo levar à morte (como falei no Princípio de Cura 3). Quando o seu organismo produz uma quantidade cada vez maior de insulina porque você está ingerindo açúcares e/ou cereais de maneira constante, os receptores insulínicos das suas células se tornam cada vez mais tolerantes à insulina. Isso leva o seu organismo a produzir ainda mais insulina a fim de baixar o açúcar sanguíneo. Esse ciclo vicioso se mantém ao longo de muitos anos e é a principal razão da resistência à insulina ou, de modo mais preciso, da menor sensibilidade dos receptores insulínicos à insulina.

Existem medicamentos para tratar a resistência à insulina. A única maneira de interromper o círculo vicioso é mudar a alimentação e fazer exercício. Muitos médicos, de maneira equivocada, dão insulina aos diabéticos tipo 2 no intuito de baixar seus níveis de glicose sanguínea. Isso na verdade aumenta a resistência à insulina desses pacientes e contribui para a sua morte prematura.

O mesmo processo ocorre em relação à resistência à leptina. Leptina é um hormônio produzido pelo tecido adiposo que ajuda o cérebro a regular a ingestão de alimentos e a controlar o peso corporal. Como os tratamentos para resistência à insulina e à leptina são idênticos, muitos especialistas referem-se apenas à resistência à insulina, pois ela é mais conhecida.

Se você tem resistência à insulina ou à leptina, deve evitar o consumo de cereais.

Como saber se você resistência à insulina ou à leptina?

A melhor maneira de saber é dosar o nível de insulina no sangue. Quanto mais baixo, melhor. Um valor abaixo de três indica ausência de resistência. Uma alternativa mais barata — e mais fácil — ao exame de sangue é avaliar os próprios sintomas. Se você tiver qualquer um dos problemas abaixo, pode ser que tenha resistência à insulina ou à leptina:

- Sobrepeso — acima de 10% do seu peso ideal
- Diabetes tipo 2 ou glicemia de jejum acima de 100
- Pressão alta
- Colesterol alto
- Câncer
- Infarto, angina, AVC ou ataques isquêmicos transitórios

Se você tem um desses problemas, não é o único. Cerca de 85% da população tem pelo menos um deles. Resistência à insulina e resistência à leptina não são as únicas causas desses problemas, mas desempenham um papel importante em quase todos os casos. Em relação ao colesterol, a sinalização inadequada de insulina e leptina faz com que o colesterol LDL (o colesterol "ruim" que se acumula dentro das artérias, provocando aterosclerose e doença cardíaca) se torne menor e mais denso[1] e, portanto, consiga se espremer nas fissuras entre as células nas artérias, onde é oxidado, contribuindo para o surgimento de inflamação.

No caso do câncer, a insulina estimula a proliferação celular, e câncer é a proliferação descontrolada de células. Embora o mecanismo que causa o desenvolvimento de câncer e o seu crescimento seja complexo, vários estudos associaram a resistência à insulina a tipos específicos de câncer. De fato, uma revisão de 2009 de estudos que incluíram mais de 500 mil pessoas constatou um aumento no risco de câncer, e de morrer de câncer, para cada unidade extra de glicose no sangue.[2]

Se você tem sinais de resistência à insulina ou à leptina, a ingestão de cereais — sim, até mesmo cereais integrais orgânicos moídos na hora em moenda de pedra — pode piorar a sua saúde e causar obesidade, que, por si só, é um preditor de doença crônica.

A ligação entre cereais e peso é a seguinte: a insulina é um hormônio de armazenamento, que estoca as calorias extras provenientes dos carboidratos sob a forma de gordura, para o caso de escassez de alimentos no futuro. Assim, quando o seu corpo requer quantidades cada vez maiores de insulina para processar os carboidratos dos cereais, ele recebe cada vez mais sinais para armazenar gordura. Se você comer cereais três vezes ao dia — mesmo que essa fonte de cereais seja proveniente dos chamados superalimentos, como arroz integral — o seu corpo receberá três ordens distintas para direcionar essas calorias às suas células adiposas. Todos os dias.

Mas as coisas ficam ainda piores. A resistência à insulina também sinaliza ao seu corpo para não queimar nenhuma gordura armazenada. Isso faz com que seja muito difícil, se não impossível, você usar a sua gordura armazenada para gerar energia. Portanto, quando você tem resistência à insulina/leptina, os carboidratos provenientes dos cereais na sua alimentação não apenas vão fazer você engordar, mas também permanecer gordo. É um baque duplo, e pode ser letal. (Vale ressaltar que você pode ter resistência à insulina ou à leptina mesmo que não esteja acima do peso. Como eu disse, qualquer um dos problemas listados na página 216 indica uma grande probabilidade de que a resposta do seu corpo à insulina e/ou leptina esteja alterada.)

A ARMADILHA DA INSULINA

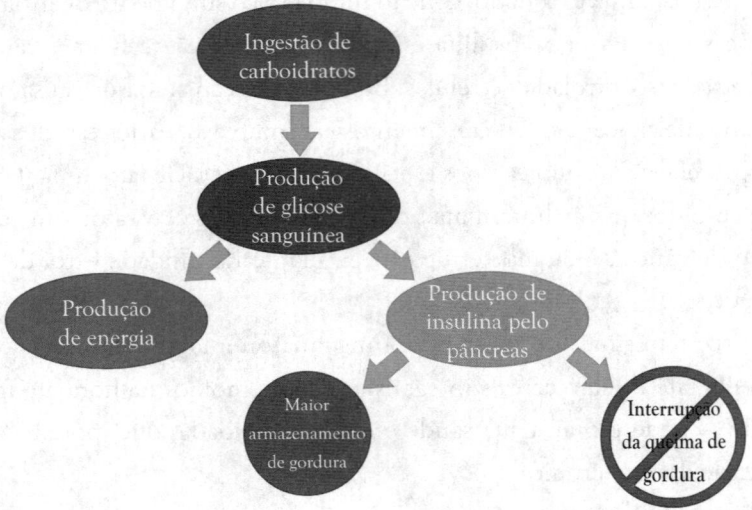

Os perigos do glúten

Obviamente, o trigo é um cereal, portanto tudo que eu escrevi acima sobre cereais integrais vale para os pães e massas feitos 100% com farinha de trigo integral que você ouviu dizer que deve comer. Mas esses alimentos falsamente saudáveis apresentam outro problema: o glúten.

Glúten é a principal proteína encontrada no trigo, na espelta, na cevada e no centeio. O trigo é, de longe, o cereal mais consumido todos os dias. Segundo minha experiência, existe uma epidemia de intolerância oculta ao trigo. A maioria das pessoas presume que a sensibilidade ao glúten só causa problemas digestivos, como distensão abdominal, flatulência, prisão de ventre e diarreia, mas nada poderia estar mais longe da verdade. A sensibilidade ao glúten pode causar outros sintomas, como grande cansaço após a refeição, mente turva, tontura, problemas pré-menstruais, dor articular, instabilidade de humor, problemas de atenção e enxaquecas.

A razão é que o trigo, mesmo o trigo integral orgânico, contém proteínas como gliadina e glúten, que, quando degradadas em moléculas menores durante o processo digestivo, podem entrar na corrente sanguínea por orifícios microscópicos do trato digestório. É aí que está o problema. Se você for sensível a essas proteínas — e até 75% da população tem alergias ou sensibilidades alimentares não diagnosticadas —, o seu corpo vai atacar as células às quais essas proteínas se ligaram, tratando essas células como um corpo estranho. O seu sistema imunológico só está fazendo o trabalho dele, atacando o invasor, mas seus órgãos se tornam o dano colateral. Esses ataques causam reações tóxicas que, por sua vez, provocam uma resposta inflamatória.

Se você ingerir glúten de maneira regular, essa inflamação poderá se tornar crônica e desencadear, ou exacerbar, *muitos* outros problemas de saúde em todo o seu corpo. É por isso que o glúten tem um efeito tão devastador sobre a saúde global.

Não cometa o erro de pensar que você teria de ter a versão autoimune da sensibilidade ao glúten, chamada de doença celíaca, para apresentar sintomas. Isso não é verdade. Se você está acima do peso e/ou tem resistência à insulina ou à leptina, recomendo que pare de consumir todas as formas de trigo, no intuito de cortar o glúten da sua alimentação.

De modo geral, as pessoas que retiram alimentos alergênicos (como o glúten) da alimentação sentem menos compulsão por doces, melhoram o humor, perdem peso e apresentam uma melhora geral do estado de saúde. Outros possíveis benefícios são redução da dor articular, melhora da digestão e maior clareza mental.

Depois que você estiver com um peso saudável e sem problema de pressão alta, diabetes e níveis elevados de colesterol, poderá reintroduzir os cereais periodicamente e ver o seu nível de tolerância.

Alimentos Que Você Deve Evitar	Opções Mais Saudáveis
Cevada	Farinha de amêndoa (na panificação)
Painço	Trigo-sarraceno (cozido no vapor em substituição ao arroz ou em forma de farinha; o trigo-sarraceno não é um cereal, mas sim uma semente)
Aveia	Macarrão de trigo-sarraceno (feito 100% de trigo-sarraceno)
Arroz (branco e integral)	Couve-flor, cozida no vapor e macerada a fim de oferecer uma alternativa ao arroz ou cozida no vapor e transformada em purê, com manteiga, como uma alternativa ao purê de batatas
Centeio	Farinha de coco (na panificação)
Espelta	Batata-doce
Grãos germinados	
Trigo	

Os alimentos da segunda coluna são preferíveis aos cereais, pois não têm o mesmo impacto dos cereais sobre a glicose sanguínea. Mas se você for resistente à insulina, a ingestão regular desses alimentos irá retardar de modo substancial a sua jornada para a Cura sem Esforço — pode levar o dobro ou o triplo do tempo para que o seu organismo recupere a capacidade de processar insulina e leptina. Se você tem resistência à insulina ou à leptina, recomendo que reduza ao mínimo a ingestão de todos os alimentos que contêm amido, a fim de poder contar com todos os benefícios da Cura sem Esforço mais rapidamente.

Depois que os sinais clínicos de resistência à insulina mencionados antes tiverem desaparecido, você poderá relaxar a sua restrição aos carboidratos. Nesse ponto, você poderá reintroduzir de modo gradual mais carboidratos, frutas e cereais sem glúten e reduzir a sua gordura. Seria bom manter inalterado o seu nível de proteína e continuar a evitar açúcares e alimentos processados. Monitore com atenção o seu peso — se ele começar a subir, analise a possibilidade de retomar a sua dieta original.

Adoçantes naturais: diga adeus ao agave

Uma expressão muito usada nas embalagens de alimentos e bebidas hoje em dia é "adoçado naturalmente". Isso quer dizer que os alimentos contidos nessas embalagens são mais saudáveis do que os adoçados com açúcar refinado comum ou adoçantes artificiais. Mas será que são mesmo?

Primeiro, vou falar um pouco sobre os adoçantes artificiais. Não use. Se você já acessou o meu site, Mercola.com, sabe que sou totalmente contra eles. Os vários perigos dos adoçantes, sobretudo do aspartame, são tão bem documentados que eu poderia escrever um livro só sobre eles. (Na verdade, escrevi — chama-se *Sweet Deception*.) Se quiser obter mais informações, acesse o Mercola.com e digite *aspartame* na caixa de busca no topo de cada página; você poderá ler os diversos artigos que escrevi sobre o assunto.

Em relação aos chamados açúcares naturais, é importante compreender que existem diferentes formas de açúcar. O açúcar comum de mesa é composto por dois açúcares simples, glicose e frutose, em quantidades iguais. Pesquisas relevantes mostram que níveis mais elevados de frutose, sobretudo processada, são muito mais perigosos do que de glicose.

Vários estudos mostraram que a frutose estimula o apetite, um efeito que a glicose não tem.[3] Ela reduz a leptina (um hormônio que suprime o apetite) e não exerce nenhum efeito sobre a grelina (o hormônio da fome que costuma ser suprimido após a refeição). A glicose tem o efeito contrário — aumenta a leptina e reduz a grelina. Como consequência, a frutose parece sinalizar ao organismo para comer mais e precisar de quantidades cada vez maiores de calorias para ficar saciado.

Outro problema da frutose é a sua relação com a gordura. Em primeiro lugar, ela aumenta os triglicérides — gorduras armazenadas no sangue associadas com doença cardiovascular e acidente vascular cerebral (AVC). Além disso, ela desempenha um papel importante na maneira com que as gorduras são processadas e armazenadas no organismo.

Todas as células do seu corpo podem usar a glicose (e também a dextrose, que é outro nome da glicose), mas apenas o fígado consegue metabolizar a frutose. Quando o seu corpo tem frutose em excesso, ele tem de armazenar o açúcar como gordura. E o tipo de gordura produzida é a gordura visceral, que se acumula dentro e ao redor dos órgãos abdominais e representa um grande fator de risco para doença cardíaca. De muitas maneiras, o consumo excessivo de frutose tem repercussões semelhantes às do consumo excessivo de álcool: ambos resultam em níveis prejudiciais de gorduras armazenadas no fígado.

Adoçantes naturais como mel e agave podem parecer uma opção mais saudável do que os açúcares refinados, mas contêm níveis muito mais altos de frutose. A frutose não é uma boa fonte de calorias para ninguém, não importa o estado de saúde da pessoa. Mas se você tem resistência à insulina ou à leptina, pode ser um problema grave, por causa da tendência que a leptina tem de aumentar o apetite e a quantidade de gordura visceral.

O xarope de agave foi apregoado como um alimento saudável, mas tem mais frutose do que qualquer adoçante comercializado, entre 70% e 97%, dependendo da marca. O xarope de milho com alto teor de frutose, em comparação, tem cerca de 55% de frutose. E o que é pior, a maior parte dos "néctares" ou "xaropes" de agave não passa de xarope de frutose supercondensado produzido em laboratório, destituído de praticamente qualquer valor nutritivo.

O mel também é rico em frutose, cerca de 53%; porém, ao contrário do agave, é totalmente natural na sua forma bruta. O mel tem muitos benefícios para a saúde quando usado com moderação (uma ou duas colheres de chá por dia — cada colher de chá contém 4 gramas de frutose), contanto que você não tenha nenhum sinal de resistência à insulina ou à leptina. Mas provavelmente você não vai encontrar mel bruto de alta qualidade no supermercado. Você terá de comprar em um apiário local, em uma loja de produtos naturais ou pela internet.

> Mel bruto produzido localmente pode auxiliar no tratamento de febre do feno e outras alergias sazonais.

Recomendo que *o consumo TOTAL de frutose — principalmente de frutas — seja mantido abaixo de 25 gramas por dia*. Se você toma alguma outra bebida que não seja água e come alimentos processados, seria bom limitar a frutose proveniente de frutas a 15 gramas, ou menos, pois é praticamente certo que consumirá frutose "oculta" nesses produtos.

Quinze gramas de frutose não é muito — equivale a duas bananas, um terço de xícara de uvas-passas ou duas tâmaras graúdas. Lembre-se: uma lata de 360 ml de refrigerante contém 40 gramas de açúcar, das quais pelo menos a metade é frutose; uma única lata de refrigerante excederia a sua quota diária.

Alternativas ao açúcar

Eu sei que não é fácil eliminar por completo todas as formas açúcar da alimentação. Embora eu acredite que quanto menos açúcar você ingerir, em todas as suas formas, mais sadio você será (sobretudo se tiver resistência à insulina ou à leptina), a vida às vezes requer um toque de doçura. Por esse motivo, aqui estão algumas alternativas que não fazem mal à saúde.

Álcoois de açúcar

Os álcoois de açúcar podem ser identificados pela terminação "ol", como xilitol, glicitol, sorbitol, maltitol, manitol, glicerol e lactitol. Eles não são álcool nem açúcar, mas uma espécie de híbrido dos dois. São usados com frequência como substituto do açúcar, mas não são tão doces quanto o açúcar. Apesar de ter menos calorias, não são isentos de calorias. Portanto, não se deixe enganar pelos dizeres "sem adição de açúcares" no rótulo de alguns produtos que contêm esses adoçantes. Assim como todos os alimentos embalados, é preciso ler com atenção o rótulo do produto a fim de verificar a quantidade de calorias e carboidratos, mesmo que ele afirme que o alimento não contém açúcar ou tem baixo teor de açúcar.

Com moderação, alguns álcoois de açúcar podem ser uma opção melhor do que açúcar altamente refinado, frutose ou adoçantes artificiais. Dos vários álcoois de açúcar, o xilitol é um dos melhores. Na sua forma pura, os possíveis efeitos colaterais são mínimos; na verdade ele oferece alguns benefícios, como combate às cáries. No cômputo geral, eu diria que o xilitol é um adoçante razoavelmente seguro e até mesmo um pouco benéfico. (A propósito, o *xilitol é tóxico para cães* e outros animais, portanto mantenha-o fora do alcance dos animais de estimação.)

Adoçantes Que Devem Ser Evitados	Opções Mais Saudáveis
Agave	Dextrose (outro nome da glicose)
Aspartame	Lo han kuo (conhecido também comohan guo, lo han e fruta dos monges)
Açúcar de beterraba	Mel bruto produzido localmente (no máximo uma ou duas colheres de chá por dia)
Xarope de arroz integral	Estévia (extrato da folha, líquido ou em pó)
Açúcar mascavo	Xilitol
Açúcar de cana	
Açúcar de coco	
Açúcar de tâmara	
Suco de fruta	
Xarope de milho rico em frutose	
Xarope de bordo (*maple syrup*)	
Melado	
Sorgo	
Splenda	
Sucanat	
Sucralose	
Truvia	
Açúcar turbinado	

Stevia e lo han

Dois dos melhores substitutos do açúcar são oriundos do reino vegetal: estévia e lo han guo (ou "luo han kuo" e também conhecido como lo han ou fruta dos monges). A estévia, extraída da folha da estévia, uma planta nativa da América do Sul com extraordinária capacidade adoçante, é vendida como suplemento. É totalmente segura na sua forma natural e pode ser usada — como líquido ou pó — para adoçar qualquer receita ou bebida que leva açúcar. É uma maneira muito mais segura de matar a vontade de comer doces, pois de fato cumpre a promessa que os adoçantes artificiais não conseguem cumprir. O lo han é derivado de uma fruta chinesa, mas é um pouco mais caro e difícil de achar do que a estévia. Os dois são significativamente mais doces que o açúcar, portanto use bem pouquinho para adoçar alimentos ou bebidas.

Cuidado com o Truvia, que afirma ser o mesmo que estévia, mas só usa o ingrediente ativo, e não toda a planta. Além disso, o Truvia usa eritritol, um álcool de açúcar, como adoçante primário. O eritritol não é um adoçante tão seguro quanto a estévia, pois pode provocar diarreia, dores de cabeça e dores de estômago.

O problema da soja

O mundo vegetariano e dos alimentos saudáveis anunciou o *tofu* como uma alternativa saudável à carne, e o leite de soja como um substituto do leite de vaca. Mas a soja não é o alimento saudável que muitos ainda acreditam que seja.

Se você analisasse com atenção os milhares de estudos publicados sobre a soja, tenho certeza de que chegaria à mesma conclusão que eu — que os riscos de consumir produtos de soja *não fermentados* são *muito maiores* do que qualquer possível benefício.

Há quatro principais razões pelas quais você deve evitar consumir soja não fermentada:

- Quase toda a soja convencional cultivada nos Estados Unidos — 91% — é geneticamente modificada. E a principal modificação genética que a soja sofre é deixá-la imune ao Roundup, um pesticida tóxico. Portanto, as plantações de soja são encharcadas com esse produto.
- A soja não fermentada contém substâncias bociogênicas, que suprimem a função tireoidiana. Quando a tireoide é suprimida, podem ocorrer vários problemas de saúde, como problemas digestivos, alergias alimentares, dificuldade de perder peso, ansiedade, instabilidade do humor, insônia, problemas de fertilidade e muitos mais.
- A soja não fermentada contém a forma vegetal do estrogênio, conhecido como fitoestrogênio. Os estrogênios vegetais da soja foram associados com câncer de mama,[4] cálculos renais[5] e problema de memória na população idosa.[6]

- A soja não fermentada contém fitatos, os quais impedem a absorção de minerais no organismo e, como consequência, produzem deficiência mineral.

SHAKES DE SOJA:
UMA ROTINA NÃO TÃO SAUDÁVEL

O caso de Donna, uma nova-iorquina que assina o meu site, é um exemplo de como o tipo errado de soja pode arruinar a sua vida. Ela tinha cinquenta e poucos anos, e durante vinte anos tomou bebidas à base de soja diariamente, pois acreditava que fazia bem para a saúde. Mas depois de vinte anos dessa rotina "saudável", a sua tireoide ficou gravemente comprometida, e Donna engordou 27 quilos. Depois de ler no meu boletim informativo que a proteína da soja poderia ser a causa do seu problema, ela parou de tomar bebidas proteicas.

Donna consultou um médico, que lhe receitou um suplemento natural para reposição hormonal (como o Nature-Throid). Ao contrário da maioria dos hormônios tireoidianos receitados que fornece apenas uma forma de hormônio tireoidiano — como Synthroid (T_4) or Cytomel (T_3)* — os hormônios tireoidianos desidratados, obtidos da glândula tireoide de um animal, contêm todas as formas (T1, D2, T2, T, T3 e T4). Essa combinação oferece um conjunto de instrumentos mais completo para a própria tireoide se estabilizar e também para o metabolismo corporal.

Donna se sentiu muito melhor e conseguiu perder os 27 quilos extras.

---

* No Brasil existem o Syngthroid da Abbott e o Cynomel da Enila (que tem a mesma composição do Cytomel. (N. da T.)

Quando a soja é saudável

Eu quero deixar claro que não sou contra *todo* tipo de soja. Ela pode ser incrivelmente saudável: você já deve ter ouvido falar que os japoneses vivem mais e têm índices mais baixos de câncer do que os norte-americanos porque comem muita soja. Mas a soja que eles consomem é *fermentada*, e foi sempre assim — e essa é a diferença fundamental entre o consumo de soja dos japoneses e dos norte-americanos.

O processo de fermentação elimina muitos dos problemas da soja não fermentada que eu mencionei há pouco. O longo processo de fermentação reduz os níveis de fitatos e "antinutrientes" da soja, tornando suas propriedades benéficas mais disponíveis para o sistema digestório. Além disso, a fermentação reduz de modo substancial os níveis de fitoestrogênios[7] e aumenta o teor de proteína da soja.[8] A soja fermentada também é uma excelente fonte de vitamina K,[9] que desempenha um papel essencial na prevenção de osteoporose,[10] doença cardiovascular[11] e demência.[12] A vitamina K também protege contra câncer de próstata,[13] pulmão[14] e fígado[15] e age em sinergia com a vitamina D a fim de manter os ossos sadios. Os produtos fermentados de soja, como os relacionados abaixo, são os únicos que recomendo:

- **Tempeh**, é um bolo de soja fermentada com consistência firme e um sabor que lembra castanhas e cogumelos.
- **Missô**, pasta de soja fermentada, com sabor salgado e consistência amanteigada (comumente usada na sopa de missô).
- **Natto**, soja fermentada com uma textura viscosa e sabor forte que lembra o do queijo.
- **Molho de soja**, tradicionalmente preparado por meio da fermentação de soja, sal e enzimas. Tenha cuidado, porque muitas variedades vendidas hoje em dia são feitas de maneira artificial, com a utilização de um processo químico, e contêm níveis elevados de trigo e, portanto, de glúten. Se quiser um molho de soja saudável, compre um tamari orgânico sem glúten, que não contém trigo e é fermentado pelos métodos tradicionais.

Além disso, é essencial que os produtos de soja fermentada sejam orgânicos, pois todos os alimentos que contêm o selo de certificação de produtos orgânicos do Departamento de Agricultura dos Estados Unidos (USDA) são proibidos de usar produtos geneticamente modificados. A opção por missô orgânico, por exemplo, é a única maneira de evitar organismos geneticamente modificados (OGMs) em seus produtos de soja.

PRODUTOS DE SOJA QUE DEVEM SER EVITADOS	OPÇÕES MAIS SAUDÁVEIS
Edamame (vagem de soja verde)	Missô
Hambúrguer de soja	Natto
Leite de soja	Tamari
Proteína texturizada de soja	Tempeh
Tofu	

Óleos vegetais

Os óleos vegetais — como milho, soja, canola, girassol e cártamo — são alguns dos alimentos mais mal compreendidos e super-recomendados pela comunidade de saúde. Eles deveriam fazer bem para o coração, mas evidências demonstram que, na verdade, aumentam o risco de doença cardíaca e câncer. Isso não é nada bom para a saúde!

Talvez você não compre esses óleos diretamente no supermercado, mas se compra alimentos processados, como fazem 95% dos norte-americanos, está levando esses óleos — os alimentos processados geralmente estão repletos deles. E o que é pior, a industrialização altamente processada da maioria dos óleos alimentares faz com que eles fiquem ainda mais tóxicos.

Um dos principais problemas de todos os óleos feitos a partir de sementes de vegetais é que eles são grandes fontes de gorduras ômega-6. As gorduras ômega-6 são pró-inflamatórias e contribuem para o desenvolvimento de resistência à insulina e à leptina, alterando o humor, prejudicando o aprendizado e comprometendo o reparo celular. E os norte-americanos consomem muita gordura ômega-6 e pouca gordura ômega-3, que é mais saudável.

As gorduras ômega-3 estão presentes nos peixes e no óleo de krill, nas nozes, na carne e nos produtos lácteos de gado criado em pasto e em algumas sementes, como linhaça, chia e cânhamo. Esses ácidos graxos aumentam a resposta das células à insulina, aos neurotransmissores e a outros mensageiros e reduzem o risco de doença cardíaca,[16] câncer,[17] AVC,[18] Alzheimer,[19] artrite[20] e várias doenças autoimunes.[21] Uma das principais maneiras pelas quais as gorduras ômega-3 melhoram a saúde é reduzindo a inflamação sistêmica, diminuindo, assim, o risco de doença cardíaca. A razão ômega-3/ômega-6 ideal é de 1:1 a 1:5, mas na dieta ocidental típica é de 1:20 e 1:50.

Tanto as gorduras ômega-3 quanto as gorduras ômega-6 são ácidos graxos poli-insaturados (AGPI) e são essenciais para a saúde. Mas consumidas *em excesso* as gorduras ômega-6 são problemáticas. Os AGPI são quimicamente muito instáveis e bastante suscetíveis a serem alterados e desnaturados pelo que está à sua volta. Quando você ingere AGPI em excesso, eles são cada vez mais incorporados às suas membranas celulares. *Como essas gorduras são instáveis, as células se tornam frágeis e propensas à oxidação.* Isso quer dizer que as unidades estruturais básicas do seu corpo são danificadas, provocando todo tipo de problema de saúde, como inflamação crônica e aterosclerose. Por essa razão, reduzir a ingestão de gorduras ômega-6 e equilibrar a razão ômega-3:ômega-6 é muito importante para criar as condições internas para que o corpo possa se curar facilmente.

Você não precisa de tanto ômega-3 ou ômega-6, mas se consumir alimentos processados e/ou cozinhar com óleo de milho, soja, cártamo ou girassol provavelmente estará consumindo uma quantidade muito grande de ômega-6. A maneira mais simples de reduzir o consumo de AGPI para níveis saudáveis é evitar todos os óleos vegetais processados e substituí-los pelos óleos saudáveis que constam da lista da página 232.

Além disso, você deve consumir gorduras ômega-3. Daqui a pouco vou explicar como fazer isso. (Não basta comer salmão algumas vezes por semana, como sugerem muitas fontes de informações sobre saúde.)

Como Resistir aos Alimentos sem Nenhum Valor Nutritivo

A melhor maneira de evitarmos os alimentos processados é mudar a nossa mentalidade. Em vez de encarar as guloseimas ricas em gordura e açúcar e pobres em nutrientes, a chamada *junk food*, como uma recompensa gostosa, e na sua eliminação como uma punição ou privação — nada disso é verdade —, tente pensar nelas como:

- Calorias extras que causam danos ao organismo
- Uma mistura tóxica de substâncias químicas estranhas e sabores artificiais que causa doenças
- Um desperdício de dinheiro
- Algo que pode aumentar as despesas com a saúde da família
- Algo que não se deve dar às crianças, cujo corpo em desenvolvimento tem uma grande necessidade de nutrientes

Faça o contrário também. Em vez de pensar em comida saudável como demorada para fazer, insossa, restritiva e ruim — o que também não é verdade —, pense que ela é o combustível que vai fortificar o seu corpo com nutrientes, reforçar o seu sistema imunológico e combater doenças — até mesmo retardar o processo de envelhecimento e fazer com que você se sinta mais vivo. Cuidar do corpo traz enormes recompensas. Eu não consigo pensar em uma propaganda mais convincente do que esta!

Um tipo de gordura bastante demonizada

Talvez você fique surpreso ao saber que entre os óleos que eu recomendo estão manteiga e óleo de coco, uma vez que ambos têm uma quantidade relativamente alta de gorduras saturadas. Nos últimos sessenta anos, as autoridade médicas convencionais têm recomendado que as pessoas evitem o consumo de gordura saturada: elas afirmam que as gorduras saturadas de origem animal causam doença cardíaca e devem ser bastante restringidas em prol da saúde do coração.

A origem desse mito é um estudo deficiente publicado há mais de meio século. É praticamente impossível calcular quantas pessoas morreram prematuramente por causa da divulgação persistente desse estudo. Em sua maioria, os estudos que corroboraram a alegação de que esses óleos eram perigosos não fizeram o devido controle de gorduras trans e de outras variáveis alimentares que tinham uma probabilidade muito maior de causar problemas. As gorduras trans são tão ruins que o FDA está prestes a retirar a sua posição de "reconhecidamente seguras" (Generally Recognized as Safe – GRAS), e muito provavelmente elas serão banidas dos alimentos.

Mas as gorduras saturadas não são a raiz de todo o mal – e *não* são culpadas pela epidemia de doenças atuais que as pessoas estão enfrentando. Pelo contrário, são gorduras naturais incrivelmente sadias e nutritivas que o ser humano consome há gerações. Muitas décadas de pesquisas publicadas de maneira subsequente jogaram totalmente por terra esse mito.[22]

Os ácidos graxos saturados constituem pelo menos 50% das membranas celulares. São eles que conferem às células a rigidez e a integridade necessárias. Esses ácidos graxos desempenham um papel vital na saúde óssea. Eles reduzem alipoproteína(a), ou Lp(a), uma substância presente no sangue que indica propensão para doença cardíaca; protegem o fígado dos efeitos do álcool e de outras toxinas, como Tylenol e outros medicamentos; e reforçam o sistema imunológico.

Muitos médicos renomados ainda desestimulam vigorosamente o consumo de gorduras saturadas, mas felizmente a opinião geral está começando a mudar. Portanto, esqueça o mito absurdo sobre a gordura saturada para que você possa começar a obter benefícios para a sua saúde.

> A gordura saturada é um componente importante da alimentação que promove massa muscular magra.

Óleos Que Devem Ser Evitados	Opções Mais Saudáveis
Óleo de canola	Óleo de abacate (não aquecido)
Óleo de milho	Manteiga (definitivamente orgânica e, se possível, crua e de leite de animais criados em pasto)
Gorduras hidrogenadas ou parcialmente hidrogenadas	Óleo de coco (melhor para cozinhar)
Margarina	Azeite (não aquecido, pois oxida-se com facilidade quanto exposto ao calor)
Óleo de cártamo	Óleo de nozes (não aquecido)
Gordura vegetal	
Óleo de soja	
Óleo de girassol	

Peixes grandes e cultivados em viveiros

De modo geral, os peixes são considerados alimentos saudáveis, e o seu consumo está se tornando cada vez mais popular. Na década de 1970, uma pessoa média consumia cerca de 11 quilos de peixe por ano. Hoje esse número é de 19 quilos por pessoa, e as expectativas são de que aumente. (Em comparação, o consumo mundial de carne de vaca é de menos de 9 quilos por pessoa ao ano.) Em 2011, pela primeira vez na história moderna, a produção de peixe cultivado ultrapassou a produção de carne de vaca, e a diferença aumentou em 2012, quando foram produzidas 66 milhões de toneladas de peixe cultivado, comparado com 63 milhões de toneladas de carne de vaca.[23]

É verdade que o peixe era um dos alimentos mais saudáveis que existiam. Mas, em decorrência da poluição industrial, a maior parte dos frutos do mar agora está contaminada com metais pesados, como mercúrio, e substâncias químicas, como dioxina e PCBs.

O mercúrio é uma potente neurotoxina que também causa lesões nos rins e nos pulmões. Mais de 75% da sua exposição a essa toxina é proveniente do consumo de peixe. Sozinho, o atum contaminado do Pacífico representa 40% dessa exposição.[24]

Talvez você se pergunte como é que o mercúrio foi parar no peixe. A maior parte vem da queima de combustíveis fósseis como carvão. Como os Estados Unidos queimam carvão para produzir cerca de 50% da sua energia, hoje o país lança 40 milhões de toneladas na atmosfera todos os anos, que acabam indo parar no oceano. Uma vez que os peixes ocupam uma posição mais elevada na cadeia alimentar, eles tendem a bioacumular e a concentrar esses tipos de toxina em níveis muito mais elevados do que os presentes na água.

Peixes maiores, como atum e peixe-espada, que vivem mais tempo e podem pesar centenas de quilos, costumam ter muito mais mercúrio. Peixes menores, como sardinhas, ocupam uma posição mais baixa na cadeia alimentar e têm uma quantidade muito menor de mercúrio. Até mesmo a conservadora Agência de Proteção Ambiental dos Estados Unidos (EPA) recomenda que as mulheres evitem consumir peixes com altos níveis de mercúrio, como atum, durante a gestação.[25] É seguro presumir que essa recomendação precisa ser estendida a todos aqueles que querem conservar a saúde.

Na grande maioria dos casos, os peixes selvagens são melhores que os criados em cativeiro. Os peixes criados em cativeiro têm níveis semelhantes de mercúrio e de outros contaminantes. Além disso, em geral são alimentados com uma grande quantidade de soja; mas, como você sabe, a grande maioria da soja é geneticamente modificada e repleta de pesticidas. Às vezes os próprios peixes cultivados são geneticamente modificados. Não posso recomendar o consumo de peixe cultivado para ninguém — em especial para quem está interessado em ter mais saúde.

Um grande problema da contaminação da nossa população de peixes é que os peixes gordos são uma excelente fonte das importantíssimas gorduras ômega-3. Mas a menos que você tenha em mãos resultados laboratoriais atestando a pureza do salmão, sugiro de modo enfático que sua fonte de gorduras ômega-3 seja proveniente do óleo de krill, pois essa é a opção mais segura e com melhor relação custo-benefício. Eu costumava recomendar a ingestão de óleo de peixe ou de óleo de fígado de bacalhau (e ainda recomendo em alguns casos), mas o bacalhau está em vias de extinção em razão da sobrepesca, e o óleo possivelmente está contaminado com mercúrio.

Mas os óleos de peixe também têm outras desvantagens. A principal é que eles são bastante perecíveis. Como eu disse, a gordura ômega-3 é um ácido graxo poli-insaturado (AGPI), e os AGPIs são instáveis e propensos à oxidação. A maior parte do óleo de peixe fica rançosa na prateleira ou no organismo e pode contribuir para a inflamação crônica que você está tentando debelar com ômega-3.

O óleo de krill é feito de criaturas minúsculas semelhantes ao camarão. Ele é melhor do que o óleo de peixe, pois contém fosfolipídeos, antioxidantes (em níveis mais de 47 vezes maiores do que o óleo de peixe!) e ômega-3, unidos de uma maneira que o protegem contra oxidação e o tornam mais facilmente absorvido pelo organismo. Portanto, com o óleo de krill você poderá ter certeza de que está obtendo essas gorduras extremamente saudáveis (EPA e DHA) sem ter de se preocupar com o problema de oxidação.

O risco de sofrer contaminação por mercúrio é baixíssimo, pois o krill é tão pequeno que não tem tempo para acumular toxinas antes de ser capturado; além disso, ele cresce em águas relativamente límpidas da Antártica.

Como o krill compõe a dieta de baleias, focas e outras criaturas marinhas, muita gente acha que se consumir óleo de krill estará "roubando" o alimento natural desses animais. Mas isso não é verdade.

O krill é a maior biomassa da Terra. Existe um enorme estoque renovável de krill tanto para os predadores naturais como para o ser humano. Além disso, a pesca de krill é um dos setores mais bem regulamentados hoje em dia. Existe, inclusive, um limite de captura para garantir que não haja pesca excessiva de krill. Eu tomo óleo de krill todos os dias.

Peixes Que Devem ser Evitados	Opções Mais Saudáveis
Halibute	Anchovas
Black bass	Corvina
Marlim	Hadoque
Lúcio (*Esox lucius*)	Arenque
Salmão, do Atlântico (em geral cultivado)	Óleo de krill
Salmão cultivado	Salmão do Alaska
Robalo	Salmão selvagem do Pacífico
Peixe-espada	Sardinha
Atum	Linguado
Corvina-branca	

Iogurte tradicional

O iogurte está na moda. O consumo *per capita* de iogurte dobrou ao longo da última década. Praticamente um em três norte-americanos toma iogurte com regularidade (de acordo com um relatório de 2013 da empresa de pesquisas de mercado NDG Group).[26] Em 2007, o iogurte coado e extracremoso detinha apenas 1% do mercado; em 2013, havia subido para 35%, de acordo como o *Wall Street Journal.*[27]

À primeira vista, o iogurte parece merecer a nossa devoção culinária. Além de ser uma boa fonte de proteína, cálcio e probióticos, pode ser transportado com facilidade em uma lancheira ou guardado na geladeira do escritório.

Preparado da maneira tradicional — em que culturas vivas fermentam o leite cru de vacas criadas em pasto — o iogurte é uma excelente fonte de probióticos, gordura saturada, vitamina D, cálcio e diversas enzimas benéficas. Mas, quando é preparado pela atual indústria de laticínios, ele é reduzido a uma guloseima cremosa que fornece poucos benefícios além de um sabor agradável.

Estou falando de qualquer iogurte feito com produtos lácteos convencionais, seja semidesnatado, desnatado ou zero gorduras, natural, aromatizado grego ou comum. O principal problema de todos os iogurtes tradicionais é que eles são feitos com leite de vacas criadas em regime de confinamento. Essas vacas não tem acesso à sua ração natural — capim —, são alimentadas com milho e soja. Mas a grande maioria do milho e da soja cultivados e fornecidos aos animais nos Estados Unidos é geneticamente modificada. Além disso, o milho é rico em gordura ômega-6, o que significa que o iogurte feito com leite de vaca alimentada com milho também é rico em gorduras ômega-6.

Como as vacas foram feitas para comer capim, e não milho e soja, a digestão delas é deficiente. Como você viu no Princípio de Cura 6, o intestino representa até 80% da imunidade, portanto essa mudança na alimentação faz com que as vacas tenham mais propensão a ficar doentes — assim como as condições de confinamento, onde muitas vezes elas ficam em meio ao seu próprio esterco. Como consequência, as vacas recebem uma série de antibióticos para ficarem "bem", se é que podemos dizer isso, e produzirem leite. Esses antibióticos são passados para você por meio do leite.

Os antibióticos não são o único problema das vacas alimentadas com grãos em vez de capim — o leite delas não tem nutrientes. O leite orgânico tem níveis significativamente mais altos dos antioxidantes importantes para a saúde dos olhos — luteína e zeaxantina — do que o leite convencional.[28] O leite orgânico de vacas criadas em pasto também tem níveis mais altos de betacaroteno (vitamina A) e tocoferóis (vitamina E).[29] O leite de vacas alimentadas em pasto também é uma boa fonte de gorduras ômega-3 — um benefício que o leite de vacas alimentadas com grãos não tem.

Uma substância particularmente problemática administrada às vacas leiteiras convencionais é o hormônio de crescimento bovino recombinante (rBGH), um hormônio geneticamente modificado com o objetivo de aumentar a produção de leite. Numerosos estudos descobriram que o leite de vacas tratadas com rBGH tem níveis mais altos de fator de crescimento semelhante à insulina do tipo 1 (IGF-1).[30] Quando você bebe leite ou toma iogurte de vacas tratadas com rBGH, esse IGF-1 vai para a sua corrente sanguínea, o que não é bom: o IGF-1 aumenta o risco de câncer de mama,[31] câncer de cólon,[32] e câncer de próstata.[33] Isso não é exatamente saudável!

Outro problema importante da maior parte dos iogurtes tradicionais é que eles são semidesnatados ou desnatados. Como falei há pouco, a gordura saturada — principal forma de gordura encontrada nos laticínios — é parte importante de uma alimentação saudável. Quando essa gordura é retirada, parcial ou totalmente, grande parte dos nutrientes oferecidos pela gordura saturada também é retirada. As gorduras saturadas fornecem os componentes fundamentais das membranas celulares, bem como vários hormônios e substâncias semelhantes a hormônios que são essenciais para a saúde. Quando você come gorduras como parte da sua refeição, elas retardam a absorção, a fim de que você possa ficar mais tempo sem sentir fome. Além disso, elas agem como transportadores de importantes vitaminas A, D, E e K lipossolúveis. As gorduras alimentares também são necessárias para a conversão de caroteno em vitamina A, para a absorção de minerais e para vários outros processos biológicos.

Os produtos lácteos integrais estão associados com importantes benefícios para a saúde, inclusive auxiliando em quatro problemas de saúde mais comuns nos Estados Unidos atualmente:

- **Diabetes**. O ácido palmitoleico, presente de forma natural em produtos lácteos integrais, protege contra resistência à insulina e ao diabetes. Um estudo constatou que as pessoas que consumiam produtos lácteos integrais tinham níveis sanguíneos mais elevados de transpalmitoleato,[34] que reduziam em dois terços o risco de diabetes tipo 2, em comparação com pessoas que tinham níveis mais baixos.
- **Câncer**. O ácido linoleico conjugado, um tipo de gordura encontrado de forma natural no leite de vaca, reduz de maneira significativa o risco de câncer. Em um estudo, os participantes que consumiram pelo menos quatro porções de produtos lácteos com alto teor de gordura por dia apresentaram um risco 41% menor de ter câncer de intestino do que os participantes que consumiram menos de uma porção.[35] Cada incremento de duas porções de produtos lácteos foi associado a uma redução de 13% no risco de câncer de cólon de uma mulher.
- **Peso**. As mulheres que consumiram pelo menos uma porção de produto lácteo integral por dia tiveram 30% a menos de peso que as que consumiram apenas produtos lácteos semidesnatados (ou zero gorduras) durante nove meses.[36]

- **Doença cardíaca.** As pessoas que consumiam mais produtos lácteos integrais tinham menos propensão a morrer de doença cardiovascular, de acordo com um estudo de dezesseis anos realizado com adultos australianos.[37]

Outro problema grave dos produtos lácteos com teor reduzido de gordura são as substâncias químicas adicionadas a eles, em parte no intuito de conferir a cremosidade que passamos a exigir do iogurte. Uma dessas substâncias é o dimetilpolissiloxano, um agente antiespumante acrescentado ao iogurte *light*.[38] (O uso de dimetilpolissiloxano foi banido dos produtos orgânicos.) Outros são espessantes e estabilizantes, como carragenina, goma xantana, amido de milho modificado, amido alimentar, pectina e gelatina, colorantes artificiais e aromatizantes artificiais.

A carragenina é particularmente problemática, pois sabe-se que ela desencadeia sintomas gastrintestinais, como diarreia e distensão abdominal.[39] É triste pensar nas pessoas que pegam um iogurte por causa de suas propriedades probióticas porque estão com problemas digestivos e acabam piorando ainda mais.

Outro aditivo comum usado no iogurte talvez seja o pior: o açúcar. Os iogurtes aromatizados podem conter até 27 gramas de açúcar por porção, o que os deixa tão doces quanto uma barra de chocolate, ou ainda mais doces. Isso equivale a mais de seis colheres de chá de açúcar em uma simples porção — mais de quatro vezes a ingestão diária recomendada. Ainda pior são os adoçantes artificiais adicionados aos iogurtes "light".

Raramente recomendo o consumo de laticínios pasteurizados, pois o leite cru é muito mais nutritivo. Mas se você, assim como tantas outras pessoas, tem o hábito de tomar iogurte, escolha sempre um iogurte orgânico natural e integral. Se quiser, adoce mais com Stevia ou lo han, ou então com ou duas colheres de chá de mel bruto local.

Iogurtes Que Devem ser Evitados	Opções Mais Saudáveis
Iogurte semidesnatado	Iogurte orgânico, natural e integral
Iogurte desnatado, ou zero gordura	Iogurte caseiro feito com leite cru orgânico, de preferência de animais alimentados em pasto
Iogurte *light*	Quefir caseiro (veja a receita na página 169, feito com leite cru orgânico, de preferência de animais alimentados em pasto
Qualquer iogurte feito com leite não orgânico, inclusive iogurte grego	

Plano de ação

1. *Se você tem resistência à insulina ou à leptina, reduza de modo drástico, ou corte, a ingestão de cereais.*

2. *Comece a usar os adoçantes Stevia ou lo han. Reduza ao mínimo o consumo de frutose e evite todos os adoçantes artificiais – sobretudo o aspartame.*

3. *Pare de consumir soja convencional e de beber leite de soja. Coma apenas soja orgânica fermentada.*

4. *Use somente óleo de coco virgem orgânico para cozinhar e azeite para temperar saladas. A maioria dos outros óleos vegetais vai alterar a sua proporção ômega6:ômega-3.*

5. *Os peixes costumavam ser saudáveis, mas não são mais. Coma somente linguado, salmão selvagem do Alasca, corvina, sardinha, hadoque e tilápia, pois esses peixes têm menor probabilidade de ser contaminados com mercúrio e outras toxinas industriais.*

6. *A fim de garantir uma ingestão adequada de gorduras ômega-3, analise a possibilidade de tomar um suplemento de óleo de krill.*

7. *Substitua todos os iogurtes que você toma atualmente por iogurte orgânico integral natural. Melhor ainda, faça o seu próprio iogurte ou quefir com leite integral cru de animais alimentados em pasto.*

Terceira Parte

Trace o seu próprio plano

CAPÍTULO 3

Plano de Cura sem Esforço

Resumo

- O segredo para promover uma mudança duradoura consiste em definir metas viáveis, porém desafiadoras.
- Se você não acredita que conseguirá alcançar suas metas de vida, saúde e alimentação, resolva seus problemas emocionais subjacentes para encontrar uma nova maneira de alcançar essas metas.
- Depois disso, você precisa traçar um plano.
- No intuito de manter a motivação, avalie o seu progresso por meio de alguns parâmetros concretos.

Algumas pessoas não terão dificuldade alguma em seguir as recomendações da Cura sem Esforço, enquanto outras precisarão de um pouco mais de tempo e de empenho.

Neste capítulo, o meu objetivo é ajudá-lo a usar as informações fornecidas neste livro a fim de realizar mudanças positivas e duradouras em sua própria vida – da maneira mais simples, fácil e eficiente possível.

Lembre-se de que tanto a vida como o processo de cura são jornadas, e não um destino. Ao longo dessa jornada única, você vai descobrir o que funciona melhor para você e para suas circunstâncias de vida. Se você conseguir se adaptar ao programa e, ao mesmo tempo, mantiver os sete fatores relacionados na página 37 em uma faixa saudável e não apresentar nenhum sintoma problemático —, isso quer dizer que estará no caminho certo. Mas, se qualquer um dos fatores começar a se afastar da faixa ideal, é sinal de que o seu corpo está lhe avisando de que você precisa fazer um ajuste. Apenas seja honesto consigo mesmo.

O que é mais importante — saúde ou felicidade?

Saúde e bem-estar desempenham um papel importante na nossa felicidade de modo geral. Afinal de contas, é difícil sentir-se feliz quando não se está bem fisicamente. Em contrapartida, a saúde mental pode reforçar a saúde física. Quando começar a formular suas metas de saúde, escolha metas que irão promover a sua felicidade no longo prazo. Em vez de tentar seguir qualquer conselho ao pé da letra, escolha metas que lhe permitirão ter uma vida mais feliz.

Os dez componentes de uma meta alcançável

Uma das melhores perspectivas sobre metas que eu conheço é fornecida pelo livro *Maximum Achievement*, de Brian Tracy. Para que você possa entender melhor como definir metas e ter a vida que deseja, recomendo a leitura desse livro.

É muito mais fácil – e possível – realizar grandes mudanças com um pouquinho de planejamento. Dez etapas podem parecer muito, mas o importante não é o número de etapas, e sim que elas sejam viáveis e também que você tenha uma ideia clara sobre aonde quer chegar e o que quer fazer em seguida. Se estabelecer metas, você terá um controle muito maior.

1. Identifique o desejo que está por trás da sua meta

Em geral, toda ação é motivada por medo ou por desejo. Se você tem medo de ficar sempre doente ou de nunca ter o peso ou o estado de saúde que deseja, é bem provável que não consiga. O medo é uma força poderosa, mas não o tipo de força que nos estimula a seguir em frente. O desejo, por sua vez, é um sentimento que vem de dentro e tem o poder de mudar a nossa própria natureza.

O *que* é que você deseja para si mesmo? A sua resposta deve ser absolutamente pessoal e vir do seu âmago. Ninguém pode responder em seu nome. Pode ser necessária alguma reflexão, mas ao responder à essa pergunta você ativa seu mecanismo interior mental de busca de metas. Depois de "programar" um desejo na sua mente subconsciente, o seu subconsciente e o seu superconsciente terão a capacidade de levá-lo a alcançar a sua meta, seja ela qual for.

2. Acredite que conseguirá alcançar sua meta

Se não tiver certeza de que conseguirá fazer algo, acabará sabotando os próprios esforços sem querer. Para realizar qualquer coisa, você precisa acreditar com sinceridade que será capaz.

Algumas pessoas só precisam dizer a si mesmas que a partir daquele dia vão adotar um novo estilo de vida e novos hábitos alimentares e irão segui-los com rigor. Mas elas são a minoria. A sua probabilidade de alcançar suas metas será muito maior se você definir metas que de fato acredita que conseguirá alcançar. Para isso, precisará remover qualquer barreira emocional e amar a si próprio mesmo que falhe em seu intento.

Você deve estabelecer uma meta não apenas que acredita que poderá alcançar — mas que também o tire da zona de conforto. Só assim conseguirá efetuar uma mudança duradoura. Trata-se de um equilíbrio delicado. A fim de reforçar a sua crença de que será capaz de alcançar determinada meta, concentre-se no curto prazo — por exemplo, estabeleça o objetivo de cortar todos os cereais da sua alimentação durante duas semanas. Depois que obtiver sucesso, você poderá estabelecer uma nova meta.

3. Enumere os benefícios que terá se alcançar a sua meta

As razões que o levaram a estabelecer determinada meta serão as forças que o ajudarão a alcançá-la. Essas razões podem ser fortes ou não. Elas podem estar relacionadas com ter mais energia, ter uma aparência melhor, sentir-se bem, conduzir sua filha ao altar, viver o bastante para ver seu neto se formar ou apenas "entrar" em um vestido novo. Sejam quais forem as suas razões pessoais, anote-as. Releia essa lista periodicamente no intuito de permanecer motivado.

4. Registre a sua meta por escrito

Uma meta — ter uma alimentação saudável, dormir mais ou ganhar um aumento de salário — não é uma meta quando não está escrita. É uma fantasia que existe apenas no domínio efêmero dos pensamentos. Crie um diário e comece escrevendo nele a sua meta. Assim, ela sairá da sua mente. Quando a sua mente consciente puder ver de forma objetiva a sua meta — e não apenas vislumbrá-la de forma rápida quando você se lembrar de pensar nela —, ela se tornará mais concreta.

Infelizmente, menos de 3% dos adultos têm metas claramente registradas por escrito, bem como planos de como alcançá-las. Em geral essas são as pessoas mais bem-sucedidas na vida.

Escreva a sua Meta de Duas Maneiras

Em primeiro lugar, anote os detalhes. Seja específico — descreva como será a sua vida depois que você tiver alcançado essa meta. Dê asas à imaginação. Se a sua meta for fazer uma boa alimentação, descreva em detalhes como serão suas refeições e o que você será capaz de fazer com toda a energia que terá. Em seguida, coloque essa descrição em um envelope a fim de ler quando precisar de estímulo e motivação.

Em segundo lugar, descreva a sua meta em uma única frase, na primeira pessoa e no presente do indicativo. O seu subconsciente só responderá a comandos pessoais, positivos e no presente do indicativo. Por exemplo: "Quero comer apenas alimentos que adicionem vida e vitalidade aos meus órgãos e às minhas células e me hidratar com água límpida e pura". Escreva essa frase em várias notas autoadesivas do tipo *post-it*. Afixe essas notas no carro, no escritório, no espelho do banheiro e na sua cama.

Tenha o cuidado de evitar expressões negativas. Um fato que pouca gente conhece sobre o cérebro, mas que é bastante valorizado por quem pratica psicologia energética, é que a mente simplesmente vai ignorar a negativa antes da meta e direcioná-lo para aquilo que você não quer. Por exemplo, se a sua meta é "Não como mais pão", a sua mente colocará maior peso sobre a palavra "pão" e ignorará o "não". Ironicamente, você será levado a comer pão. Uma meta melhor seria: "Quero comer hortaliças e gorduras de alta qualidade".

Seja qual for a meta que você escrever, seja *bastante* claro. Os três segredos para se alcançar uma meta são clareza, clareza e clareza. O seu sucesso na vida, e na Cura sem Esforço, será determinado em grande parte pela clareza com que você expressa a sua vontade.

Quanto mais você escrever e reescrever a sua meta, e quanto mais pensar nela, mais clara ela se tornará. E quanto mais clara ela estiver, maior a probabilidade de você fazer tudo o que precisa para alcançá-la.

5. Reconheça os obstáculos

Reflita por um momento sobre qualquer coisa que possa impedi-lo de alcançar a sua meta. Os obstáculos podem ser interiores ou exteriores. Um obstáculo interior pode ser alguma crença sobre si mesmo ou uma atitude do tipo: "Tenho coisas demais para fazer para poder dormir em um horário razoável" e "As pessoas vão achar muito estranho se de repente eu começar a abraçar todo mundo". Um exemplo de obstáculo exterior é quando você ganha um chocolate, embora esteja tentando evitar chocolates, ou quando seus amigos querem ir a uma cantina italiana, mas você reduziu a quantidade de carboidrato da dieta.

Faça uma lista de todos os obstáculos que conseguir se lembrar. Depois, coloque-os em ordem de dificuldade.

6. Obtenha apoio

Para alcançar sua meta, você vai precisar da ajuda e do estímulo de outras pessoas. O seu círculo de apoio pode incluir a família, os amigos, os colegas de trabalho, o seu médico e qualquer pessoa que você julgue apropriada. Tenha o cuidado de selecionar apenas aquelas que você sabe que estão mais dispostas a colaborar.

Infelizmente, tem gente que gosta de sabotar os esforços alheios, sobretudo quando o assunto é emagrecer ou ter mais saúde. Explique às pessoas que você selecionar por que é que você quer alcançar essa meta. Se elas entenderem suas razões, pode ser até mesmo que decidam se aliar a você — e então você terá todo o apoio de que precisa!

7. Faça um balanço semanal

Você vai aumentar de modo substancial suas chances de sucesso se verificar o seu progresso uma vez por semana. Faça isso quando estiver descansado, relaxado. Adquiri esse hábito há mais de dez anos, e ele se tornou uma das minhas medidas mais importantes. Ao mesmo tempo, revejo também as pastas de "ações" e "assuntos" pendentes no meu e-mail.

8. Faça o planejamento do dia seguinte ou da semana seguinte

Lembre-se de que sem um planejamento você poderá fracassar. Portanto, se a sua meta é uma alimentação saudável, o ideal é planejar todas as refeições da semana seguinte — digamos, na sexta-feira antes de ir ao supermercado —, pois isso aumentará de modo substancial as suas chances de sucesso. Se não puder fazer o planejamento de toda a semana, faça pelo menos o planejamento do dia seguinte.

9. Visualizações

As visualizações são excelentes auxiliares para se alcançar metas. Imagine que você está sentado diante de uma mesa selecionando apenas alimentos que dão vida e saúde ao seu corpo. Imagine estar participando de atividades que fornecem energia. Imagine como você se sentirá bem quando estiver seguindo as recomendações alimentares. Imagine a vida com saúde.

Quanto maior o número de detalhes, mais eficaz será a sua visualização. Faça esse exercício todos os dias: reserve um tempinho à noite, antes de ir para a cama, enquanto relê as anotações sobre a sua meta.

10. Estabeleça um compromisso consigo mesmo

Cerque-se de pessoas que o apoiam e se importam com você. Todos nós "escorregamos" de vez em quando. O importante é que você perceba e admita isso e volte a cuidar de si mesmo. Como diz a famosa frase do filme *Apolo 13*: "O fracasso não é uma opção".

Como eliminar os obstáculos emocionais

Muita gente não entende que o bem-estar emocional é essencial para a saúde física. Mesmo que você tenha uma alimentação adequada e um estilo de vida saudável, o seu estado de saúde não será ideal se tiver barreiras emocionais em seu caminho. Se você não foi capaz de manter um plano de vida saudável, talvez o problema seja de ordem emocional — quer seja uma pequena ansiedade atual ou um grande trauma do passado.

Pensamentos e sentimentos negativos sobre si mesmo podem sabotar os seus esforços de realizar as ações físicas necessárias para melhorar o seu corpo. É como lavar o carro repetidas vezes durante uma tempestade de poeira. Para ter boa saúde física, é absolutamente essencial ajustar o cérebro no modo "positivo".

No intuito de superar os problemas emocionais você poderia escolher uma abordagem psicológica tradicional, como a psicoterapia. Pode ser que funcione, mas existe uma solução melhor. A acupressão psicológica é uma maneira rápida, barata e comprovadamente eficaz de eliminar as emoções negativas que o impedem de ter uma vida saudável e plena. E a forma mais comum de acupressão psicológica é a Técnica de Libertação Emocional (EFT). Se você acha que suas emoções, ou sua autoimagem, podem ser suas piores inimigas neste (ou em qualquer outro) plano de saúde e nutrição, recomendo de maneira enfática que experimente a EFT. Consulte a página 209 para obter mais informações sobre esse poderoso método.

O passo mais importante que você pode dar a fim de melhorar a sua saúde é não fazer *nenhuma* crítica a si mesmo. Para obter um progresso duradouro, você precisa parar de uma vez por todas de se criticar. Os seus pensamentos criam todas as suas experiências na vida, bem como contribuem para elas, sobretudo no que diz respeito às questões relacionadas à saúde. Quando você se critica, reforça as mudanças fisiológicas negativas. Mas, quando se aprova, facilita a ocorrência de mudanças positivas no seu corpo e em todos os aspectos da sua vida.

Se seus padrões subconscientes suscitam uma série de críticas interiores, você pode mudá-los. Se não sabe o que fazer para deixar de pensar que você não é digno nem merecedor, experimente a Técnica de Libertação Emocional. Ela pode parecer "estranha", mas o que é que você tem a perder, a não ser alguns pensamentos bastante desagradáveis?

Se você não se ama quando está doente, com excesso de peso ou com sintomas debilitantes, é provável que não vá se amar quando entrar em uma calça *jeans* justíssima ou a sua pressão arterial baixar. Tentar melhorar a saúde quando sentimos desprezo por nós mesmos parece um tipo de punição. Mas quando se tem amor-próprio, é possível obter bons resultados com facilidade. A autoaceitação é um fator fundamental.

A boa-nova é que você tem escolha. Você pode optar por se libertar dos velhos padrões. Pode optar por ter pensamentos mais positivos. Se abandonar seus velhos padrões negativos e substituí-los por respeito e amor-próprio, adotará novos padrões facilmente. Procure sempre não se punir nem se torturar.

Comer sem Esforço

O segredo para conseguir mudar os hábitos alimentares e atingir a sua meta é planejar com antecipação. Se esperar para decidir o que vai comer quando estiver com fome, ficará tentado a comer a mesmas coisas, em vez de optar por algo diferente.

Toda noite, planeje o que vai comer no outro dia. Prepare o almoço do dia seguinte antes de ir para a cama, pois você terá mais tempo à noite do que pela manhã antes de ir para o trabalho. Antes de sair de casa pela manhã, determine o que vai comer no jantar. Assim você poderá tirar os alimentos do *freezer* ou, se necessário, passar no supermercado, em vez de comprar produtos industrializados prejudiciais à saúde ou comer em um restaurante a caminho de casa. Se você não planejar com antecedência, é provável que retome os velhos hábitos, mais cômodos porém menos saudáveis.

Melhor ainda, nos fins de semana, faça o cardápio das refeições daquela semana e compre com antecedência todos os ingredientes de que vai precisar. Grande parte de um planejamento alimentar eficaz começa no supermercado — você não pode comer nenhum alimento que não tenha em casa.

Lembre-se de que o cardápio não precisa ser elaborado. Você não precisa de pratos sofisticados nem de refeições compostas por três pratos. Você só precisa saber o que está comendo — pode ser a sobra do jantar do dia anterior.

Embora variedade seja fundamental, você precisa apenas de dez receitas que aprecia e saiba preparar. A princípio pode parecer pouco, mas é isso o que a maioria das famílias faz. Descubra dez receitas práticas e você terá preparado o terreno para a Cura sem Esforço. Talvez você tenha de experimentar dez receitas para encontrar uma de que goste de fato, mas encare isso como um jogo ou um quebra-cabeça e ficará muito mais fácil e divertido.

Se, em algum momento, você sentir uma vontade enorme de comer determinado alimento, tente distinguir a fome física da fome emocional. Se estiver com vontade de comer doces ou cereais por causa de algum problema emocional, não vá matar a sua vontade enquanto não resolver esse problema. Eu sei que parece assustador encarar as emoções que você tem evitado exatamente empanturrando-se de comida, mas as técnicas simples e bastante eficazes que mencionei vão fazer com que isso seja viável; e o alívio que você vai sentir será palpável. Você vai liberar uma quantidade enorme de energia que poderá usar para fazer mudanças.

Muitas vezes a fome é um sintoma de desidratação. Beba um copo de água ou chá e espere 15 minutos. Você verá que a vontade de comer desaparecerá.

Se sentir vontade de comer doce é porque o seu corpo está acostumado a queimar açúcar em vez de gordura — porque até aquele ponto você estava consumindo principalmente cereais e outros carboidratos prejudiciais à saúde —, a melhor maneira de fazer com que essa vontade passe é ingerindo uma boa fonte de gordura de alta qualidade. Um punhadinho de azeitona ou macadâmia, um suco verde com uma colher de sopa de óleo de coco ou um copo de quefir caseiro de leite integral com algumas gotas de estévia ou lo han vai matar a sua vontade de comer doce e, ao mesmo tempo, ajudar seu organismo a começar a queimar gordura. Lembre-se de que essa vontade de comer fisiológica tem vida curta: depois que você começa a queimar gordura como principal forma de combustível, a vontade de comer açúcar desaparece por completo.

É comum também as pessoas sentirem vontade de comer alimentos pelos quais são intolerantes ou alérgicas. Se você sentir muita vontade de comer determinado alimento, como laticínios ou açúcar, saiba que isso vai diminuir depois que o seu organismo tiver oportunidade de se curar dessa sensibilidade alimentar. Deixe que o fato de saber que comer esse alimento tão desejado só vai fazer com que a sua saúde continue deficiente o leve a escolher uma opção mais saudável.

Saúde sem Esforço

No início deste livro, falei para você verificar seus níveis atuais destes sete parâmetros de saúde — insulina em jejum, vitamina D, relação cintura-quadril, porcentagem de gordura corporal, razão colesterol total/colesterol HDL, pressão arterial e ácido úrico. Quando puser em prática a Cura sem Esforço, reveja esses sete parâmetros, pois eles revelarão se as mudanças que você está promovendo estão surtindo efeito. Tudo aquilo em que você concentra seus esforços tende a dar certo. Comprovar o sucesso é motivador. Portanto, o monitoramento desses sete fatores será um passo importante para melhorar a sua saúde.

Fator	Data de Início	Daqui a Seis Meses	Daqui a Um Ano
Insulina em jejum			
Vitamina D			
Relação cintura-quadril			
Porcentagem de gordura corporal			
Razão colesterol total/colesterol HDL			
Pressão arterial			
Ácido úrico			

Outros parâmetros que devem ser acompanhados são sono, hidratação e atividades aterradoras — como abraçar, beijar, rir, fazer sexo e andar descalço (como falei no Princípio de Cura 8). Todos os dias, no diário em que você anotou a sua meta ou na sua agenda diária, atribua a si mesmo uma nota de 1 a 10 para cada um desses parâmetros, sendo que 1 é a nota mais baixa, o que significa que esse parâmetro saiu totalmente dos trilhos, e 10 é a nota mais alta, o que significa que esse parâmetro está excelente. Se esses valores se mantiverem em um nível de 8 ou mais, pergunte a si mesmo o que você precisaria fazer para subir um ou dois pontos; escreva uma nova meta com base nessa reflexão.

Categoria	Nota
Sono	
Hidratação	
Aterramento	

Viver sem Esforço

Ao longo deste livro, descrevi nove Princípios de Cura, nove maneiras de criar as condições para a Cura sem Esforço em seu próprio corpo. Forneci o maior número de informações que pude nestas páginas, para que você possa colocar esses princípios em prática com facilidade. Quero que você termine este livro sabendo exatamente como vai fazer isso.

Lembre-se de que não é preciso seguir todos os nove princípios de uma vez logo no início. Vá aos poucos. Você se sentirá muito melhor a cada novo hábito incorporado. Quanto mais dias, semanas e meses você seguir uma nova rotina, mais energia e motivação terá para efetuar outra mudança. Pode ser que você ainda não esteja pronto para fazer exercícios intervalados de alta intensidade; mas depois de diminuir de maneira radical o consumo de refrigerantes por um mês, por exemplo, terá muito mais pique do que tem hoje e poderá acrescentar uma nova forma de exercício.

No intuito de ajudar seu processo de visualização, vou apresentar agora as atividades semanais que promovem a Cura sem Esforço. Espero que você perceba que o tempo que terá de dedicar ao programa é mínimo, levando em conta os benefícios que obterá.

Uma semana típica de Cura sem Esforço

Segunda-feira

| REFEIÇÕES |

Café da manhã (opcional): suco de hortaliças misturado com uma colher de chá de óleo de coco

Almoço: uma salada grande de folhas verdes, brotos, abacate, pimentão e vegetais fermentados

Lanche da tarde: ¼ de xícara de macadâmia crua

Jantar: 1 ou 2 sobrecoxas grelhadas de frango orgânico; tomate e pepino crus polvilhados com um pouco de queijo feta e temperados com azeite e vinagre de vinho tinto

| ATIVIDADES |

Exercícios intervalados de alta intensidade: 20 minutos
Alongamento ativo isolado: 10 minutos

Duração total: 30 minutos

Benefício: aumento dos níveis de hormônio do crescimento e de enzimas que queimam gordura

| cura avançada sem esforço |

Exercício ao ar livre com exposição de pelo menos 40% da pele

Benefício: produção de vitamina D

Terça-feira

| REFEIÇÕES |

Café da manhã (opcional): 1 ou 2 ovos caipiras, de preferência crus ou ligeiramente cozidos (ovo quente ou *poché*)

Almoço: uma salada grande de brotos, cogumelos, pepino e nozes-peçãs temperada com azeite e vinagre balsâmico

Lanche da tarde: salsão e pepino com molho de missô/*tahine*

Jantar: de 120 g a 180 g de carne bovina orgânica de gado alimentado em pasto (hambúrguer ou bife) e verduras salteadas em manteiga orgânica

| ATIVIDADES |

Jardinagem, se a estação for apropriada

Duração total: 45 minutos

Benefício: treinamento de força, exposição à luz solar que regula o ritmo circadiano

| cura avançada sem esforço |

Andar descalço no mínimo 20 minutos fora de casa

Benefício: aterramento literal, com seus efeitos anti-inflamatório e indutor do sono

Quarta-feira

| REFEIÇÕES |

Café da manhã: pule

Almoço: sobras do jantar do dia anterior (se escolher essa opção, faça uma quantidade maior na noite anterior)

Lanche da tarde: um copo de quefir adoçado com estévia e ¼ de colher de chá de baunilha

Jantar: 180 g de carne moída de vaca ou frango com hortaliças (se estiver tentando tratar a resistência à insulina e à leptina, substitua o arroz por couve-flor levemente cozida no vapor e picadinha)

| ATIVIDADES |

Faça uma rotina de alongamento assim que se levantar pela manhã
Benefício: promove o relaxamento, combate dores e desconfortos
Treinamento de força: 20 minutos
Benefício: aumenta os níveis de hormônio do crescimento e de enzimas que queimam gordura
Duração total: 35 minutos

| cura avançada sem esforço |

Faça com que essa noite seja de "desintoxicação digital", longe da tela do computador
Benefício: estimula a produção de melanina e, como consequência, o sono

Quinta-feira

| REFEIÇÕES |

Café da manhã: suco de hortaliças com uma colher de óleo de coco

Almoço: sopa de frango tailandesa, de preferência feita com caldo de frango caseiro, leite de coco e suco de limão a gosto

Lanche da tarde: azeitonas e duas fatias de queijo fabricado com leite cru

Jantar: 1 ou 2 coxas ou sobrecoxas de frango caipira com guacamole caseiro e salada verde com brotos

| ATIVIDADES |

Exercícios intervalados de alta intensidade: 20 minutos

Duração total: 20 minutos

Benefício: aumenta os níveis de hormônio do crescimento e de enzimas que queimam gordura

| cura avançada sem esforço |

Faça exercício logo que se levantar pela manhã; se decidir tomar café da manhã, deixe para tomar depois que tiver realizado os exercícios

Benefício: estimula ainda mais a produção de hormônio do crescimento e de enzimas que queimam gordura

Sexta-feira

| REFEIÇÕES |

Café da manhã: pule

Almoço: sopa feita com sobras e uma salada grande de folhas verdes frescas, pepino, salsão, cogumelos e azeitonas, temperada com azeite e vinagre balsâmico

Lanche da tarde: um punhado de nozes-peçãs

Jantar: de 180 g a 240 g de salmão selvagem do Alasca com limão e manteiga; salada de couve

| ATIVIDADES |

Almoce ao ar livre

Duração total: 20 minutos

Benefício: exposição à luz solar que regula o ritmo circadiano e melhora o humor

| cura avançada sem esforço |

Tire os sapatos e mantenha os dois pés no chão enquanto come e expõe pelo menos 40% da pele

Benefício: reduz o estresse, tem efeito anti-inflamatório e aumenta a produção de vitamina D

Sábado

| REFEIÇÕES |

Café da manhã: pule

Almoço: sopa cremosa de brócolis, feita com caldo de frango caseiro, brócolis, bastante manteiga orgânica e creme de leite orgânico feito com leite cru em quantidade suficiente para destacar seu sabor

Lanche da tarde: palitos de salsão e pepino com molho de missô/*tahine*; um copo de suco verde feito na hora

Jantar: 180 g de bife de carne bovina de animal alimentado em pasto ou hambúrguer de búfalo, sem o pão

| ATIVIDADES |

Ir a pé à feira de produtores locais para comprar ovos caipiras e hortaliças orgânicas

Duração total: 60 minutos

Benefício: melhora da circulação, exposição à luz natural, paz de espírito pelo fato de estar comprando alimentos da melhor qualidade (orgânicos, produzidos na região e de animais alimentados em pasto)

| cura avançada sem esforço |

Faça um pouco de vegetais fermentados

Benefício: melhora o microbioma e fornece vitamina K_2, no intuito de equilibrar os níveis de vitamina D

Domingo

| REFEIÇÕES |

Café da manhã: 1 ou 2 ovos caipiras, de preferência crus ou ligeiramente cozidos (ovo quente ou *poché*); rodelas de tomate; um copo de leite cru
Almoço: sopa feita de sobras
Lanche da tarde: azeitonas e duas fatias de queijo fabricado com leite cru
Jantar: assado de carne orgânica com uma grande salada que inclua brotos e vegetais fermentados

| ATIVIDADES |

Planeje as refeições da semana e faça a lista de todos os ingredientes necessários
Duração total: 30 minutos
Benefício: paz de espírito, uma probabilidade muito maior de alcançar a meta de fazer uma alimentação mais saudável

| **cura avançada sem esforço** |

Plante uma bandeja de sementes de girassol previamente colocadas de molho
Benefício: acesso a um dos alimentos mais ricos em nutrientes que existem

Algumas palavras finais de estímulo

Você tem em suas mãos um roteiro de saúde. Sempre que titubear, volte a esses nove princípios. Veja como está se saindo. Você está bebendo uma quantidade suficiente de água pura? Está deixando de lado os alimentos processados, os doces e cereais e comendo (ou bebendo) hortaliças e gorduras de excelente qualidade? Está nutrindo seu intestino com alimentos fermentados?

Lembre-se: o seu corpo é uma máquina inteligente e sofisticada. Ele quer existir em estado natural, ou seja, sadio. E isso será possível se você não o submeter de maneira sistemática a coisas que interferem em seus mecanismos internos. Quando eliminar os fatores problemáticos e disseminados apresentados neste livro, você criará as condições necessárias para reverter quase todas as doenças crônicas. Você irá "reconfigurar" o mecanismo natural do seu corpo. A pergunta que deve se fazer sempre que tomar decisões sobre o que comer e beber e como viver a sua vida é:

Eu quero degenerar ou regenerar?

A resposta é simples. Está em suas mãos.

Você realmente pode assumir o controle da sua saúde.

Plano de ação

1. Descreva a sua meta de saúde com frases claras e positivas. Reveja sua meta uma vez por semana, quando estiver descansado e tiver tempo para refletir sobre ela.
2. Trace um plano para a próxima semana: o que você vai comer, o que precisa comprar no supermercado, quando irá se expor ao ar livre e quando irá se exercitar.
3. Lembre-se de ir devagar, aumentando o número de atividades aos poucos, quando seus níveis de energia e vitalidade subirem.
4. Meça os seus sete índices de saúde e reavalie-os pelo menos uma vez por ano a fim de monitorar o seu progresso.

SAUDÁVEL	PREJUDICIAL
✓ Autoaceitação	✗ Julgar a si mesmo
✓ Definir uma meta clara	✗ Apenas pensar sobre uma meta, sobretudo de maneira vaga
✓ Preparar o cardápio da semana e fazer a lista de alimentos necessários	✗ Esperar até estar com fome para pensar na próxima refeição e consumir alimentos processados ou comida de restaurante
✓ Resolver os problemas emocionais que estão impedindo você de mudar	✗ Ignorar os problemas emocionais que podem ter produzido seus hábitos nocivos à saúde
✓ Monitorar com objetividade o progresso alcançado	✗ Esquecer-se de acompanhar seus esforços e resultados

Tempo Gasto, Tempo Poupado

Você irá levar uns 10 minutos para escrever com clareza a sua meta mais importante (com direito a fazer alguns rascunhos antes de chegar à redação final). Mas esses 10 minutos aumentarão de forma exponencial a sua probabilidade de alcançar essa meta. Se ela estiver relacionada à saúde e você conseguir alcançá-la, poderá acrescentar alguns anos à sua vida e aumentar de modo substancial a sua qualidade de vida nesse período.

NOTAS

Capítulo 1:
O que é Cura sem Esforço

1. T. Philipson *et al.*, "An Analysis of Whether Higher Health Care Spending in the United States vs. Europe Is 'Worth It' in the Case of Cancer", *Health Affairs (Projeto Hope)* 31, 4 (abr. 2012): 667-75: DOI: 10.1377/hlthaff.2011.1298.

2. C. Glenn Begley e Lee M. Ellis, "Drug Development: Raise Standards for Preclinical Cancer Research", Comentário publicado na revista *Nature* 483 (29 mar. 2012): 531–33: DOI: 10.1038/483531a.

3. Rebecca Rifkin, "U.S. Obesity Rate Ticks Up to 27.1% in 2013", *Gallup Well-Being*, 27 fev. 2014. Disponível em: <http://www.gallup.com/poll/ 167651/ obesity-rate-ticks-2013.aspx>.

4. "Life Expectancy of U.S. Children Cut Short by Obesity", Ronald McDonald Children's Hospital, 12 jan. 2011. Disponível em: <http://www.loyolamedicine. org/childrenshospital/newswire/news/life-expectancy-us-children-cut-short-obesity>.

5. "Introduction to the Health Care Industry", Plunkett Research, Ltd., http:// www.plunkettresearch.com/health-care-medical-market-research/industry--trends.

6. "Diabetes", Centers for Disease Control and Prevention. Disponível em: <http://www.cdc.gov/chronicdisease/resources/publications/AAG/ddt.htm>.

7. *2011 Alzheimer's Disease Facts and Figures*, Alzheimer's Association, Disponível em: <http://www.alz.org/downloads/Facts_Figures_2011.pdf>.

8. *World Cancer Report 2014*, Organização Mundial da Saúde. Disponível em: <http://apps.who.int/bookorders/anglais/detart1.jsp?codlan=1&cod col=80&cod cch=275>. Tim Hume e Jen Christensen, WHO: Imminent Global Cancer 'Disaster' Reflects Aging, Lifestyle Factors", *CNN Health*, 4 fev. 2014.

9. S. J. Arbes Jr., P. J. Gergen e Elliott L. Zeldin, "Prevalences of Positive Skin Test Responses to 10 Common Allergens in the U.S. Population", *Journal of Allergy and Clinical Immunology* 116, n° 2 (ago. 2005): 377-83, PMID: 16083793.

10. Brian Krans, "With 70 Percent of Americans on Medication, Have We Become a Pill Culture?", *Healthline News*, 21 jun. 2013. Disponível em: <http://www. healthline.com/health-news/policy-seventy-percent-of-americans-take-prescription-drugs-062113>.

11. Medco Health Solutions, "New Survey Shows Seniors Struggle Under the Weight of Multiple Medication Use", *PR Newswire*, 29 dez. (s/a.). Disponível em: http://www.prnewswire.com/news-releases/new-surveyshows-seniors-struggle-under-the-weight-of-multiple-medica tionuse-80246652.html>.

12. Michelle Andrews, "Pharmacists Expand Role to Help Educate and Coach Patients", *Kaiser Health News*, 15 mar. 2011. Disponível em: http://www.kaiserhealthnews.org/Features/Insuring-Your-Health/Michelle-Andrews-on-Pharmacy-Outreach-and-Chronic-Health-Problems.aspx; "Retail Prescription Drugs Filled at Pharmacies (Annual per Capita by Age)", Kaiser Family Foundation. Disponível em: <http://kff.org/other/state-indicator/retail-rx-drugs-by-age>.

13. Qiuping Gu, Charles F. Dillon e Vicki L. Burt, "Prescription Drug Use Continues to Increase: U.S. Prescription Drug Data for 2007– 2008", Centers for Disease Control and Prevention, *NCHS Data Brief nº 42*. Disponível em: <http:// www.cdc.gov/nchs/data/databriefs/db42.htm>.

14. Cynthia M. Boyd *et al.*, "Clinical Practice Guidelines and Quality of Care for Older Patients with Multiple Comorbid Diseases: Implications for Pay for Performance", *Journal of the American Medical Association* 294, nº 6 (10 ago. 2005): 716-24, DOI: 10.1001/jama.294.6.716; Paula A. Rochon, "Drug Prescribing for Older Adults", *UpToDate*, 6 nov. 2013. Disponível em: <http://www.uptodate. com/contents/drug-prescribing-for-older-adults>.

15. "Chronic Conditions Among Older Americans", American Association of Retired Persons, 2014. Disponível em: <http://assets.aarp.org/rgcenter/health/ beyond _50_hcr_conditions.pdf>.

16. Oregon State University, "One in Five Older Americans Take Medications That Work Against Each Other", *Science Daily*, 13 mar. 2014. Disponível em: http:// www.sciencedaily.com/releases/2014/03/140313154220.htm; S. J. Lorgunpai *et al.* "Potential Therapeutic Competition in Community-Living Older Adults in the U.S.: Use of Medications That May Adversely Affect a Coexisting Condition", *PLOS-ONE*, 25 fev. 2014, DOI: 10.1371/journal.pone.0089447.

17. *Drug Abuse Warning Network, 2011: National Estimates of Drug-Related Emergency Department Visits*, U.S. Substance Abuse and Mental Health Services Administration, Publicação HHS nº (SMA) 13-4760. Disponível em: <http://www.samhsa.gov/data/2k13/DAWN2k11ED/ DAWN2k11ED.htm#high9>.

18. Donna L. Hoyert e Jianquan Xu, "Deaths: Preliminary Data for 2011", *National Vital Statistics Reports* 61, nº 6 (10 out. 2012). Disponível em: <http://www.cdc. gov/nchs/data/nvsr/nvsr61/nvsr61_06.pdf>.

19. "FAERS Patient Outcomes by Year", U.S. Food and Drug Administration, 30 jun. 2013, UCM070461.

20. "To Err Is Human: Building a Safer Health System", Institute of Medicine, National Academy of Sciences, nov. 1999. Disponível em: <http://www.iom.

edu/~/media/Files/Report%20Files/1999/To-Err-is-Human/ To%20Err%20 is%20Human%201999%20%20report%20brief.pdf>; Marshall Allen, "How Many Die from Medical Mistakes in U.S. Hospitals?", *ProPublica*, 19 set. 2013. Disponível em: <http://www.propublica.org/ article/how-many-die-from-medical-mistakes-in-us-hospitals>.

21. *Adverse Events in Hospitals: National Incidence among Medicare Beneficiaries*. Office of Inspector General, nov. 2010, oei-06-09-00090.

22. John T. James, "A New, Evidence-Based Estimate of Patient Harms Associated with Hospital Care", *Journal of Patient Safety* 9, n° 3, set. 2013: 122-28, DOI: 10.1097/PTS.0b013e3182948a69.

23. "Rules, Technology Leave Drug Reps Out of Luck", *American Medical News*, 9 jul. 2012. Disponível em: <http://www.amednews.com/article/20120709/ profession/307099947/5/>.

24. Duff Wilson, "Harvard Medical School in Ethics Quandary", *New York Times*, 2 mar. 2009.

25. Jeffrey Kluger, "Is Drug-Company Money Tainting Medical Education?", *Time*, 6 mar. 2009.

26. H. L. Zuckerbraun, H. Babich e M. C. Sinensky, "Triclosan: Cytotoxicity, Modes of Action, and Induction of Apoptosis in Human Gingival Cells in Vitro", *European Journal of Oral Science* 106, n° 2, pt. 1, abr. 1998: 628-36, PMID 9584909.

27. "Triclosan: What Consumers Should Know", U.S. Food and Drug Administration, abr. 2010, UCM206222.

28. E. Matthew Fiss, Krista L. Rule e Peter J. Vikesland, "Formation of Chloroform and Other Chlorinated Byproducts by Chlorination of Triclosan-Containing Antibacterial Products", *Environmental Science and Technology* 41, n° 7 (2007): 2387-94, DOI: 10.1021/es0622271.

29. "Chloroform", U.S. Environmental Protection Agency, jan. 2000. Disponível em: <http://www.epa.gov/ttnatw01/hlthef/chlorofo.html>.

30. Michael Moss, "The Extraordinary Science of Addictive Junk Food", *New York Times*, 20 fev. 2013.

31. Nell Boeschenstein, "How the Food Industry Manipulates Taste Buds with 'Salt Sugar Fat'", NPR, 26 fev. 2013. Disponível em: <http://www.npr.org/ blogs/thesalt/2013/02/26/172969363/how-the-food-industry-manipulates-taste-buds-with-salt-sugar-fat>.

32. Kimber L. Stanhope, J. M. Schwarz e P. J. Havel, "Adverse Metabolic Effects of Dietary Fructose: Results from the Recent Epidemiological, Clinical, and Mechanistic Studies", *Current Opinion in Lipidology* 24, n° 3, jun. 2013: 198-206, DOI: 10.1097/MOL.0b013e3283613bca; Heather Basciano, Lisa Federico e Khosrow Adeli, "Fructose, Insulin Resistance, and Metabolic Dyslipidemia", *Nutrition and Metabolism* 2, n° 5, 2005, DOI: 10.1186/1743-7075 -2-5; Kimber L. Stanhope *et al.*, "Consuming Fructose-Sweetened, Not Glucose-Sweetened, Beverages Increases Visceral Adiposity and Lipids and Decreases Insulin Sensitivity in Overweight/Obese Humans", *Journal of Clinical Investigation* 119, n° 5, 1° maio 2009: 1322-34, DOI: 10.1172/JCI 37385.

33. Matthias B. Schulze *et al.*, "Sugar-Sweetened Beverages, Weight Gain and Incidence of Type 2 Diabetes in Young and Middle-Aged Women", *Journal of the American Medical Association* 292, n° 8, 2004: 927-34, DOI: 10.1001/jama.292.8.927.
34. Sanjay Basu *et al.*, "The Relationship of Sugar to Population-Level Diabetes Prevalence: An Econometric Analysis of Repeated CrossSectional Data", *PLOS ONE* 8, n° 2: e57873, DOI: 10.1371/journal/ pone.0057873.
35. Stephen Seely, "Diet and Breast Cancer: The Possible Connection with Sugar Consumption", *Medical Hypothesis* 11, n° 3, jul. 1983: 319-27, PII: 0306987783900956.
36. Daniel Blumenthal e Mark Gold, "Neurobiology of Food Addiction", *Journal of Clinical Nutrition and Metabolic Care* 13, n° 4, jul. 2010: 359-65, DOI: 10.1097/ MCO.0b013e32833ad4d4.
37. Lauriane Cantin *et al.*, "Cocaine Is Low on the Value Ladder of Rats: Possible Evidence for Resilience to Addiction", *PLOS ONE* 5, n° 7, 2010, DOI: 10.1371/ journal.pone.0011592.

Capítulo 2: Antes de Começar

1. <http://articles.mercola.com/sites/articles/archive/2014/01/27/gout-uric-acid.aspx>. <http://articles.mercola.com/sites/articles/archive/2010/06/19/ richard-johnson-interview-may-18-2010.aspx>.
2. G. Ogedegbe *et al.*, "The Misdiagnosis of Hypertension: The Role of Patient Anxiety", *Archives of Internal Medicine* 168, 8 dez. 2008: 2459-65: DOI: 10.1001/ archinte.168.22.2459.

Princípio de Cura 1:
Beba água pura

1. N. S. Stachenfeld *et al.*, "Mechanism of Attenuated Thirst in Aging: Role of Central Volume Receptors", *American Journal of Physiology — Regulatory, Integrative and Comparative Physiology* 272, 1 jan. 1997: R148-R157. Disponível em: http://ajpregu.physiology.org/content/272/1/R148; Nannette B. Hoffman, "Dehydration in the Elderly: Insidious and Manageable", *Geriatrics* 46, n° 6, jun. 1991: 35-8, PMID: 2040458; Risa J. Lavizzo-Mourey, "Dehydration in the Elderly: A Short Review", *Journal of the National Medical Association* 79, n° 10, out. 1987: 1033-38, PMC2625510.
2. "Dehydration: Symptoms", Mayo Clinic, 12 fev. 2014. Disponível em: <http:// www.mayoclinic.org/diseases-conditions/dehydration/basics/symptoms/con-20030056>.
3. "Tap Water Toxins: Is Your Water Trying to Kill You?" (video). Mercola.com, 7 fev. 2009. Disponível em: <http://articles.mercola.com/sites/articles/archive/2009/02/07/tap-water-toxins-is-your-water-trying-to-kill-you.aspx>.

4. "Powerade ION4", Coca-Cola Great Britain, 2010. Disponível em: <http://www.coca-cola.co.uk/brands/powerade.html>.

5. C. Trocho, "Formaldehyde Derived from Dietary Aspartame Binds to Tisso Components in Vivo", *Life Sciences* 63, no 5, 1998: 337-49, PMID: 9714421.

6. S. N. Bleich *et al.*, "Diet-Beverage Consumption and Caloric Intake Among US Adults, Overall and by Body Weight", *American Journal of Clinical Nutrition* 104, no 3, mar. 2014: 72-8, DOI: 10.2105/ AJPH.2013.301556.

7. "A Guide to Glycols", Dow Chemical Co. Disponível em: <http://msdssearch. dow.com/PublishedLiteratureDOWCOM/dh_0047/0901b803800479d9. pdf?filepath=propyleneglycol/pdfs/noreg/117-01682.pdf&fromPage=GetDoc>.

8. "Propylene Glycol", Agency for Toxic Substances and Disease Registry, s.d. Disponível em: <http://www.atsdr.cdc.gov/substances/toxsubstance.asp?toxid=240 #12>.

9. "Addendum to the Toxicological Profile for Propylene Glycol", Agency for Toxic Substances and Disease Registry, dez. 2008. Disponível em: <http://www.atsdr. cdc.gov/toxprofiles/propylene_glycol_addendum.pdf?id=1123&tid=240>.

10. "Propylene Glycol", Environmental Working Group, s.d. Disponível em: <http://www.ewg.org/skindeep/ingredient/705315/PROPYLENE_GLYCOL/#>.

11. "CSPI Downgrades Splenda from 'Safe' to 'Caution'", Center for Science in the Public Interest, 12 jun. 2013. Disponível em: <http://www.cspinet.org/new/201306121.html>.

12. Mohamed B. Abou-Donia *et al.*, "Splenda Alters Gut Microflora and Increases Intestinal P-Glycoprotein and Cytochrome P-450 in Male Rats", *Journal of Toxicology and Environmental Health, Part A: Current Issues* 71, no 21, 18 set. 2008: 1415--29, DOI: 10.1080/ 15287390802328630; Susan S. Schiffman e Kristina I. Rother, "Sucralose, A Synthetic Organochlorine Sweetener: Overview of Biological Issues", *Journal of Toxicology and Environmental Health, Part B: Critical Reviews* 16, no 7, 12 nov. 2013, DOI: 10 .1080/10937404.2013.842523; M. Yanina Pepino *et al.*, "Sucralose Affects Glycemic and Hormonal Responses to an Oral Glucose Load", *Diabetes Care*, 30 abr. 2013, DOI:10.2337/dc12-2221; "Ask the Doctor: Are Artificial Sweeteners a Good Alternative to Sugar?", *Harvard Health Letter*, dez. 2011; X. Qin, "What Made Canada Become a Country with the Highest Incidence of Inflammatory Bowel Disease: Could Sucralose Be the Culprit?", *Canadian Journal of Gastroenterology* 25, no 9, set. 2011: 522, PMID: 21912763; G. H. Lord e P. M. Newberne, "Renal Mineralization: A Ubiquitous Lesion in Chronic Rat Studies", *Food and Chemical Toxicology* 28, no 6, jun. 1990: 449-55, PMID: 2210518; Y. F. Sasaki *et al.*, "The Comet Assay with 8 Mouse Organs: Results with 39 Currently Used Food Additives", *Mutation Research* 519, no 1-2, 26 ago. 2002): 103-19, PMID: 12160896; S. W. Mann *et al.*, "A Combined Chronic Toxicity/Carcinogenicity Study of Sucralose in Sprague-Dawley Rats", *Food and Chemical Toxicology* 38, supl. 2, 2000: S71-89, PMID: 10882819; R. M. Patel *et al.*, "Popular Sweetener Sucralose as a Migraine Trigger", *Headache* 46, no 8, set. 2006: 1303-4, PMID: 16942478; "Heart Palpitations, Accelerated Heartbeat, Ele

vated Blood Pressure, Atrial Fibrillation", Splendasickness.blogspot.com, mar. 2006. Disponível em: <http://splendasickness.blogspot.com/2006/03/ heart-palpitations-accelerated.html>.

13. "Acesulfame K: What Are the Cons?", em Betty Kovacs, "Artificial Sweeteners", Medicine Net, 20 mar. 2014. Disponível em: http://www.onhealth.com/ artificial_sweeteners/page10.htm; "Acesulfame Potassium", International Programme on Chemical Safety, s.d. Disponível em: <http://www.inchem.org/ documents/jecfa/jecmono/v16je02.htm>.

14. Sarah Kobylewski e Michael Jacobson, "Food Dyes: A Rainbow of Risks", Center for Science in the Public Interest, s.d. Disponível em: <http://cspinet.org/ new/pdf/food-dyes-rainbow-of-risks.pdf>; Bernard Weiss, "Synthetic Food Colors and Neurobehavioral Hazards: The View from Environmental Health Research", *Environmental Health Perspectives* 120, nº 1, jan. 2012: 1-5, PMC3261946.

15. "Ethoxylated Sorbitan Esters. Polysorbate-60", Mohini Organics Pvt. Ltd. Disponível em: http://www.indiamart.com/mohini-organics/ethoxylated-sorbitan-esters.html;; "Polysorbate-60", Environmental Working Group. Disponível em: <http://www.ewg.org/skindeep/ingredient.php?ingred06=705139>; Roderick E. Black *et al.*, "Occurrence of 1,4-Dioxane in Cosmetic Raw Materials and Finished Cosmetic Products", *Journal of AOAC International* 84, nº 3, maio 2001: 666-70(5). Disponível em: <http://www.ingentaconnect.com/content/aoac/ jaoac/2001/00000084/00000003/art00006.

16. P. Bendig *et al.*, "Brominated Vegetable Oil in Soft Drinks: An Underrated Source of Human Organobromine Intake", *Food Chemistry* 133, nº 3, 1 ago. 2012: 678-82, PII: S0308814612000921; "Should I Be Worried that My Favorite Soda Contains Brominated Vegetable Oil? What Is It?", Clínica Mayo. Disponível em: <http://www.mayoclinic.org/ healthy-living/nutrition-and-healthy-eating/expert-answers/bvo/faq-20058236>.

17. "Brominated Vegetable Oil (BVO)", Nutrition 411, s.d. Disponível em: <http:// www.nutrition411.com/education-materials/miscellaneous-topics/item/ 2306-brominated-vegetable-oil-bvo>.

18. Olga Naidenko *et al.*, "Bottled Water Contains Disinfection Byproducts, Fertilizer Residue, and Pain Medication", Environmental Working Group, 15 out. 2008. Disponível em: <http://www.ewg.org/research/bottled-water-quality-investigation>.

19. "Abstracts of Selected Bisphenol A (BPA) Studies", Breast Cancer Fund, s.d. Disponível em: <http://www.breastcancerfund.org/assets/pdfs/tips-fact-sheets/ bpa-abstracts.pdf>; "Bisphenol A (BPA)", National Institute of Environmental Health Sciences, s.d. Disponível em: <https://www.niehs.nih.gov/ health/topics/agents/sya-bpa>.

20. "Disinfection By-Products and the Safe Water System", Centers for Disease Control and Prevention, s.d. Disponível em: <http://www.cdc.gov/safewater/ publications_pages/thm.pdf>.

21. R. Slovak, "Tap Water Toxins: Is Your Water Trying to Kill You?" (vídeo). Mercola.com, 7 fev. 2009. Disponível em: <http://articles.mercola.com/sites/articles/archive/2009/02/07/tap-water-toxins-is-your-water-trying-to-kill-you.aspx>.

22. Mayan P. C. Kutty e S. Al-Jarrah, "Disinfection By-Products — Present Status and Future Perspective in Sea Water Desalination", apresentação no Congresso Mundial da Associação Internacional de Dessalinização sobre Dessalilnização e Reúso da Água, Washington, D.C., 25-29 ago. 1991. Disponível em: http://bit.ly/1tFKcQT; X. Zhang et al., Characterization and Comparison of Disinfection By-Products of Four Major Disinfectants. Natural Organic Matter and Disinfection By-Products, 15 ago. 2000, cap. 19, pp. 299-314. Disponível em: <http://pubs.acs.org/doi/abs/10.1021/bk-2000-0761.ch019>; "Water Treatment Contaminants: Forgotten Toxins in American Water", Environmental Working Group, fev. 2013. Disponível em: <http://static.ewg.org/reports/2013/water_filters/2013_tap_water_report_final.pdf>; Our Children at Risk: The Five Worst Environmental Threats to Their Health, Natural Resources Defense Council, s.d., cap. 7. Disponível em: <http://www .nrdc.org/health/kids/ocar/chap7.asp>.

23. "Neurobehavioral Effects of Developmental Toxicity", Lancet Neurology 13, nº 3, mar. 2014: 330-38, DOI: 10.1016/S1474-4422(13) 70278-3.

24. "Prevalence and Severity of Dental Fluorosis in the United States, 1999-2004", Centers for Disease Control and Prevention, nov. 2010. Disponível em: <http://www.cdc.gov/nchs/data/databriefs/db53.htm>.

25. "Statements from European Health, Water, and Environmental Authorities on Water Fluoridation", Fluoride Action Network, 2007. Disponível em: <http://fluoridealert.org/content/europe-statements/>.

26. "WHO: Tooth Decay Rates in Fluoridated vs. Non-Fluoridated Countries", Fluoride Action Network, 21 ago. 2012. Disponível em: <http:// fluoridealert.org/content/who-data/>.

27. "Communities That Have Rejected Fluoridation Since 2010", Fluoride Action Network, 2013. Disponível em: <http://fluoridealert.org/content/communities_2010>.

28. Mark D. Macek et al., "Blood Lead Concentrations in Children and Method of Water Fluoridation in the United States, 1988-1994", Environmental Health Perspectives 114, nº 1, janeiro 2006: 130-34, DOI: 10.1289/ehp.8319; Mark D. Macek et al., "Water Fluoridation and Blood Lead Levels in U.S. Children", Journal of Public Health Dentistry 63, supl. 1 (2003): S36. Disponível em: <http://www.slweb.org/macek-2003.html>; R. Masters et al.,"Association of Silicofluoride Treated Water with Elevated Blood Lead", Neurotoxicology 21, nº 6, dez. 2000: 1091-99, PMID: 11233755; R. D. Masters e M. Coplan, "Water Treatment with Silicofluorides and Lead Toxicity", International Journal of Environmental Studies 56 (1999): 435-49. Disponível em: <http:// www.slweb.org/IJES-silicofluorides.html>; Jay Seaveya, "Water Fluoridation and Crime in America", Fluoride 38 (2005): 11-22; "Dartmouth Researcher Warns of Chemicals Added to Drinking Water", Dartmouth News, 15 mar. 2001. <http://www.dartmouth.edu/~news/releases/2001/mar01/flouride.html>.

29. X. S. Li, J. L. Zhi e R. O. Gao, "Effect of Fluoride Exposure on Intelligence in Children", *Fluoride* 28, n⁰ 4, 1995: 189-92. Disponível em: <http:// www. slweb.org/li1995.html>; Y. Li *et al.*, "Effect of Excessive Fluoride Intake on Mental Work Capacity of Children and a Preliminary Study of Its Mechanism" (em chinês), *Hua Xi Yi Ke Da Xue Xue Bao* 25, n⁰ 2, jun. 1994: 188-91, PMID: 7528715; Y. Lu *et al.*, "Effect of High-Fluoride Water on Intelligence of Children", *Fluoride* 33, n⁰ 2, maio 2000: 74-8. Disponível em: <http://www.slweb. org/lu2000.html>; L. S. Qin e S. Y. Cui, "The Influence of Drinking Water Fluoride on Pupils' IQ, as Measured by Rui Wen Standards", *Chinese Journal of the Control of Endemic Diseases* 5 (1990): 203-4; G. Wang et al., "Research on Intelligence Quotient of 4-7-Year-Old Children in a District with a High Level of Fluoride", *Endemic Diseases Bulletin* 11, 1996: 60-2; S. Wang *et al.*, "Investigation and Evaluation on Intelligence and Growth of Children in Endemic Fluorosis and Arsenism Areas", *Chinese Journal of Endemiology* 24, 2005: 179-82; Q. Xiang *et al.*, "Effect of Fluoride in Drinking Water on Children's Intelligence", *Fluoride* 36, n⁰ 2, 2003: 84-94. Disponível em: <http://www.slweb.org/xiang-2003.html>; Y. Yang *et al.*, "Effects of High Iodine and High Fluorine on Children's Intelligence and the Metabolism of Iodine and Fluorine", *Zhonghua Liu Xing Bing Xue Za Zhi* 15, n⁰ 5, out. 1994: 296-98, PMID: 7859263; L. B. Zhao et al., "Effect of High Fluoride Water Supply on Children's Intelligence", *Fluoride* 29, n⁰ 4, nov. 1996: 190-92. Disponível em: <http://www.slweb.org/zhao1996.html>; Anna L. Choi *et al.*, "Developmental Fluoride Neurotoxicity: A Systematic Review and Meta-Analysis", *Environmental Health Perspectives* 120, n⁰ 10, jul. 2012: 1362-68. Disponível em: <http://ehp.niehs.nih.gov/wp-content/uploads/120/10/ ehp.1104912.pdf>; Philippe Grandjean, "Neurobehavioural Effects of Developmental Toxicity", *Lancet Neurology* 13, n⁰ 3, mar. 2014: 330-38, PIIS1474-4422.

30. P. Mullenix *et al.*, "Neurotoxicity of Sodium Fluoride in Rats", *Neurotoxicology and Teratology* 17, n⁰ 2, mar.-abr. 1995: 169-77, PII: 089203629400070T; J. D. Sharma, Deepika Sohu e Parul Jain, "Prevalence of Neurological Manifestations in a Human Population Exposed to Fluoride in Drinking Water", *Fluoride* 42, n⁰ 2, abri.-jun. 2009: 127-32. Disponível em: <http://www.fluorideresearch. org/422/files/FJ2009_v42_n2_p127-132.pdf>.

31. Bradford D. Gessner *et al.*, "Acute Fluoride Poisoning from a Public Water System", *New England Journal of Medicine* 330, 13 jan. 1994: 95-9, DOI: 10.1056/ NEJM199401133300203.

32. Ibid.; W. Lynn Augenstein *et al.*, "Fluoride Ingestion in Children: A Review of 87 Cases", *Pediatrics* 88, n⁰ 5, 1⁰ nov. 1991: 907-12. Disponível em: http:// pediatrics.aappublications.org/content/88/5/907; Jay D. Shulman e Linda M. Wells, "Acute Fluoride Toxicity from Ingesting Home-Use Dental Products in Children, Birth to 6 Years of Age", *Journal of Public Health Dentistry* 57, n⁰ 3, set. 1997: 150-58, DOI: 10.1111/j.1752-7325.1997.tb02966.x.

33. P. Barton Duell e Charles H. Chestnut III, "Exacerbation of Rheumatoid Arthritis by Sodium Fluoride Treatment of Osteoporosis", *Journal of the American Medical Association Internal Medicine* 151, n⁰ 4, abr. 1991: 783-84, DOI: 10.1001/

archinte.1991.004000 40121028; Serpil Savas *et al.*, "Endemic Fluorosis in Turkish Patients: Relationships with Knee Osteoarthritis", *Rheumatology International* 21, 2001: 30-5. Disponível em: <http://link.springer.com/article/10.1007/s002960100132#page-1>.

34. Committee on Fluoride in Drinking Water, National Research Council. *Fluoride in Drinking Water: A Scientific Review of EPA's Standards*, Washington, D.C.: National Academies Press, 2006.

35. Fred Pearce, *When the Rivers Run Dry: Journeys into the Heart of the World's Water Crisis*, Toronto: Key Porter Books, 2006.

36. Shalu Chandna e Manish Bathla, "Oral Manifestations of Thyroid Disorders and Its Management", *Indian Journal of Endocrinology and Metabolism* 15, supl. 2, jul. 2011: S113-S116, PMC: 3169868.

37. Elise B. Bassin *et al.*, "Age-Specific Fluoride Exposure in Drinking Water and Osteosarcoma (United States)", Cancer Causes Control 17, 2006: 421-28. Disponível em: <http://link.springer.com/article/10.1007/s10552-005-0500-6#page-2>; Elise B. Bassin, "Association Between Fluoride in Drinking Water During Growth and Development and the Incidence of Osteosarcoma for Children and Adolescents", Tese da Divisão de Ciências Médicas da Faculdade de Odontologia de Harvard, abr. 2001. Disponível em: <http://www.yes4cleanwater.org/secret/WordVersionsNowPDF/ArticleFmMary4Website.pdf>.

38. Gerard F. Judd, *Good Teeth Birth to Death: The Prescription for Perfect Teeth*, ed. rev., Rexresearch.com, 9 jan. 1997, pp. 53-54. Disponível em: <http://www.rexresearch.com/judd/goodteeth.pdf>.

39. J. E. Butler, M. Satam e J. Ekstrand, "Fluoride: An Adjuvant for Mucosal and Systemic Immunity", *Immunology Letters* 26, n° 3, dez. 1990: 217-20, PII: 016524789090149K.

40. Committee on Fluoride in Drinking Water. *Fluoride in Drinking Water.*

41. Ibid.

42. J. L. Gomez-Ubric *et al.*, "In Vitro Immune Modification of Polymorpho nuclear Leukocytes Adhesiveness by Sodium Fluoride", *European Journal of Clinical Investigation* 22, 1992: 659-61, DOI: 10.1111/j.1365-2362.1992.tb01426.x.

43. Committee on Fluoride in Drinking Water. *Fluoride in Drinking Water.*

44. Murakonda V. Narayana e Niloufer J. Chinoy, "Reversible Effects of Sodium Fluoride Ingestion on Spermatozoa of the Rat", *International Journal of Fertility and Menopausal Studies* 39, n° 6, 1994: 337-46, PMID: 7889087; Niloufer J. Chinoy e Murakonda V. Narayana, "In Vitro Fluoride Toxicity in Human Spermatozoa", *Reproductive Toxicology* 8, n° 2, mar.-abr. 1994: 155-59, PII: 0890623894900221; vários autores e referências, "Reproductive Effects of Fluoride Is [sic] Linked to Lower Birth Rates, Sperm, and Testosterone", Fluoridation.com. Disponível em: <http://fluoridation.com/sperm.htm#Fluoride%20Toxicity%20In%20Human%20Spermatozoa>; Deogracias Ortiz-Pérez *et al.*, "Fluoride-Induced Disruption of Reproductive Hormones in Men", *Environmental Research* 93, n° 1, set. 2003: 20-30, PII: S0013935103000598.

45. Y. Li *et al.*, "Association of Vascular Fluoride Uptake with Vascular Calcification and Coronary Artery Disease", *Nuclear Medicine Communications* 33, nº 1, jan. 2012: 14-20, DOI: 10.1097/MNM.0b013e32834c187e.

46. Committee on Fluoride in Drinking Water, *Fluoride in Drinking Water*.

47. Eugenio D. Beltrán-Aguilar, Laurie Barker e Bruce A. Dye, "Prevalence and Severity of Dental Fluorosis in the United States, 1999-2004", *NCHS Data Brief* nº 53, nov. 2010. Disponível em: <http://www .cdc.gov/nchs/data/databriefs/db53.htm>.

48. *Guidelines for Drinking-Water Quality*, vol. 2: *Health Criteria and Other Supporting Information*, 2ª ed., Organização Mundial da Saúde, 1996; "Alumiem um in Drinking-water", adendo ao volume 2. Disponível em: <http://www.who.int/water_sanitation_health/dwq/chemicals/en/aluminium.pdf>.

49. Allan H. Smith *et al.*, "Cancer Risks from Arsenic in Drinking Water: Implications for Drinking Water Standards", em W. R. Chappell, C. O. Abernathy e R. L. Calderon, orgs., *Arsenic Exposure and Health Effects*, Elsevier Science, 1999. Disponível em: <http://asrg.berkeley.edu/Index_files/Publications_PDF/99SmithCancerRiskAsDW.pdf>.

50. *Our Children at Risk: The Five Worst Environmental Threats to Their Health*, Natural Resources Defense Council, s.d., cap. 7. Disponível em: <http:// www. nrdc.org/health/kids/ocar/chap7.asp>; Hend Galal-Gorchev, "Disinfection of Drinking Water and By- Products of Health Concern", Organização Mundial da Saúde para a Organização Pan-Americana da Saúde (OPAS), s.d. Disponível em: <http://www.bvsde.paho.org/bvsair/e/repindex/repi55_56/ disdrink/dis. html>; "Toxic Showers and Baths", Citizens Concerned about Chloramine, s.d. Disponível em: <http://www.chloramine.org/toxicshowersand baths.htm>; "Toxic Water in Showers and Baths" Water Quality and Water Toxicity, s.d. Disponível em: <http://www.toxicwatersolution.com/Water-Quality-and-Water-Toxicity/Toxic-Water-in-Showers>; Valérie Bougault *et al.*, "Airway Remodeling and Inflammation in Competitive Swimmers Training in Indoor Chlorinated Swimming Pools", *Journal of Allergy and Clinical Immunology* 129, nº 2, fev. 2012: 351–58, PII: S0091-6749(11)01797-0; I. Anderson, "Showers Pose a Risk to Health", *New Scientist*, 18 set. 1986; Robert Slovak, "Quality Healthful Water Matters — Now Let's Find It", *Public Health Alert*, s.d. Disponível em: <http:// aguadebaja.com/files/RobertSlovakArticle.pdf>.

51. Gerald Pollack, entrevista concedida pelo autor, "The Fourth Phase of Water: What You Don't Know About Water, and Really Should", Mercola.com, 13 ago. 2013. Disponível em: <http://articles.mercola.com/sites/articles/archive/2013/08/18/exclusion-zone-water.aspx>.

Princípio de Cura 2: Coma hortaliças
(Quatro maneiras de comer mais hortaliças)

1. Qanhe Yang *et al.*, "Sodium and Potassium Intake and Mortality Among U.S. Adults: Prospective Data from the Third National Health and Nutrition Examination Survey", *Archives of Internal Medicine* 171, n° 13, 11 jul. 2001: 1183-91, PMID: 21747015.
2. S. Boyd Eaton e Melvin Konner, "Paleolithic Nutrition: A Consideration of Its Nature and Current Implications", *New England Journal of Medicine* 312, 1985: 283-89, DOI: 10.1056/NEJM198501313 120505.
3. Yang *et al.*, "Sodium and Potassium Intake".
4. Eden Tareke *et al.*, "Analysis of Acrylamide, a Carcinogen Formed in Heated Foodstuffs", *Journal of Agricultural and Food Chemistry* 50, n° 17, 2002: 4998-5006, DOI: 10.1021/jf020302f.
5. D. E. Corpet *et al.*, "Colonic Protein Fermentation and Promotion of Colon Carcinogenesis by Thermolyzed Casein", *Nutrition and Cancer* 23, n° 3, 1995: 271-81, DOI: 10.1080/01635589509514381.
6. R. Wijk e E. P. A. Wijk, "An Introduction to Human Biophoton Emission", *Forschende Komplementärmedizin* 12, n° 2, 2005: 77-83, DOI: 10.1159/000083763; F.-A. Popp, K. H. Li e Q. Gu, orgs., *Recent Advances in Biophoton Research and Its Applications*, Cingapura: World Scientific, 1992; F.-A. Popp *et al.*, "Physical Aspects of Biophotons", *Experientia* 44, n° 7, 15 jul. 1988: 576-85, DOI: 10.1007/BF01953305.
7. B. Fuhrman *et al.*, "Ginger Extract Consumption Reduces Plasma Cholesterol, Inhibits LDL Oxidation and Attenuates Development of Atherosclerosis in Atherosclerotic, Apolipoprotein E-deficient Mice", *Journal of Nutrition* 130, n° 5, maio 2000: 1124-31, PMID: 10801908; Reza Alizadeh-Navaei *et al.*, "Investigation of the Effect of Ginger on the Lipid Levels: a Double Blind Controlled Clinical Trial", *Saudi Medical Journal* 29, n° 9, 2008: 1280-84, 10Investigation20080539.

Princípio de Cura 3:
Queime gordura para ter combustível

1. Joseph Mercola, "The Hidden Reason You Get Flabby (Not Calories or Lack of Exercise)", Mercola.com, 30 abr. 2012. Disponível em: <http://articles.mercola.com/sites/articles/archive/2012/04/30/fructose-and-protein -related-to-obesity.aspx>.
2. Ryan K. Masters, "The Impact of Obesity on U.S. Mortality Levels: The Importance of Age and Cohort Factors in Population Estimates", *American Journal of Public Health* 103, n° 10, out. 2013: 1895-901, DOI: 10.2105/AJPH.2013.301379.
3. Thomas Seyfried, *Cancer as a Metabolic Disease: On the Origin, Management, and Prevention of Cancer*, Hoboken, N. J.: John Wiley & Sons, 2012.

4. Andrew W. Brown, Michelle M. Bohan Brown e David B. Allison, "Belief Beyond the Evidence: Using the Proposed Effect of Breakfast on Obesity to Show 2 Practices That Distort Scientific Evidence", *American Journal of Clinical Nutrition* 98, n° 5, nov. 2013: 1298-308, DOI: 10.3945/ajcn.113.064410.

5. B. D. Horne *et al.*, "Usefulness of Routine Periodic Fasting to Lower Risk of Coronary Artery Disease in Patients Undergoing Coronary Angiography", *American Journal of Cardiology* 102, n° 7, 1 out. 2008: 814-19, DOI: 10.1016/j.amjcard.2008.05.021.

6. B. D. Horne *et al.*, "Relation of Routine, Periodic Fasting to Risk of Diabetes Mellitus, and Coronary Artery Disease in Patients Undergoing Coronary Angiography", *American Journal of Cardiology* 109, n° 11, 1 jun. 2012: 1558-562, DOI: 10.1016/j.amjcard.2012.01.379.

7. Michelle Harvie *et al.*, "Dietary Carbohydrate Restriction Enables Weight Loss and Reduces Breast Cancer Risk Biomarkers", *Genesis*, s.d. Disponível em: <http://www.abstracts2view.com/sabcs11/viewp.php?nu=P3-09-02>; Krista A. Varady e Marc K. Hellerstein, "Alternate-day Fasting and Chronic Disease Prevention: A Review of Human and Animal Trials", *American Journal of Clinical Nutrition* 86, n° 1, 2007: 7-13. Disponível em: <http://ajcn.nutrition.org/content/86/1/7.short>; Michelle N. Harvie *et al.*, "The Effects of Intermittent or Continuous Energy Restriction on Weight Loss and Metabolic Disease Risk Markers: A Randomized Trial in Young Overweight Women", *International Journal of Obesity* 35, 2011: 714-27, DOI: 10.1038/ijo.2010.171.

8. Mariana S. de Lorenzo *et al.*, "Caloric Restriction Reduces Growth of Mammary Tumors and Metastases", *Carcinogenesis* 32, n° 9, set. 2011: 1381-387, DOI: 10.1093/carcin/bgr107; M. Mendivil-Perez, M. Jimenez-Del-Rio e C. Velez-Pardo, "Glucose Starvation Induces Apoptosis in a Model of Acute T Leukemia Dependent on Caspase-3 and Apoptosis-Inducing Factor: A Therapeutic Strategy", *Nutrition and Cancer* 65, n° 1, jan. 2013: 99-109, DOI: 10.1080/01635581.2013.741751; Rainer J. Klement e Ulrike Kämmerer, "Is There a Role for Carbohydrate Restriction in the Treatment and Prevention of Cancer?, *Nutrition and Metabolism* 8 (2011): 75, DOI: 10.1186/1743-7075-8-75.

Princípio de Cura 4:
Faça menos exercício e obtenha mais benefícios

1. Hidde P. van der Ploeg *et al.*, "Sitting Time and All-Cause Mortality Risk in 222, 497 Australian Adults", *Journal of the American Medical Association Internal Medicine* 172, n° 6, 2012: 494-500, DOI: 10.1001/archinternmed.2011.2174; R. Seguin *et al.*, "Sedentary Behavior and Mortality in Older Women: The Women's Health Initiative", *American Journal of Preventive Medicine* 46, n° 2, fev. 2014: 122-35, DOI: 10.1016/j.amepre.2013.10.021.

2. M. L. Irwin *et al.*, "Randomized Controlled Trial of Aerobic Exercise on Insulin and Insulin-like Growth Factors in Breast Cancer Survivors: The Yale Exercise and Survivorship Study", *Cancer Epidemiology, Biomarkers and Prevention* 18, n° 1, jan. 2009: 306-13, DOI: 10.1158/1055-9965.EPI-08-0531; R. Ballard-Barbash *et al.*, "Physical Activity, Biomarkers, and Disease Outcomes in Cancer Survivors: A Systematic Review", *Journal of the National Cancer Institute* 104, n° 11, 6 jun. 2012: 815-40, DOI: 10.1093/jnci/djs207; Nashwa Nabil Kamal e Merhan Mamdouh Ragy, "The Effects of Exercise on C-Reactive Protein, Insulin, Leptin and Some Cardiometabolic Risk Factors in Egyptian Children With or Without Metabolic Syndrome", *Diabetology and Metabolic Syndrome* 4, 2012: 27, DOI: 10.1186/1758-5996-4-27.

3. Citado em Alexandra Sifferlin, "Yoga and the Mind: Can Yoga Reduce Symptoms of Psychiatric Disorders?, *Time*, 28 jan. 2013. Ver também Joseph Mercola, "Benefits of Yoga: What the Research Says About Its Use for Common Health Problems", Mercola.com, 22 fev. 2013. Disponível em: <http://fitness.mercola.com/sites/fitness/archive/2013/02/22/yoga-benefits.aspx#_edn5>.

4. Joan Vernikos, *Sitting Kills, Moving Heals: How Simple Everyday Movement Will Prevent Pain, Illness, and Early Death*, Fresno, CA: Quill Driver Books, 2011; "Sitting and Standing at Work", Cornell University Ergonomics Web, s.d. Disponível em: <http://ergo.human.cornell.edu/CUESitStand.html>; D. W. Dunstan *et al.*, "Prolonged Sitting: Is It a Distinct Coronary Heart Disease Risk Factor?, *Current Opinion in Cardiology* 26, n° 5, set. 2011: 412-19, DOI: 10.1097/HCO.0b013e3283496605.

Princípio de Cura 5:
Tome sol e obtenha vitamina D

1. Amin Salehpour *et al.*, "A 12-Week Double-Blind Randomized Clinical Trial of Vitamin D3 Supplementation on Body Fat Mass in Healthy Overweight and Obese Women", *Nutrition Journal* 11, n° 78, 22 set. 2012, PMC3514135.

2. N. C. Bozkurt *et al.*, "The Relation of Serum 25-hydroxyvitamin-D Levels with Severity of Obstructive Sleep Apnea and Glucose Metabolism Abnormalities", *Endocrine* 41, n° 3, jun. 2012: 518-25, DOI: 10.1007/s12020-012-9595-1.

3. W. B. Grant, "Hypertension", Vitamin D Council, s.d. Disponível em: <http://www.vitamindcouncil.org/health-conditions/hypertension>.

4. Angela Boldo *et al.*, "Should the Concentration of Vitamin D Be Measured in All Patients with Hypertension?, *Journal of Clinical Hypertension* 12, n° 3, mar. 2010: 149-52, DOI: 10.1111/ j.1751-7176.2009.00246.x.

5. J. L. Anderson *et al.*, "Relation of Vitamin D Deficiency to Cardiovascular Risk Factors, Disease Status, and Incident Events in a General Healthcare Population", *American Journal of Cardiology* 106, n° 7, 1 out. 2010: 963-68, DOI: 10.1016/j.amjcard.2010.05.027.

6. Ricardo Castro, Derek C. Angus e Matt R. Rosengart, "The Effect of Light on Critical Illness", *Critical Care* 15, n° 218 (2011), DOI: 10.1186/cc1000.

7. Tissa R. Hata *et al.*, "A Randomized Controlled Double-Blind Investigation of the Effects of Vitamin D Dietary Supplementation in Subjects with Atopic Dermatitis", *Journal of the European Academy of Dermatology and Venereology* 28, n° 6, jun. 2014: 781-89, DOI: 10.1111/jdv.12176.

8. John Cannell, "Is Curcumin Mimicking Vitamin D?", Vitamin D Council, 19 jun. 2013. Disponível em: <http://www.vitamindcouncil.org/blog/is-curcumin-mimicking-vitamin-d>.

9. M. Amestejani *et al.*, "Vitamin D Supplementation in the Treatment of Atopic Dermatitis: A Clinical Trial Study", *Journal of Drugs in Dermatology* 11, n° 3, mar. 2012: 327-30, PMID: 22395583.

10. P. Caramaschi *et al.*, "Very Low Levels of Vitamin D in Systemic Sclerosis Patients", *Clinical Rheumatology* 29, n° 12, dez. 2010: 1419-25, PMID: 20454816; A. Vacca *et al.*, "Vitamin D Levels and Potential Impact in Systemic Sclerosis", *Clinical and Experimental Rheumatology* 29, n° 6, nov.-dez. 2011: 1024-31, PMID: 22011638.

11. Thomas J. Wang *et al.*, "Vitamin D Deficiency and Risk of Cardiovascular Disease", *Circulation* 117, 2008: 503-11, DOI: 10.1161/CIRCULATIONAHA.107.706127.

12. "Leading Causes of Death", Centers for Disease Control and Prevention, National Center on Health Statistics, 30 dez. 2013. Disponível em: <http://www.cdc.gov/nchs/fastats/lcod.htm>.

13. K. Madden *et al.*, "Vitamin D Deficiency in Critically Ill Children", *Pediatrics* 130, n° 3, set. 2012: 421-28; DOI: 10.1542/peds.2011-3328; C. Rippel *et al.*, "Vitamin D Status in Critically Ill Children", *Intensive Care Medicine* 38, n° 12, dez. 2012: 2055-062, DOI:10.1007/s00134-012-2718-6.

14. P. Lee *et al.*, "Vitamin D Deficiency in Critically Ill Patients", *New England Journal of Medicine* 360, n° 18, 30 abr. 2009: 1912-914, DOI: 10.1056/NEJMc0809996; O. Lucidarme *et al.*, "Incidence and Risk Factors of Vitamin D Deficiency in Critically Ill Patients", *Intensive Care Medicine* 36, n° 9, set. 2010: 1609-611, DOI: 10.1007/s00134-010-1875-8.

15. E. Smit *et al.*, "The Effect of Vitamin D and Frailty on Mortality Among Non-institutionalized US Older Adults", *European Journal of Clinical Nutrition* 66, set. 2012): 1024-028, DOI: 10.1038/ ejcn.2012.67.

16. William B. Grant, "A Review of the Role of Solar Ultraviolet-B Irradiance and Vitamin D in Reducing Risk of Dental Caries", *Dermato-Endocrinology* 3, n° 3, jul.-set. 2011: 193-98, DOI: 10.4161/derm.3.3.15841; William B. Grant, "Ultraviolet-B and Vitamin D Reduce Risk of Dental Caries", Vitamin D Council, 27 set. 2011. <https://www.vitamindcouncil.org/blog/ultraviolet-b-and-vitamin-d-reduce-risk-of-dental-caries>.

17. Joseph Mercola, "Sensible Sun Exposure Can Help Prevent Melanoma, Breast Cancer, and Hundreds of Other Health Problems", Mercola.com, 1º jul. 2013. Disponível em: <http://articles.mercola.com/sites/articles/archive/2013/07/01/vitamin-d-benefits.aspx#_edn7>.

18. Sam Shuster, "Is Sun Exposure a Major Cause of Melanoma? No", *British Medical Journal* 337, 2008, DOI: 10.1136/bmj.a764.

19. Joseph Rivers, "Is There More Than One Road to Melanoma?", *Lancet* 363, n° 9410, 28 fev. 2004: 728-30, DOI: 10.1016/S0140-6736(04)15649-3.

20. N. J. Levell *et al.*, "Melanoma Epidemic: A Midsummer Night's Dream?", *British Journal of Dermatology* 161, n° 3, set. 2009: 630-34, DOI: 10.1111/j.1365-2133.2009.09299.x.

21. M. Berwick *et al.*, "Sun Exposure and Mortality from Melanoma", *Journal of the National Cancer Institute* 97, n° 3, 2 fev. 2005: 195-99, PMID: 15687362.

22. Guangming Liu *et al.*, "Omega 3 but Not Omega 6 Fatty Acids Inhibit AP-1 Activity and Cell Transformation in JB6 Cells", *Proceedings of the National Academy of Sciences* 98, n° 13, 19 jun. 2001: 7510-515, DOI: 10.1073/pnas.131195198.

23. M. G. Kimlin, "The Contributions of Solar Ultraviolet Radiation Exposure and Other Determinants to Serum 25-Hydroxyvitamin D Concentrations in Australian Adults: The AusD Study", *American Journal of Epidemiology* 179, n° 7, 1 abr. 2014: 864-74, DOI: 10.1093/aje/kwt446.

24. "EWG's 2014 Guide to Sunscreens". Disponível em: <http://www.ewg.org/2014 sunscreen>; Mercola, "Sensible Sun Exposure".

25. C. Masterjohn, "Vitamin D Toxicity Redefined: Vitamin K and the Molecular Mechanism", *Medical Hypotheses* 68, n° 5, dez. 2007): 1026-34, PMID: 17145139.

Princípio de Cura 6:
Cuide da sua saúde intestinal

1. Tillisch *et al.*, "Consumption of Fermented Milk Product with Probiotic Modulates Brain Activity", *Gastroenterology* 144, n° 7, jun. 2013: 1394-401, DOI: 10.1053/j.gastro.2013.02.043.

2. J. A. Bravo *et al.*, "Ingestion of Lactobacillus Strain Regulates Emotional Behavior and Central GABA Expression in a Mouse via the Vagus Nerve", *Proceedings of the National Academy of Sciences* 108, n° 38, 20 set. 2011: 16050-6055, DOI: 10.1073/pnas.1102999108.

3. P. Bercik *et al.*, "The Anxiolytic Effect of Bifidobacterium Longum NCC3011 Involves Vagal Pathways for Gut-Brain Communication", *Neurogastroenterology and Motility* 23, n° 12, dez. 2011: 1132-139, DOI: 10.1111/j.1365-2982.2011.01796.x.

4. Mark Lyte, "Probiotics Function Mechanistically as Delivery Vehicles for Neuroactive Compounds: Microbial Endocrinology in the Design and Use of Probiotics", *BioEssays* 33, n° 8, ago. 2011: 574-81, DOI: 10.1002/bies.201100024.

5. Hans Bisgaard, "Reduced Diversity of the Intestinal Microbiota During Infancy Is Associated with Increased Risk of Allergic Disease at School Age", *Journal of Allergy and Clinical Immunology* 128, n° 3, set. 2011: 646-52, DOI: 10.1016/j.jaci.2011.04.060.

275

6. Tammy E. Stoker, Emily K. Gibson e Leah M. Zorrilla, "Triclosan Exposure Modulates Estrogen-Dependent Responses in the Female Wistar Rat", *Toxicological Sciences* 117, nº 1, 2010: 45–53, DOI: 10.1093/toxsci/kfq180.

7. Gennady Cherednichenko *et al.*, "Triclosan Impairs Excitation-Contraction Coupling and Ca^{2+} Dynamics in Striated Muscle, *Proceedings of the National Academy of Sciences* 109, nº 35, ago. 2012: 14158-4163, DOI: 10.1073/pnas.1211314109.

8. "FDA Taking Closer Look at 'Antibiotic' Soap", U.S. Food and Drug Administration, s.d. Disponível em: <http://www.fda.gov/forconsumers/consumer updates/ucm378393.htm>.

9. Joseph Mercola, "Do Air Pollutants Play a Role in Bowel Disease?", Mercola.com, 5 out. 2013. Disponível em: <http://articles.mercola.com/sites/articles/archive/2013/10/05/air-pollutants-bowel-disease.aspx#_edn2>.

10. A. Finamore *et al.*, "Intestinal and Peripheral Immune Response to MON810 Maize Ingestion in Weaning and Old Mice", *Journal of Agricultural and Food Chemistry* 56, nº 23, 10 dez. 2008: 11533-39, DOI: 10.1021/jf802059w; A. Aris e S. Leblanc, "Maternal and Fetal Exposure to Pesticides Associated to Genetically Modified Foods in Eastern Townships of Quebec, Canada", *Reproductive Toxicology* 31, nº 4, maio 2011: 528-33, PMID: 21338670; "Genetically Modified Foods", American Academy of Environmental Medicine, 2014. Disponível em: <http://www.aaemonline.org/gmopost.html>; Jeffrey M. Smith, "Dangerous Toxins from Genetically Modified Plants Found in Women and Fetuses", Institute for Responsible Technology, 2014. Disponível em: <http://action.responsibletech nology.org/o/6236/t/0/blastContent.jsp?email_blast_KEY=1165644>.

11. Sayer Ji, "Roundup Herbicide Linked to Overgrowth of Deadly Bacteria", GreenMedInfo, 15 dez. 2012. Disponível em: <http://www.greenmed info.com/blog/roundup-herbicide-linked-overgrowth-deadly-bacteria>.

12. Joseph Mercola, "A One on One Interview with Dr. Don Huber", Mercola.com, transcrição de vídeo, 10 dez. 2011. Disponível em: <http://mercola.fileburst.com/PDF/ExpertInterviewTranscripts/InterviewDrHuber-Part1.pdf>.

13. M. B. Azad *et al.*, "Gut Microbiota of Healthy Canadian Infants: Profiles by Mode of Delivery and Infant Diet at 4 Months", *Canadian Medical Association Journal* 185, nº 5, 19 mar. 2013: 385-94, DOI: 10.1503/cmaj.121189; s.a. "Delivery Decision Is Nothing to Sneeze At", *Nature Medicine* 14, nº 11, nov. 2008, DOI: 10.1038/nm1108-1169b; C. R. Cardwell *et al.*, "Caesarean Section Is Associated with an Increased Risk of Childhood-Onset Type 1 Diabetes Mellitus: A Meta-Analysis of Observational Studies", *Diabetologia* 51, nº 5, maio 2008: 726-35, http://link.springer.com/article/10.1007%2Fs00125-008-0941-z; S. Thavagnanam *et al.*, "A Meta-Analysis of the Association Between Caesarean Section and Childhood Asthma", *Clinical and Experimental Allergy* 38, v. 4, abr. 2008: 629-33, DOI: 10.1111/j.1365-2222.2007.02780.x.

14. Kerstin Berer *et al.*, "Letter: Commensal Microbiota and Myelin Autoantigen Cooperate to Trigger Autoimmune Demyelination", *Nature* 479, nº 7374, 26 out. 2011: 538-41, DOI: 10.1038/nature10554; H. Wekerle, "Natural Intestinal Flora Involved in the Emergence of Multiple Sclerosis", Max-Planck-Gesellschaft,

27 out. 2011. Disponível em: <http://www.mpg.de/4620085/intestinal_flora_ multiple_sclerosis>.

15. F. C. Westfall, "Molecular Mimicry Revisited: Gut Bacteria and Multiple Sclerosis", Nubiome: Cutting Edge Multiple Sclerosis Research, 2006. Disponível em: <http://nubiome.com/blog/cutting-edge-multiple-sclerosis-research.

16. Joseph Mercola, "The Forgotten Organ: Your Microbiota", Mercola.com, 9 dez. 2013. Disponível em: <http://articles.mercola.com/sites/articles/archive/2013/12/09/microbiota-forgotten-organ.aspx#_edn12>.

17. Souhel Najjar et al., "Neuroinflammation and Psychiatric Illness", Journal of Neuroinflammation 10, nº 43, 2013, DOI: 10.1186/ 1742-2094-10-43.

18. Michael Berk et al., "So Depression Is an Inflammatory Disease, but Where Does the Inflammation Come From?", BMC Medicine 11, nº. 200, 2013, DOI: 10.1186/1741-7015-11-200.

19. Elizabeth A. Grice et al., "A Diversity Profile of the Human Skin Microbiota", Genome Research, 23 maio 2008, DOI: 10.1101/gr.075549.107.

20. L. B. von Kobyletzki et al., "Eczema in Early Childhood Is Strongly Associated with the Development of Asthma and Rhinitis in a Prospective Cohort", BMC Dermatology, 27 jul. 2012, DOI: 10.1186/1471-5945-12-11.

21. Jiyoung Ahn et al., "Human Gut Microbiome and Risk of Colorectal Cancer", Journal of the National Cancer Institute 105, nº 24, 2013: 1850-851, DOI: 10.1093/ jnci/djt300.

22. Eva Sirinathsinghji, "The Gut Microbiome and Cancer", Institute of Science in Society, 26 fev. 2014. Disponível em: <http://www.i-sis.org.uk/ The_Gut_Microbiome_and_Cancer.php>.

23. "Without This, Vitamin D May Actually Encourage Heart Disease", Mercola. com, 16 jul. 2011. Disponível em: <http://articles.mercola.com/sites/articles/ archive/2011/07/16/fatsoluble-vitamin-shown-to-reduce-coronary-calcification. aspx>.

24. "Raw Milk Questions and Answers", Centers for Disease Control and Prevention, s.d. Disponível em: <http://www.cdc.gov/foodsafety/rawmilk/raw-milk-questions-and-answe rs.html>; Pam Schoenfeld, "B6, the Underappreciated Vitamin", Weston A. Price Foundation, 1 abr. 2011. Disponível em: <http:// www.westonaprice.org/vitamins-and-minerals/vitamin-b6-the-under -appreciated-vitamin/>.

Princípio de Cura 7:
Limpe seu cérebro com o sono

1. "Alzheimer's Facts and Figures", Alzheimer's Association, s.d. Disponível em: <https://www.alz.org/alzheimers_disease_facts_and_figures.asp#quickFacts>.

2. M. Irwin et al., "Partial Night Sleep Deprivation Reduces Natural Killer and Cellular Immune Responses in Humans", FASEB Journal 10, nº 5, abri. 1996: 643-53, PMID: 8621064.

3. F. Campos-Rodriguez et al., "Association Between Obstructive Sleep Apnea and Cancer Incidence in a Large Multicenter Spanish Cohort", American Journal of Respiratory and Critical Care Medicine 187, n° 1, 1 jan. 2013: 99-105, DOI: 10.1164/rccm.201209-1671OC; F. J. Nieto et al., "Sleep-Disordered Breathing and Cancer Mortality: Results from the Wisconsin Sleep Cohort Study", American Journal of Respiratory and Critical Care Medicine 186, n° 2, 15 jul. 2012: 190-94, DOI: 10.1164/rccm.201201-0130OC; Anahad O'Connor, "Sleep Apnea Tied to Increased Cancer Risk", New York Times, 20 maio 2012.

4. Lulu Xie et al., "Sleep Drives Metabolite Clearance from the Adult Brain", Science 343, n° 6156, 18 out. 2013: 373-77, DOI: 10.1126/science.1241224.

5. Irwin et al., "Partial Night Sleep Deprivation".

6. H. R. Wright, L. C. Lack e D. J. Kennaway, "Differential Effects of Light Wavelength in Phase Advancing the Melatonin Rhythm", Journal of Pineal Research 36, n° 2, mar. 2004: 140-44, PMID: 14962066.

7. Joseph Mercola, "Tips for Resetting Your Internal Clock and Sleeping Better", Mercola.com, 15 ago. 2013. Disponível em: <http://articles.mercola.com/sites/articles/archive/2013/08/15/nutrients-better-sleep.aspx#_edn8>.

8. Y. Wang et al., "A Metabonomic Strategy for the Detection of the Metabolic Effects of Chamomile (Matricaria recutita L.) Ingestion", Journal of Agricultural and Food Chemistry 53, n° 2, 26 jan. 2005: 191-96, PMID: 15656647.

9. R. J. Reiter, L. C. Manchester e D. X. Tan, "Melatonin in Walnuts: Influence on Levels of Melatonin and Total Antioxidant Capacity of Blood", Nutrition 21, n° 9, set. 2005: 920-24, PMID: 15979282.

10. Joseph Mercola, "Helpful Tips for Sleeping Better This Summer", Mercola.com, 27 jun. 2013. Disponível em: <http://articles.mercola.com/sites/articles/archive/2013/06/27/better-sleep-tips.aspx#_edn8>.

Princípio de Cura 8:
Andar descalço — e outras maneiras de ficar "aterrado"

1. K. M. Grewen et al., "Warm Partner Contact Is Related to Lower Cardiovascular Reactivity", Behavioral Medicine 29, n° 3, (outono de 2003): 123-30, PMID: 15206831.

2. G. L. Kovács, Z. Sarnyai e G. Szabó, "Oxytocin and Addiction: A Review", Psychoneuroendocrinology 23, n° 8, nov. 1998: 945-62, PMID: 9924746.

3. Cort A. Pedersen et al., "Intranasal Oxytocin Blocks Alcohol Withdrawal in Human Subjects", Alcoholism: Clinical and Experimental Research 37, n° 3, mar. 2013: 484-89, DOI: 10.1111/j.1530-0277 .2012.01958.x.

4. Ibid.

5. Marek Jankowski et al., "Anti-Inflammatory Effect of Oxytocin in Rat Myocardial Infarction", Basic Research in Cardology 105, n° 2, mar. 2010: 205-18. Disponível em: <http://link.springer.com/article/10.1007/s00395-009-0076-5#page-1>.

6. Courtney E. Detillion *et al.*, "Social Facilitation of Wound Healing", *Psychoneuro-endocrinology* 29, n° 8, set. 2004: 1004-011, PII: S0306453003001902.

7. R. Fullagar, "Kiss Me", *Nature Australia* 27 (2003): 74-5.

8. Kory Floyd *et al.*, "Kissing in Marital and Cohabiting Relationship: Effects on Blood Lipids, Stress, and Relationship Satisfaction", *Western Journal of Communication* 73, n° 2, 2009, DOI: 10.1080/ 10570310902856071.

9. C. A. Hendrie e G. Brewer, "Kissing as an Evolutionary Adaptation to Protect against Human Cytomegalovirus-like Teratogenesis", *Medical Hypotheses* 74, n° 2, fev. 2010: 222-24, DOI: 10.1016/j.mehy.2009.09.033.

10. H. Kimata, "Kissing Reduces Allergic Skin Wheal Responses and Plasma Neurotrophin Levels", *Physiology and Behavior* 80, n° 2-3, nov. 2003: 395-98, PMID: 14637240.

11. Kara Mayer Robinson, "10 Surprising Health Benefits of Sex", WebMD, 2014. Disponível em: <http://www.webmd.com/sex-relationships/guide/sex-and-health>.

12. David M. Selva *et al.*, "Monosaccharide-Induced Lipogenesis Regulates the Human Hepatic Sex Hormone-Binding Globulin Gene", *Journal of Clinical Investigation* 117, n° 12, 2007: 3.979-87, DOI: 10.1172/jci32249.

13. Michael Miller e William F. Fry, "The Effect of Mirthful Laughter on the Human Cardiovascular System", *Medical Hypotheses* 73, n° 5, nov. 2009: 636, DOI: 10.1016/j.mehy.2009.02.044.

14. Keiko Hayashi *et al.*, "Laughter Lowered the Increase in Postprandial Blood Glucose", *Diabetes Care* 26, n° 5, maio 2003: 1651-52, DOI: 10.2337/diacare.26.5.1651.

15. H. Kimata, "Viewing a Humorous Film Decreases IgE Production by Seminal B Cells from Patients with Atopic Eczema", *Journal of Psychosomatic Research* 66, n° 2, fev. 2009: 173-75, PMID: 19154860.

16. Christina M. Pulchaski *et al.*, "Spirituality and Health: the Development of a Field", *Academic Medicine* 89, n° 1, jan. 2014: 10-6, DOI: 10.1097/ ACM.0000000000000083.

17. David H. Rosmarin *et al.*, "A Test of Faith in God and Treatment: The Relationship of Belief in God to Psychiatric Treatment Outcomes", *Journal of Affective Disorders* 146, n° 3, 25 abr. 2013: 441-46. Disponível em: <http://www.jad-journal.com/article/S0165-0327%2812%2900599-X/abstract>.

18. W. J. Strawbridge *et al.*, "Frequent Attendance at Religious Services and Mortality over 28 Years", *American Journal of Public Health* 87, n° 5, jun. 1997: 957-61, PMID: 9224176; Ronna Casar Harris *et al.*, "The Role of Religion in Heart-Transplant Recipients' LongTerm Health and Well-being", *Journal of Religion and Health* 34, n° 1, mar. 1995: 17-32, DOI: 10.1007/bf02248635; B. Coruh *et al.*, "Does Religious Activity Improve Health Outcomes? A Critical Review of the Recent Literature", *Explore: Journal of Science and Healing* 1, n° 3, maio 2005: 186-91, PMID: 16781528.

19. Joseph Mercola, "Helpful Tips for Sleeping Better This Summer", Mercola. com, 27 jun. 2013. Disponível em: <http://articles.mercola.com/sites/articles/archive/2013/06/27/better-sleep-tips.aspx#_edn8>.

20. Gaétan. Chevalier *et al.*, "Earthing: Health Implications of Reconnecting the Human Body to the Earth's Surface Electrons", *Journal of Environmental and Public Health*, 2012, DOI: 10.1155/jeph/2012-291541.

21. Stephen Sinatra, "The Earthing Benefits for Heart Health", DrSinatra.com, 22 fev. 2014. Disponível em: <http://www.drsinatra.com/the-earthing-benefits-for-heart-health>.

22. T. J. Black, "Can I Tell If Concrete Sealant Was Applied?", eHow, s.d. Disponível em: <http://www.ehow.com/way_5863574_can-tell-concrete-sealant-applied_.html>.

23. Dawson Church, Garret Yount e Audrey J. Brooks, "The Effect of Emotional Freedom Techniques on Stress Biochemistry: A Randomized Controlled Trial", *Journal of Nervous and Mental Disease* 200, nº 10, out 2012: 891-96, DOI: 10.1097/NMD.0b013e31826b9fc1.

24. Dawson Church *et al.*, "Psychological Trauma Symptom Improvement in Veterans Using Emotional Freedom Techniques: A Randomized Controlled Trial", *Journal of Nervous and Mental Disease* 201, 2013: 153-60, PMID: 23364126.

25. Dawson Church e Audrey J. Brooks, "CAM and Energy Psychology Techniques Remediate PTSD Symptoms in Veterans and Spouses", *Explore: Journal of Science and Healing* 10, nº 1, 2014: 24–33, DOI: 10.1016/j.explore.2013.10.006.

Princípio de Cura 9:
Evite estes seis "alimentos saudáveis"

1. D. C. Goff Jr., *et al.*, "Insulin Resistance and Adiposity Influence Lipoprotein Size and Subclass Concentrations. Results from the Insulin Resistance Atherosclerosis Study", *Metabolism* 54, nº 2, fev. 2005: 264-70, PMID: 15690322.

2. Tanja Stocks *et al.*, "Blood Glucose and Risk of Incident and Fatal Cancer in the Metabolic Syndrome and Cancer Project (Me-Can): Analysis of Six Prospective Cohorts", *PLOS Medicine* 6, nº 12, dez. 2009, DOI: 10.1371/journal.pmed.1000201

3. A. Lindqvist, A. Baelemans e C. Aerlanson-Albertsson, "Effects of Sucrose, Glucose, and Fructose on Peripheral and Central Appetite Signals", *Regulatory Peptides* 150, nº 1-3, 9 out. 2008: 26-32, DOI: 10.1016/j.regpep.2008.06.008; K. L. Teff *et al.*, "Dietary Fructose Reduces Circulating Insulin and Leptin, Attenuates Postprandial Suppression of Ghrelin, and Increases Triglycerides in Women", *Journal of Clinical Endocrinology and Metabolism* 89, nº 6, jun. 2004: 2.963-72, PMID: 15181085; Kathleen A. Page *et al.*, "Effects of Fructose vs. Glucose on Regional Cerebral Blood Flow in Brain Regions Involved with Appetite and Reward Pathways", *Journal of the American Medical Association* 309, nº 1, 2 jan. 2013: 63-70, DOI: 10.1001/jama.2012.116975.

4. C. Dees *et al.*, "Dietary Estrogens Stimulate Human Breast Cells to Enter the Cell Cycle", *Environmental Health Perspectives* 105, supl. 3, abr. 1997: 633-36, PMID: 9168007; C. Y. Hsieh *et al.*, "Estrogenic Effects of Genistein on the Growth of Estrogen Receptor-Positive Human Breast Cancer (MCF-7) Cells in Vitro and in Vivo", *Cancer Research* 58, n° 17, 1 set. 1998): 3.833-38, PMID: 9731492.

5. L. K. Massey, R. G. Palmer e H. T. Homer, "Oxalate Content of Soybean Seeds (Glycine max: Leguminosae), Soyfoods, and Other Edible Legumes", *Journal of Agriculture and Food Chemistry* 49, n° 9, set. 2001: 4262-66, PMID: 11559120.

6. E. Hogervorst *et al.*, "High Tofu Intake Is Associated with Worse Memory in Elderly Indonesian Men and Women", *Dementia and Geriatric Cognitive Disorders* 26, n° 1, 2008: 50-57, DOI: 10.1159/ 000141484.

7. O. N. Donkor e N. P. Shah, "Production of Beta-Glucosidase and Hydrolysis of Isoflavone Phytoestrogens by Lactobacillus Acidophilus, Bifidobacterium Lactis, and Lactobacillus Casei in Soymilk", *Journal of Food Science* 73, n° 1, jan. 2008: M15-20, DOI: 10.1111/j.1750-3841.2007.00547.x.

8. Kee-Jong Hong, Chan-Ho Lee e Sung Woo Kim, "Aspergillus Oryzae GB-107 Fermentation Improves Nutritional Quality of Food Soybeans and Feed Soybean Meals", *Journal of Medicinal Food* 7, n° 4, 2004: 430-35, DOI: 10.1089/ jmf.2004.7.430.

9. Y. Tsukamoto *et al.*, "Intake of Fermented Soybean (Natto) Increases Circulating Vitamin K2 (Menaquinone-7) and Gamma-Carboxylated Osteocalcin Concentration in Normal Individuals", *Journal of Bone and Mineral Metabolism* 18, n° 4, 2000: 216-22, PMID: 10874601.

10. M. Kaneki, "[Protective Effects of Vitamin K Against Osteoporosis and Its Pleiotropic Actions]" (em japonês), *Clinical Calcium* 16, n° 9, set. 2006: 1526-34, PMID: 16951479; D. Feskanich *et al.*, "Vitamin K Intake and Hip Fractures in Women: A Prospective Study", *American Journal of Clinical Nutrition* 69, n° 1, jan. 1999): 74-79, PMID: 9925126.

11. G. C. Gast *et al.*, "A High Menaquinone Intake Reduces the Incidence of Coronary Heart Disease", *Nutrition, Metabolism and Cardiovascular Diseases* 19, n° 7, set. 2009: 504-10, DOI: 10.1016/j. em umecd.2008.10.004.

12. N. Presse *et al.*, "Low Vitamin K Intakes in Community-Dwelling Elders at an Early Stage of Alzheimer's Disease", *Journal of the American Dietetic Association* 108, n° 12, dez. 2008: 2095-99, DOI: 10.1016/j.jada.2008.09.013.

13. K. Nimptsch, S. Rohrmann e J. Linseisen, "Dietary Intake of Vitamin K and Risk of Prostate Cancer in the Heidelberg Cohort of the European Prospective Investigation into Cancer and Nutrition (EPIC-Heidelberg)", *American Journal of Clinical Nutrition* 87, n° 4, abr. 2008: 985-92, PMID: 18400723.

14. K. Nimptsch, S. Rohrmann, R. Kaaks e J. Linseisen, "Dietary Vitamin K Intake in Relation to Cancer Incidence and Mortality: Results from the Heidelberg Cohort of the European Prospective Investigation into Cancer and Nutrition (EPIC-Heidelberg)", *American Journal of Clinical Nutrition* 91, n° 5, maio 2010: 1.348-58, DOI: 10.3945/ajcn.2009/28691.

15. D. W. Lamson e S. M. Plaza, "The Anticancer Effects of Vitamin K", *Alternative Medicine Review* 8, nº 3, ago. 2003: 303-18, PMID: 12946240.

16. Penny M. Kris-Etherton, William S. Harris e Lawrence J. Appel, "Fish Consumption, Fish Oil, Omega-3 Fatty Acids, and Cardiovascular Disease", *Circulation* 106, 2002: 2.747-57, DOI: 10.1161/01.cir.0000038493.65177.94.

17. T. M. Brasky *et al.*, "Specialty Supplements and Breast Cancer Risk in the VITamins And Lifestyle (VITAL) Cohort", *Cancer Epidemiology, Biomarkers and Prevention* 19, nº 7, jul. 2010: 1.696-1.708, PMID: 20615886.

18. H. Iso *et al.*, "Intake of Fish and Omega-3 Fatty Acids and Risk of Stroke in Women", *Journal of the American Medical Association* 285, nº 3, 17 jan. 2001: 304-12, PMID: 11176840; S. C. Larsson, N. Orsini e A. Wolk, "Long-Chain Omega-3 Polyunsaturated Fatty Acids and Risk of Stroke: A Meta-Analysis", *European Journal of Epidemiology* 27, nº 12, dez. 2012: 895-901, DOI: 10.1007/s10654-012-9748-9.

19. M. Loef e H. Walach, "The Omega-6/Omega-3 Ratio and Dementia or Cognitive Decline: A Review on Human Studies and Biological Evidence", *Journal of Nutrition in Gerontological Geriatrics* 32, nº 1, 2013: 1-23, DOI: 10.1080/21551197.2012.752335; V. Solfrizzi *et al.*, "Dietary Fatty Acids, Age-Related Cognitive Decline, and Mild Cognitive Impairment", *Journal of Nutrition Health and Aging* 12, nº 6, jun.-jul. 2008: 382-86, PMID: 18548175.

20. Luisa Deutsch, "Evaluation of the Effect of Neptune Krill Oil on Chronic Inflammation and Arthritic Symptoms", *Journal of the American College of Nutrition* 26, nº 1, fev. 2007: 39-48, PMID: 17353582.

21. A. P. Simopoulos, "Omega-3 Fatty Acids in Inflammation and Autoimmune Diseases", *Journal of the American College of Nutrition* 21, nº 6, dez. 2002: 495-505, PMID: 12480795.

22. James J. DiNicolantonio, "The Cardiometabolic Consequences of Replacing Saturated Fats with Carbohydrates or Ω-6 Polyunsaturated Fats: Do the Dietary Guidelines Have It Wrong", *Open Heart* 1, nº 1, 2014: 1, DOI: 10.1136/openhrt-2013-000032.

23. Janet Larsen e J. Matthew Roney, "Farmed Fish Production Overtakes Beef", Earth Policy Institute, 12 jun. 2013. Disponível em: <http://www.earth-policy.org/plan_b_updates/2013/update114>.

24. Elsie M. Sunderland *et al.*, "Mercury Sources, Distribution, and Bioavailability in the Ocean: Insights from Data and Models", *Global Biogeochemical Cycles* 23, nº 2, jun. 2009, DOI: 10.1029/2008GB003425.

25. "What You Need to Know About Mercury in Fish and Shellfish", U.S. Environmental Protection Agency, 2014. Disponível em: <http://water.epa.gov/scitech/swguidance/fishshellfish/outreach/advice_index.cfm>.

26. "Yogurt's Growth Primarily Sources to Young Adults and In-Home Breakfast, Reports NPD", 29 jan. 2013. Disponível em: <https://www.npd.com/ wps/portal/npd/us/news/press-releases/yogurts-growth-primarily-sources-to-young-adults-and-in-home-breakfast-reports-npd>.

27. Sarah Nassauer, "The Greek Yogurt Culture War", *Wall Street Journal*, 3 set. 2013.

28. T. Slots, J. Sorensen e J. H. Nielsen, "Tocopherol, Carotenoids and Fatty Acid Composition in Organic and Conventional Milk", *Milchwissenschaft* 63, 2008: 352-55; Gillian Butler *et al.*, "Fatty Acid and Fat-Soluble Antioxidant Concentrations in Milk from High and Low — Input Conventional and Organic Systems: Seasonal Variation", *Journal of the Science of Food and Agriculture* 88, 2008: 1.431--41, DOI: 10.1002/jsfa.3235.

29. Paolo Bergamo *et al.*, "Fat-Soluble Vitamin Contents and Fatty Acid Composition in Organic and Conventional Italian Dairy Products", *Food Chemistry* 82, n° 4, 2003: 625–31, DOI: 10.1016/S03088146(03)00036-0; Slots, Sorensen e Nielsen, "Tocopherol, Carotenoids and Fatty Acid Composition".

30. A. Daxenberger, B. H. Breier e H. Sauerwein, "Increased Milk Levels of Insulin-like Growth Factor 1 (IGF-1) for the Identification of Bovine Somatotropin (bST) Treated Cows", *Analyst* 123, n° 12, dez. 1998: 2429–35, PMID: 10435273.

31. Endogenous Hormones and Breast Cancer Collaborative Group, "Insulin-like Growth Factor 1 (IGF-1), IGF Binding Protein 3 (IGFBP3), and Breast Cancer Risk: Pooled Individual Data Analysis of 17 Prospective Studies", *Lancet Oncology* 11, n° 6, jun. 2010: 530–43, DOI: 10.1016/S1470-2045(10)70095-4.

32. B. Jiang *et al.*, "[Association of Insulin, Insulin-like Growth Factor and Insulin-like Growth Factor Binding Proteins with the Risk of Colorectal Cancer]" (em chinês), *Zhonghua Wei Chang Wai Ke Za Zhi* 12, n° 3, maio 2009: 264-68, PMID: 19434535.

33. Alicja Wolk *et al.*, "Insulin-like Growth Factor 1 and Prostate Cancer Risk: A Population-Based, Case-Control Study", *Journal of the National Cancer Institute* 90, n° 12, 1998: 911-15, DOI: 10.1093/jnci/90.12.911.

34. D. Mozaffarian *et al.*, "Trans-palmitoleic Acid, Metabolic Risk Factors, and New-Onset Diabetes in U.S. Adults: A Cohort Study", *Annals of Internal Medicine* 1153, n° 12, 2 dez. 2010: 790–99, PMID: 21173413.

35. Susanna C. Larsson, Leif Bergkvist e Alicja Wolk, "High-fat Dairy Food and Conjugated Linoleic Acid Intakes in Relation to Colorectal Cancer Incidence in the Swedish Mammography Cohort", *American Journal of Clinical Nutrition* 82, n° 4, out. 2005: 894-900, PMID: 16210722.

36. Magdalena Rosell, Niclas N. Hakansson e Alicja Wolk, "Association Between Dairy Food Consumption and Weight Change over 9 y in 19,352 Perimenopausal Women", *American Journal of Clinical Nutrition* 84, n° 6, dez. 2006: 1.481-88. Disponível em: <http://ajcn.nutrition.org/content/84/6/1481.abstract>.

37. M. Bonthuis *et al.*, "Dairy Consumption and Patterns of Mortality of Australian Adults", *European Journal of Clinical Nutrition* 64, jun. 2010: 569-77, DOI: 10.1038/ejcn.2010.45.

38. "M-I-03-14: Labeling and Standards of Identity Questions and Answers", U.S. Food and Drug Administration, 3 out. 2003. Disponível em: <http://www.fda.gov/Food/GuidanceRegulation/GuidanceDocuments RegulatoryInformation/Milk/ucm079113.htm>.

39. " Carrageenan: How a 'Natural' Food Additive Is Making Us Sick", Cornucopia Institute, mar. 2013. Disponível em: <http://www.cornucopia.org/wp-content/uploads/2013/02/Carrageenan-Report1.pdf>.

AGRADECIMENTOS

No primeiro dia de aula da faculdade de medicina, nos disseram claramente que a maior parte do que aprenderíamos nos quatro anos seguintes estaria ultrapassada na época de nossa formatura. Serei sempre grato a essa dose de realidade proporcionada pelo dr. Ward Perrin. Ele acreditava que o verdadeiro objetivo da faculdade era nos ensinar a ser estudantes de medicina vitalícios. Muitos dos alunos não deram ouvidos a esse conselho. Mas essa foi uma das lições mais importantes que aprendi na faculdade e que me foi muito útil ao longo de toda a minha carreira.

O progresso em qualquer disciplina é feito nos ombros dos gigantes que nos precederam; por esse motivo, gostaria de registrar meu reconhecimento ao trabalho incansável de todos os pesquisadores que dedicaram a vida a evitar a dor e o sofrimento desnecessários.

Duas pessoas que admiro muito são os drs. Fred Kummerow e Don Huber.

O dr. Kummerow, que tem mais de 100 anos de idade, descobriu há mais de setenta anos os perigos das gorduras trans dos óleos vegetais processados. Por décadas, ele travou com bravura uma batalha inglória, apresentando pesquisas que mostravam de modo claro que o inimigo não era a gordura saturada, mas sim a recomendação mortal de consumir gorduras trans. Em 2013, as pesquisas do dr. Kummerow desencadearam um processo judicial que acabou levando o FDA, órgão responsável pela fiscalização de remédios e alimentos nos Estados Unidos, a reconhecer que essas gorduras não deveriam mais constar da lista de produtos considerados seguros (Generally Recognized as Safe – GRAS). Dispostas a sacrificar vidas humanas pelos resultados financeiros, as indústrias que produzem alimentos sem nenhum valor nutritivo (*junk food*) continuam a refutar essas pesquisas.

O dr. Don Huber é professor emérito da Universidade Purdue e coronel aposentado que durante 41 anos serviu às forças armadas na ativa e na reserva. Ele expôs com coragem os perigos do glifosato, bem como do milho e da soja modificados geneticamente, enquanto era atacado com violência pelo setor de pesticidas.

Há quase vinte anos, o dr. Ron Rosedale me ajudou a compreender a resistência à insulina e à leptina e a sua conexão com quase todas as doenças crônicas. Mais recentemente, ele me orientou na aplicação prática da cetose nutricional, usando gorduras saudáveis de alta qualidade como um instrumento poderoso para vencer essa resistência hormonal.

Sou grato também a Ori Hofmekler, que me instruiu sobre jejum intermitente. Isso me ajudou a aliar os alimentos certos com a hora certa de comer. Krispin Sullivan, uma nutricionista que realiza pesquisas inovadoras, me ajudou a compreender o valor da vitamina D e das gorduras ômega-3 mais de uma década antes de elas ficarem em voga na mídia.

A dra. Natasha Campbell-McBride é médica no Reino Unido e trabalhou como neurologista e neurocirurgiã por vários anos antes de iniciar uma família. Quando seu primeiro filho recebeu o diagnóstico de autismo aos 3 anos de idade, ela ficou surpresa ao perceber que a sua própria profissão não tinha respostas. A dra. Natasha criou o programa GAPS (Gut and Psychology Syndrome [Síndrome psicointestinal]), o qual me ensinou que os alimentos fermentados têm um enorme potencial de cura.

Uma visita de uma semana ao Hippocrates Institute, no sul da Flórida, reacendeu minha paixão pelo cultivo de brotos e me levou a pesquisar como produzir alimentos nutritivos e baratos. Espero que eles sejam cultivados em todos os lares.

O dr. Ken Copper me incentivou a começar a me exercitar há quase cinquenta anos, mas só há cinco anos Phil Campbell me ajudou a aperfeiçoar meus hábitos de exercício. Desde então o treinamento de alta intensidade passou a ser a base de minha rotina de exercícios, uma alternativa muito melhor do que o treinamento de resistência convencional.

A dra. Joan Vernikos, pesquisadora da NASA por trinta anos, comprovou que a maneira de se sentar pode ser muito prejudicial. O hábito de se levantar e se alongar, interrompendo a posição sentada prolongada, é fundamental, pois o excesso de tempo sentado é *um fator de risco independente para doença crônica e morte prematura — mesmo que você faça exercícios vigorosos toda semana.*

O dr. Erik Goodman, um dos maiores especialistas em postura, me ensinou pessoalmente a sentar e a andar de forma correta, a fim de evitar problemas estruturais a longo prazo.

Clint Ober, engenheiro eletricista, me apresentou ao conceito de aterramento, o processo de permitir que os elétrons da terra fluam para o nosso corpo no intuito de minimizar a inflamação, ajudar a estruturar a água no nosso organismo e manter o nosso sangue fluindo de forma livre.

Sou profundamente grato a muitas outras pessoas, como os 25 mil pacientes que tratei durante 25 anos em meu consultório; eles foram importantes parceiros e amigos em sua busca por uma vida mais saudável e mais feliz. Nada era mais reconfortante do que observar meus pacientes melhorarem de saúde. Isso me motivou a compartilhar essas informações livremente em meu site com milhões de pessoas que procuram ajuda.

Jamais poderia ter alcançado tantas pessoas sem o apoio de centenas de funcionários que, ao longo dos anos, dedicaram grande parte de seu tempo a me ajudar em minha missão de mudar o paradigma de saúde vigente.

Nada disso seria possível sem meus fantásticos pais e minha família: meu pai, que me ensinou habilidades extraordinárias de autodisciplina, as quais me ajudaram a ter tenacidade; minha mãe, que me estimulou e me inspirou com muito carinho a buscar minhas paixões; e minha namorada, Erin, que nos últimos cinco anos tem me dado um grande apoio.

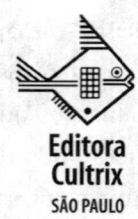